PREVENCIÓN DE LAS VÁRICES, MICROVÁRICES, SUS SÍNTOMAS Y COMPLICACIONES

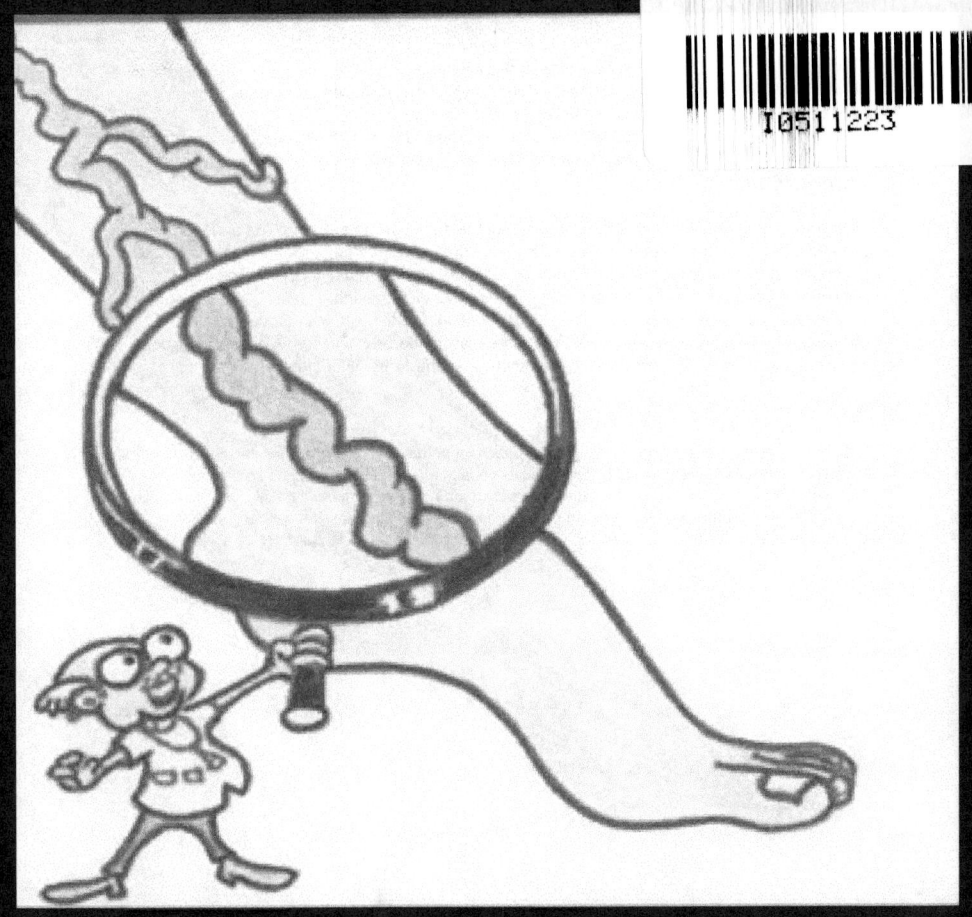

© *dr.uguet@att.net*

PREVENCIÓN DE LAS VÁRICES, MICROVÁRICES, SUS SÍNTOMAS Y COMPLICACIONES.

copyright **TXu- PENDING**
Autor: Enrique Uguet

ISBN 978-1546398677 B&W
ISBN 1546398678 B&W

Miami. USA.
Primera edición 2017

La información que aparece en este volumen, representa el punto de vista del autor al momento de su publicación. El autor se reserva el derecho a modificar y/o actualizar las opiniones vertidas de acuerdo a las nuevas tendencias en la materia. Este libro se presenta únicamente con fines informativos, el autor no asume ninguna responsabilidad directa o indirecta en el uso de esta información por parte de terceros. Si bien se ha hecho el máximo esfuerzo por verificar la información aquí provista, el autor, revendedores, distribuidores y afiliados no asumen ninguna responsabilidad sobre posibles errores, inexactitudes u omisiones involuntarias.

Nota.

Este libro contiene consejos generales que no ponen en peligro las piernas de los pacientes con várices y cuando se estima necesario señala que debe ser consultado con un especialista en várices.
No tiene la intención de dar consejos que le correspondan exclusivamente a un especialista en várices.
El autor niega cualquier responsabilidad directa o indirecta por los consejos o la información contenida en este libro, la cual debe ser valorada e interpretada por el lector antes de aceptarlos.

PREVENCIÓN DE LAS VÁRICES, MICROVÁRICES, SUS SÍNTOMAS Y COMPLICACIONES.

Profesor Dr. Enrique Uguet PH. D.
Médico Cirujano Especialista en
Angiología y Cirugía Vascular. Cuba.
Doctor en Filosofía en Ciencias Biomédicas

Prevención de las várices, micro várices, sus síntomas y complicaciones.

Primera edición 2017

Edición, diseño y composición: El Autor

Diseño de cubierta: el autor

Fotografías: Propiedad del autor.

Dibujos: Alex Cardoso. Master in Arts in Graphic Design.

Luis Castillo y el autor.

ISBN:

INTODUCCIÓN

El corazón, situado en la cima de una montaña, la cavidad torácica, es una bomba que suministra combustible: sangre oxigenada, de manera fácil a las piernas, hacia abajo por medio de las arterias, para alimentar sus células y producir energía. La sangre regresa al corazón sin oxígeno con dificultad, hacia arriba, en contra de la fuerza de la gravedad, por las venas.

¿QUÉ SON LAS VÁRICES?

Son dilataciones permanentes y mantenidas del Sistema Venoso Superficial de las piernas que se estiran, encorvan y deforman (Figura. 1).

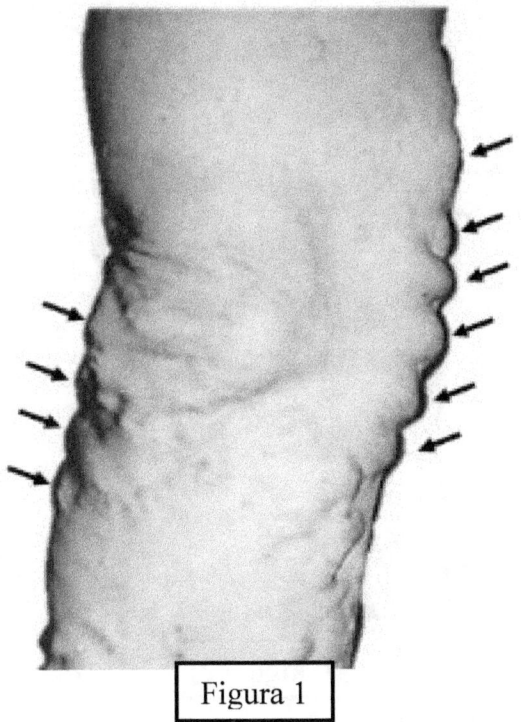

Figura 1

Levantan la piel formando bultos en racimos, de color azuloso que siguen un trayecto como si fueran culebras debajo de la piel (Figura 2).

Son venas en las cuales sus válvulas no funcionan, la sangre no asciende con fluidez, parte de ella se detiene y refluye provocando que sus paredes se dilaten, estiren y hagan tortuosas causando alteraciones en las estructuras anatómicas de las piernas y en sus funciones dando lugar a síntomas y signos que se conocen como "Insuficiencia Venosa Crónica".

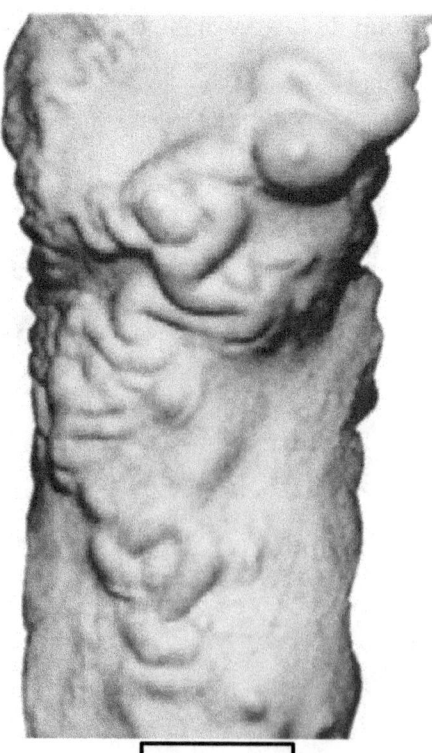

Figura 2

¿CUÁNTOS SISTEMAS VENOSOS TIENEN LAS PIERNAS?

Los Sistemas Venosos de las piernas se dividen en cinco estructuras anatómicas;

1. Sistema Venoso Profundo, situado en el interior de la pierna entre los huesos y los músculos (Figura. 3).

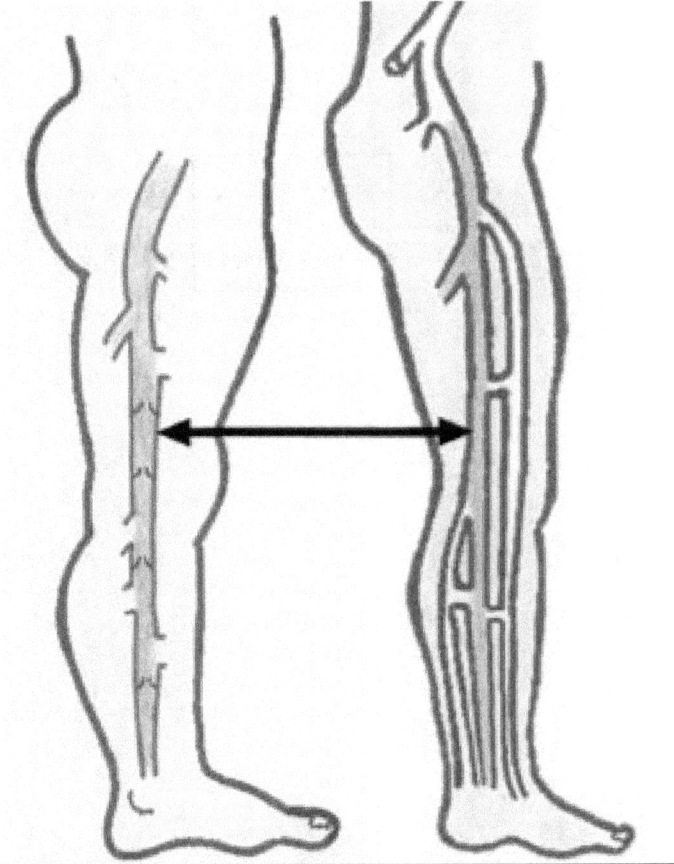

SISTEMA VENOSO PROFUNDO. ESQUEMA.

Figura 3

2. El Sistema Venoso Superficial, ubicado entre la piel y el tejido celular subcutáneo, rodeado del tejido de grasa y está constituido por la vena Safena Interna (Figura. 4) y la Safena Externa (Figura 5).

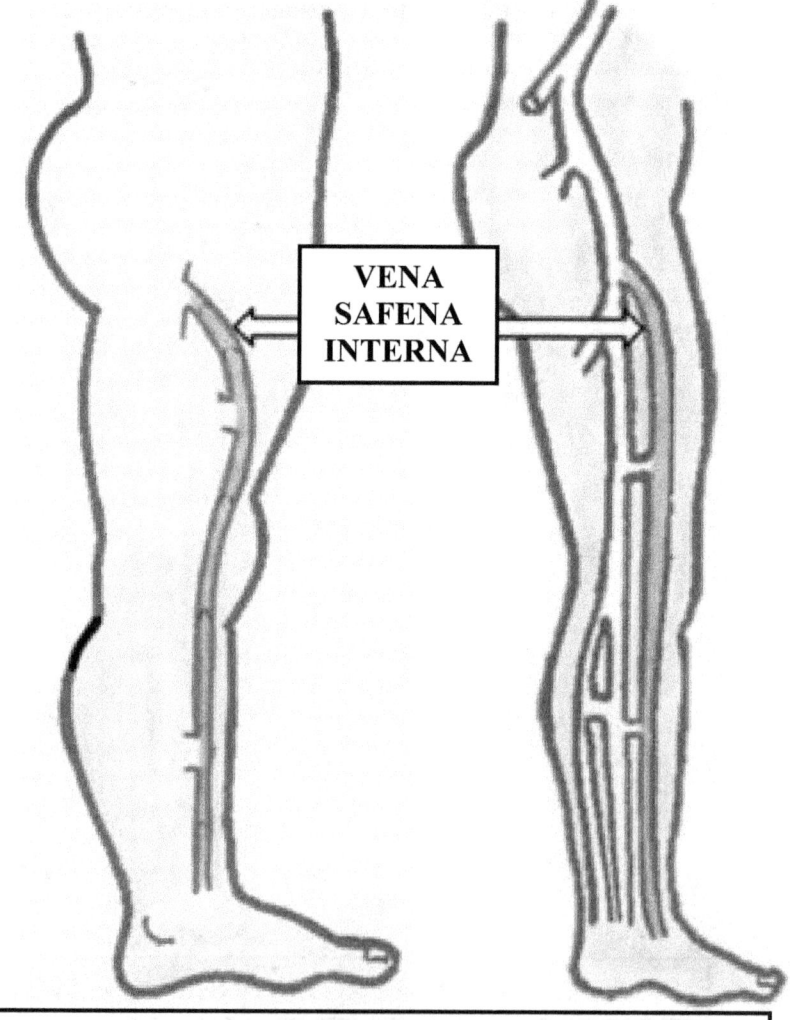

VENA SAFENA INTERNA

SISTEMA VENOSO SUPERFICIAL. ESQUEMA.

Figura 4

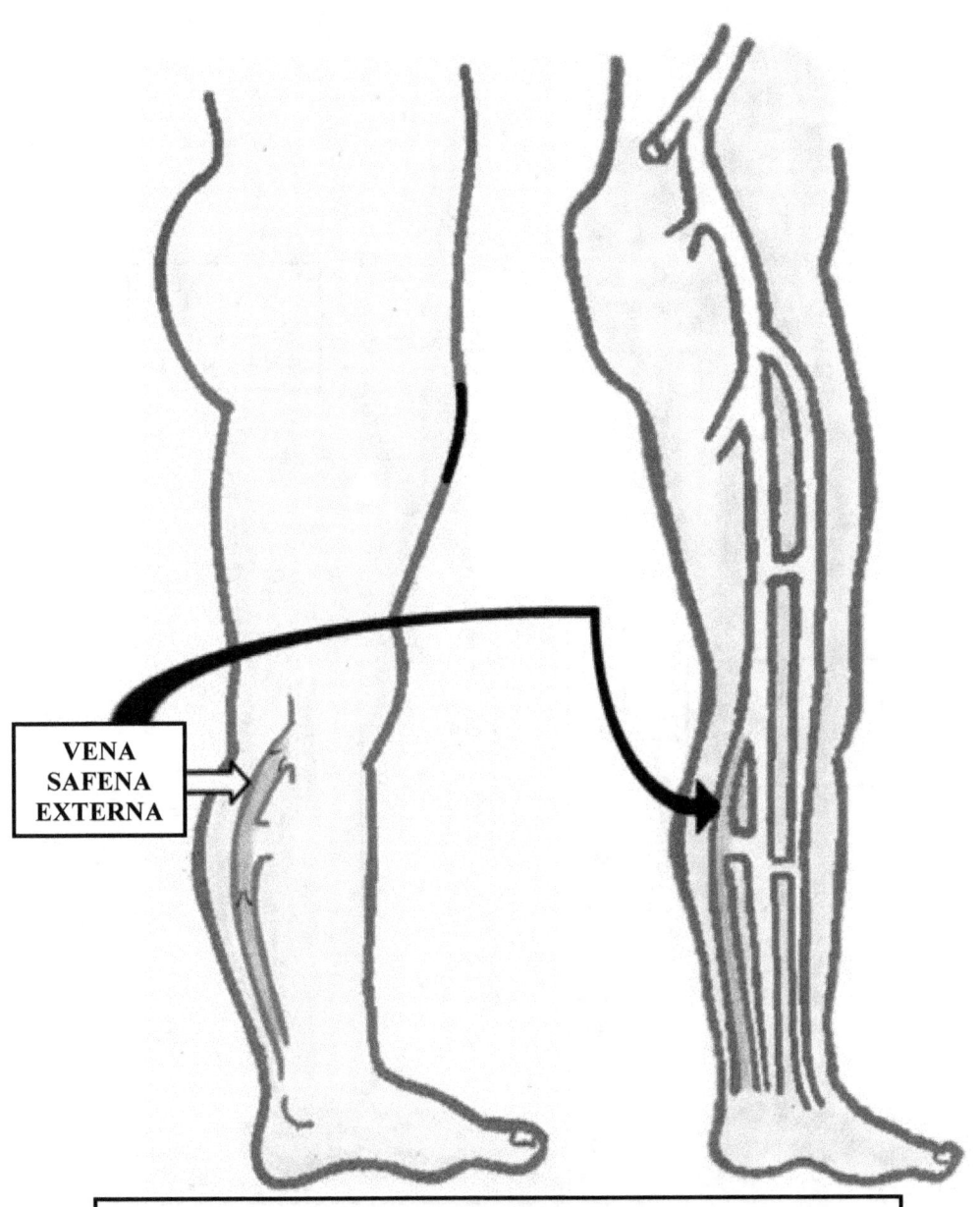

VENA
SAFENA
EXTERNA

SISTEMA VENOSO SUPERFICIAL. ESQUEMA.

Figura 5

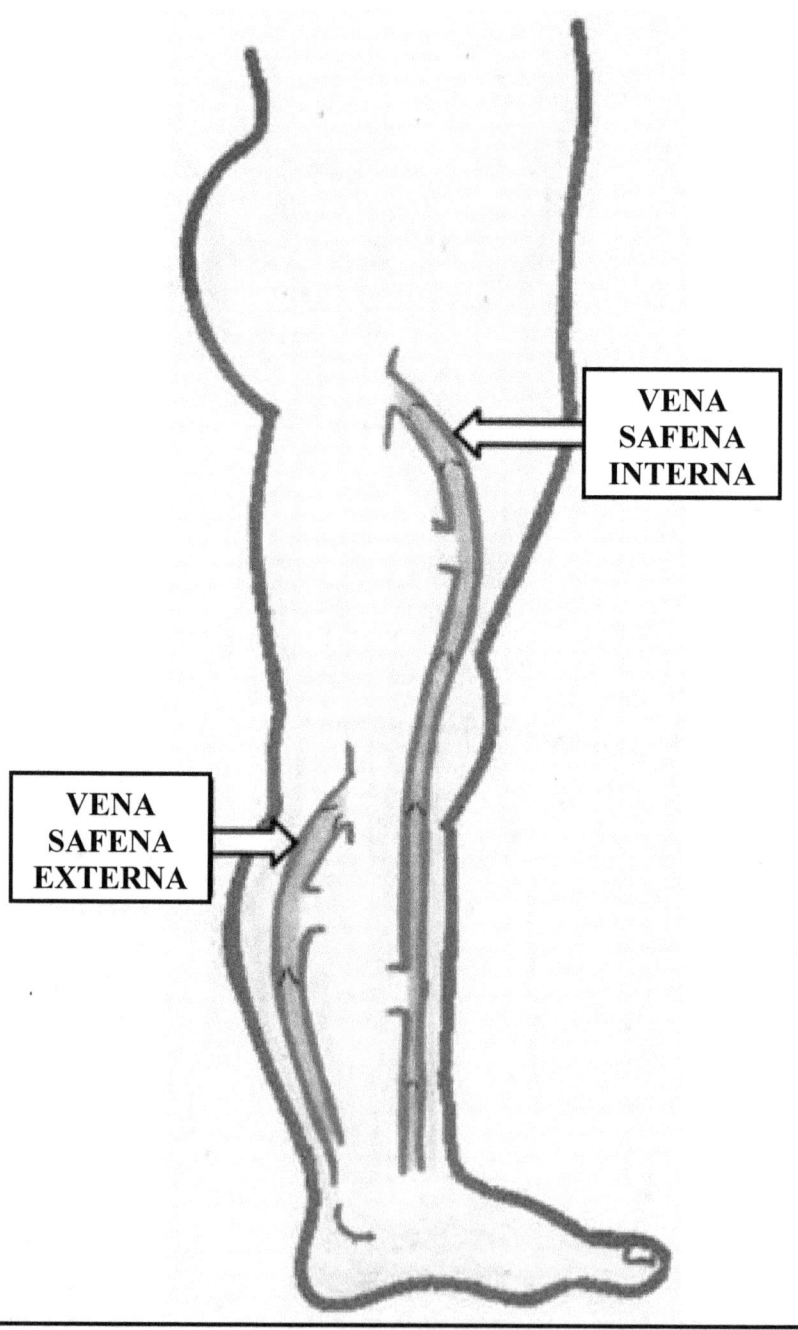

VENA SAFENA INTERNA

VENA SAFENA EXTERNA

SISTEMA VENOSO SUPERFICIAL. ESQUEMA.

Figura 4-5

3. El Sistema Venoso Comunicante o Perforante.

Conecta las venas del Sistema Venoso Superficial con el Sistema Venoso Profundo (Figura 6).

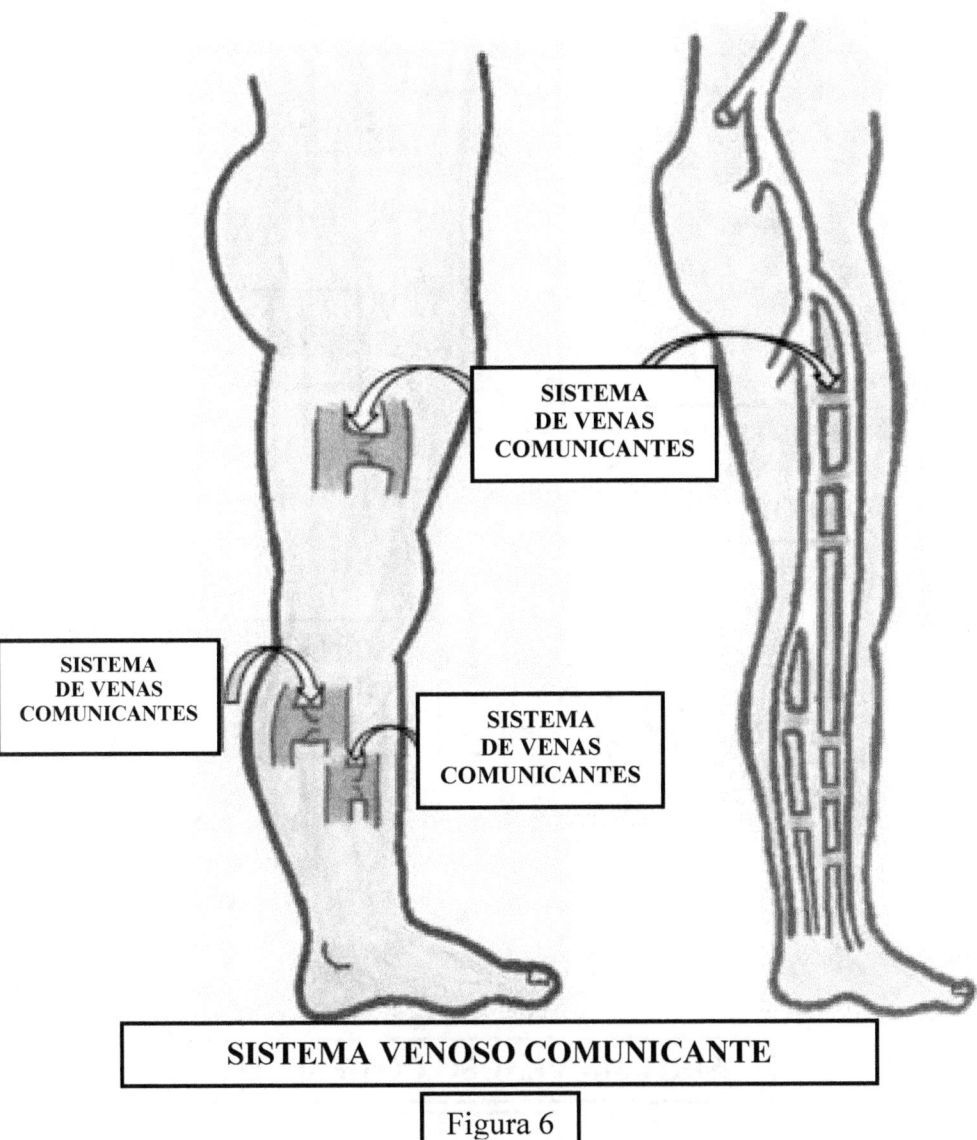

SISTEMA DE VENAS COMUNICANTES

SISTEMA DE VENAS COMUNICANTES

SISTEMA DE VENAS COMUNICANTES

SISTEMA VENOSO COMUNICANTE

Figura 6

Sistema Venoso Completo. Profundo, Superficial y
Comunicante (Figura 7).

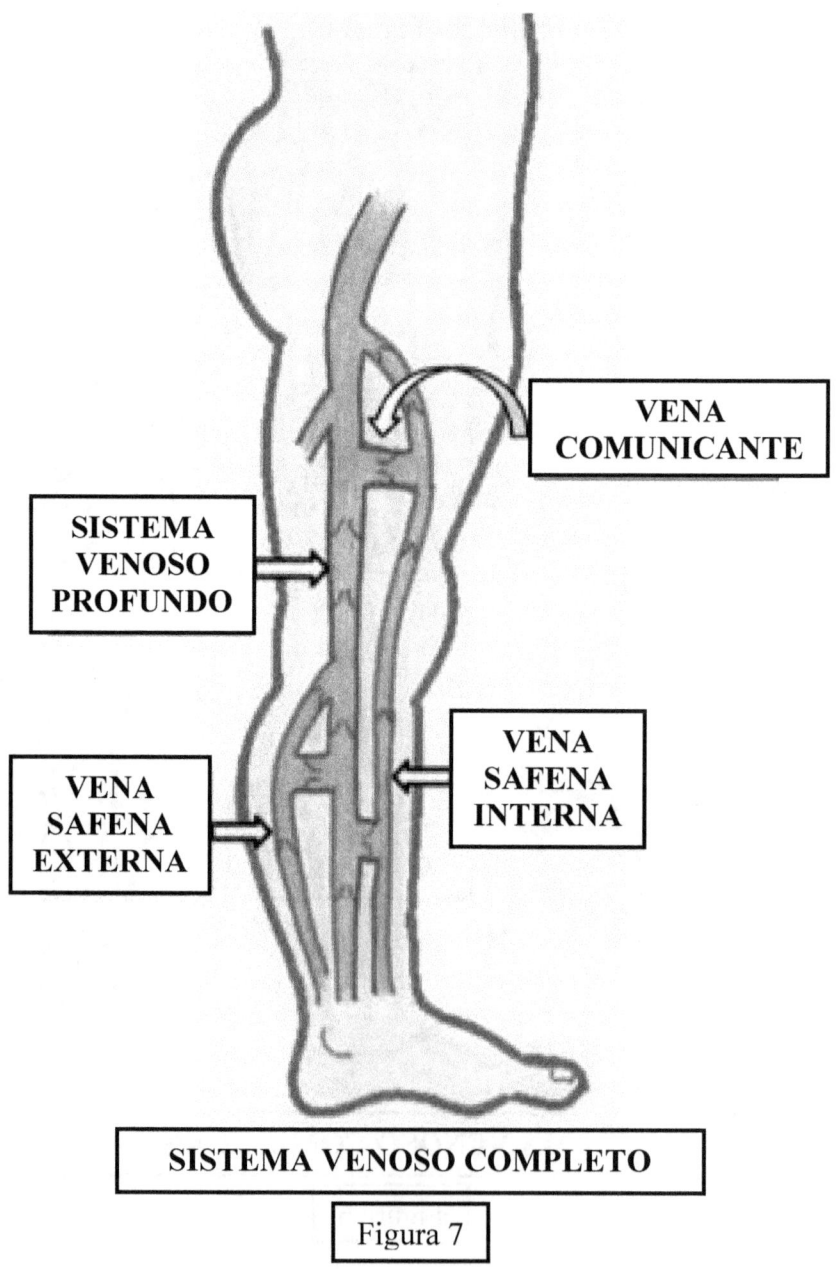

VENA
COMUNICANTE

SISTEMA
VENOSO
PROFUNDO

VENA
SAFENA
INTERNA

VENA
SAFENA
EXTERNA

SISTEMA VENOSO COMPLETO

Figura 7

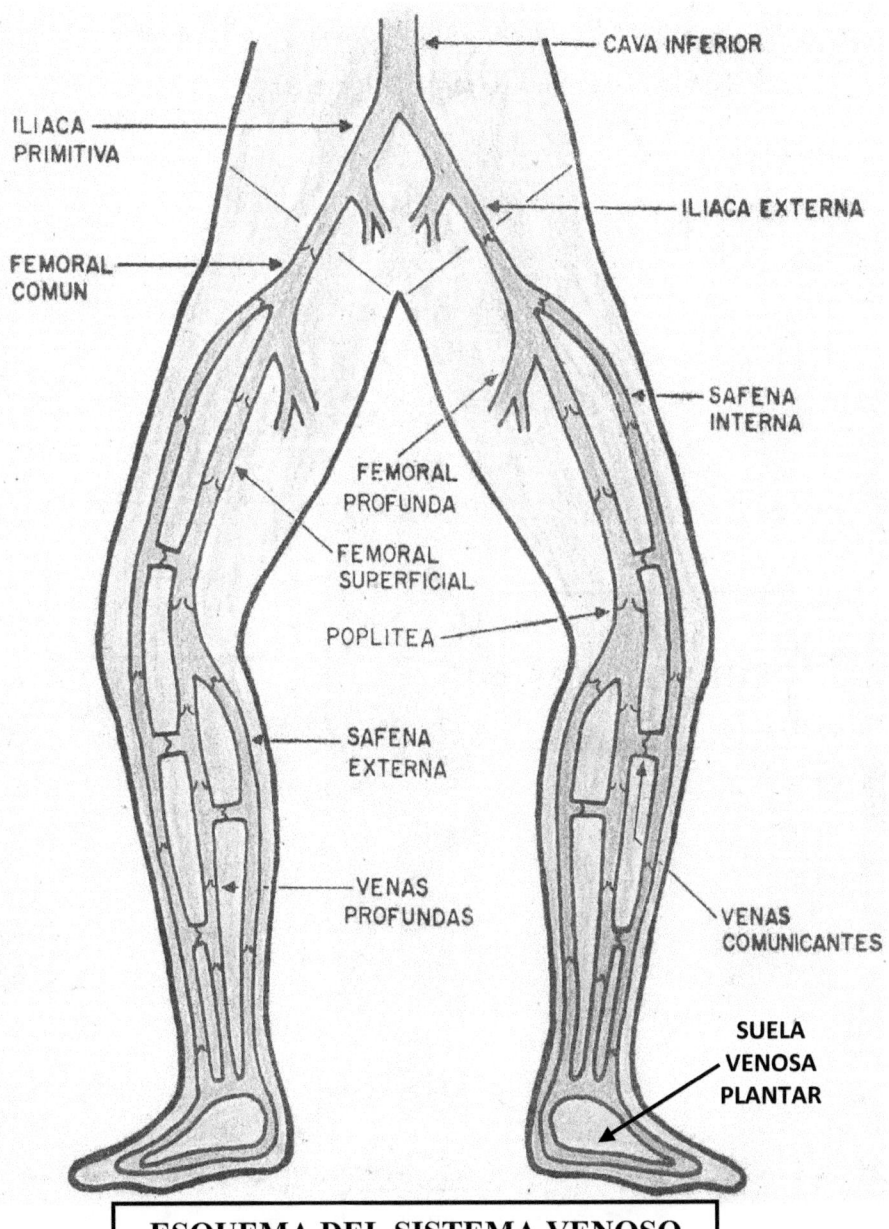

CAVA INFERIOR

ILIACA
PRIMITIVA

ILIACA EXTERNA

FEMORAL
COMUN

SAFENA
INTERNA

FEMORAL
PROFUNDA

FEMORAL
SUPERFICIAL

POPLITEA

SAFENA
EXTERNA

VENAS
PROFUNDAS

VENAS
COMUNICANTES

SUELA
VENOSA
PLANTAR

ESQUEMA DEL SISTEMA VENOSO

4. El Sistema Venoso de las Colaterales del Superficial.

Es una red superficial de numerosas venas que recogen la sangre de todos los tejidos superficiales y la llevan a las venas Safena Interna y Externa (Figura 8).

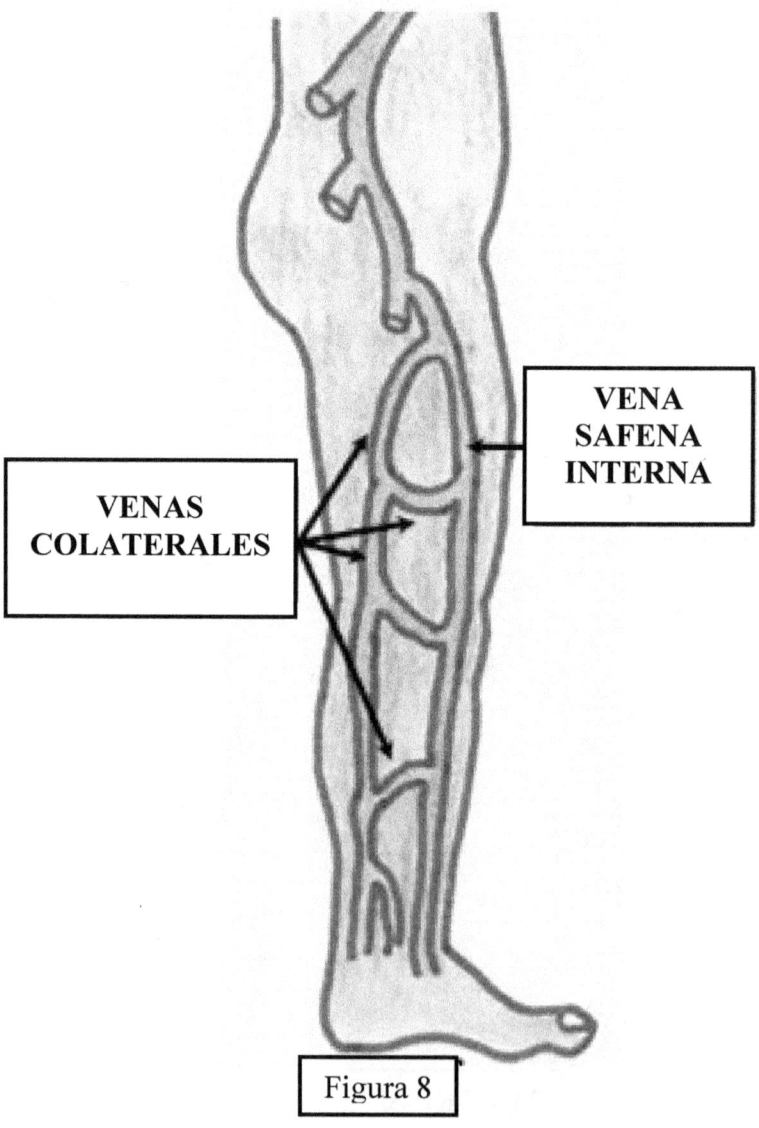

VENA SAFENA INTERNA

VENAS COLATERALES

Figura 8

5. Sistema de micro venas que recogen la sangre de la piel y que drenan en el Sistema Venoso Superficial: safenas y colaterales pudiéndose convertir en micro várices (Figura 9).

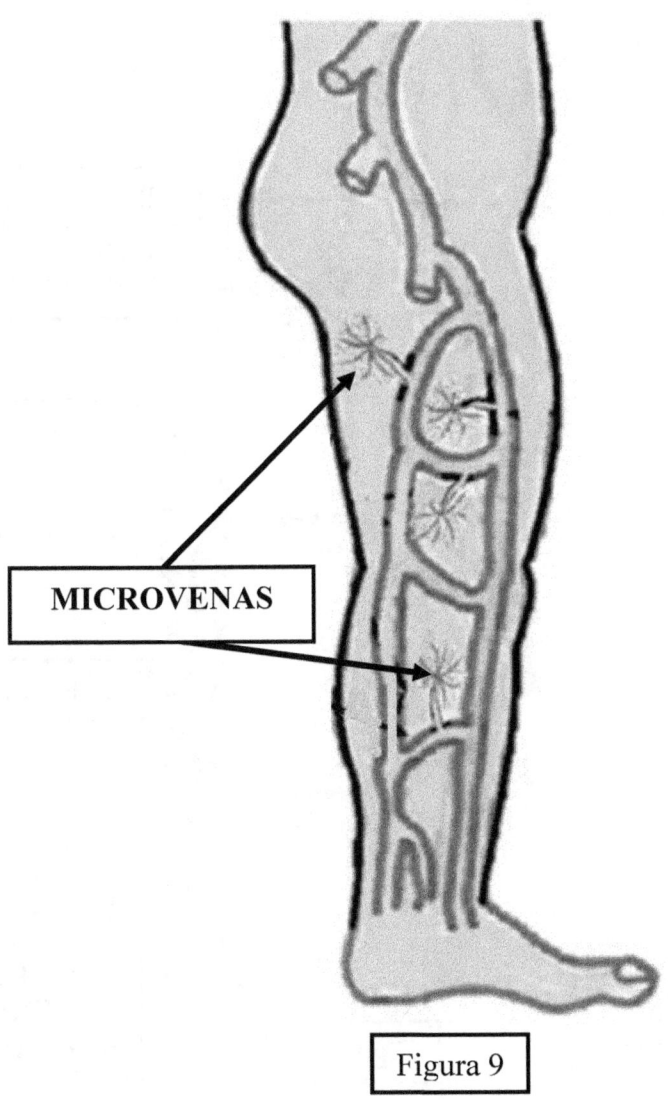

Figura 9

¿CÓMO CIRCULA LA SANGRE DENTRO DE LOS SISTEMAS VENOSOS?

De abajo hacia arriba en el Superficial y Profundo y del Sistema Venoso Superficial hacia el Profundo (Figura 10).

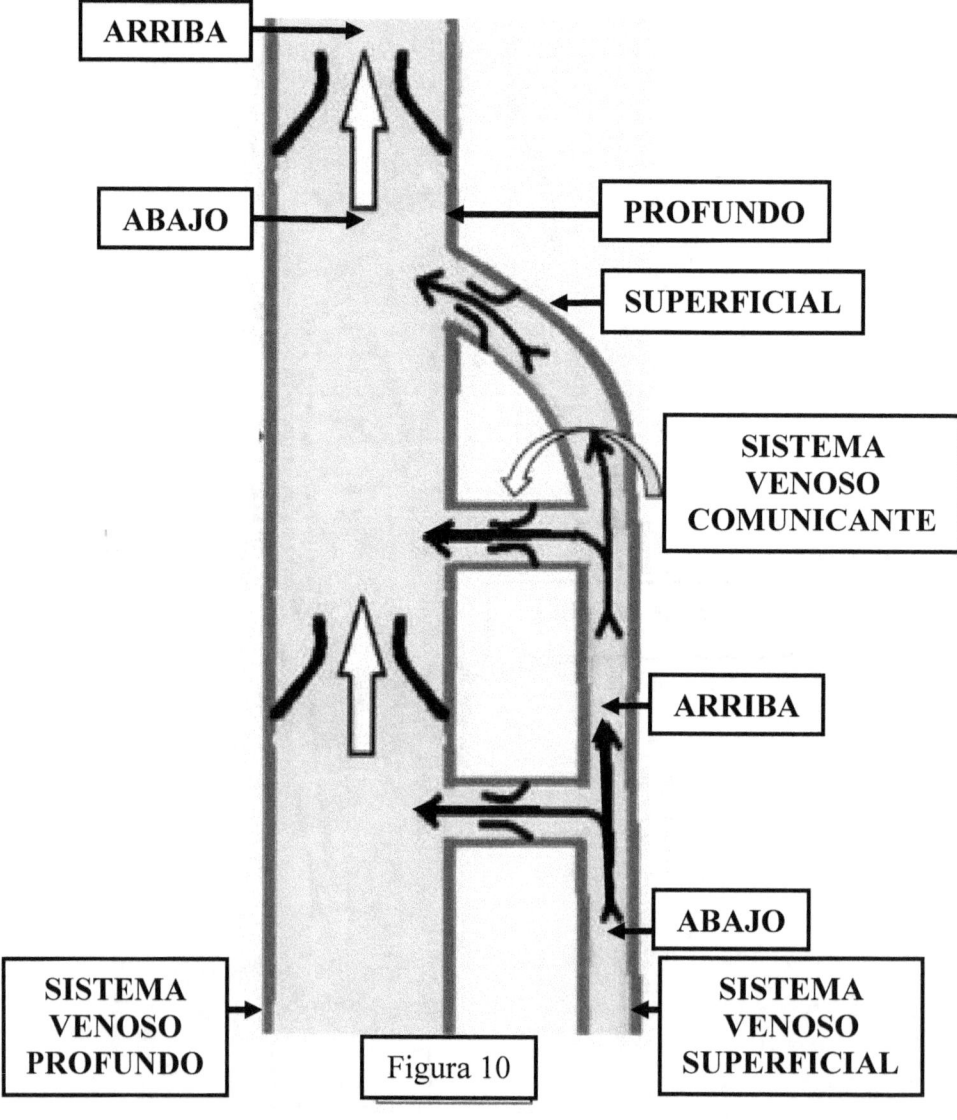

Figura 10

¿QUÉ HACE CIRCULAR LA SANGRE VENOSA DEL SISTEMA VENOSO SUPERFICIAL HACIA EL PROFUNDO?

1. La presión en el Sistema Venoso Profundo es más baja que en el Superficial y la sangre circula de los sitios de mayor presión a los de menor presión (Figura 11).

2. La disposición de las válvulas venosas que permiten circular la sangre venosa del Sistema Superficial hacia el Profundo, pero no del Profundo hacia el Superficial (Figura 11).

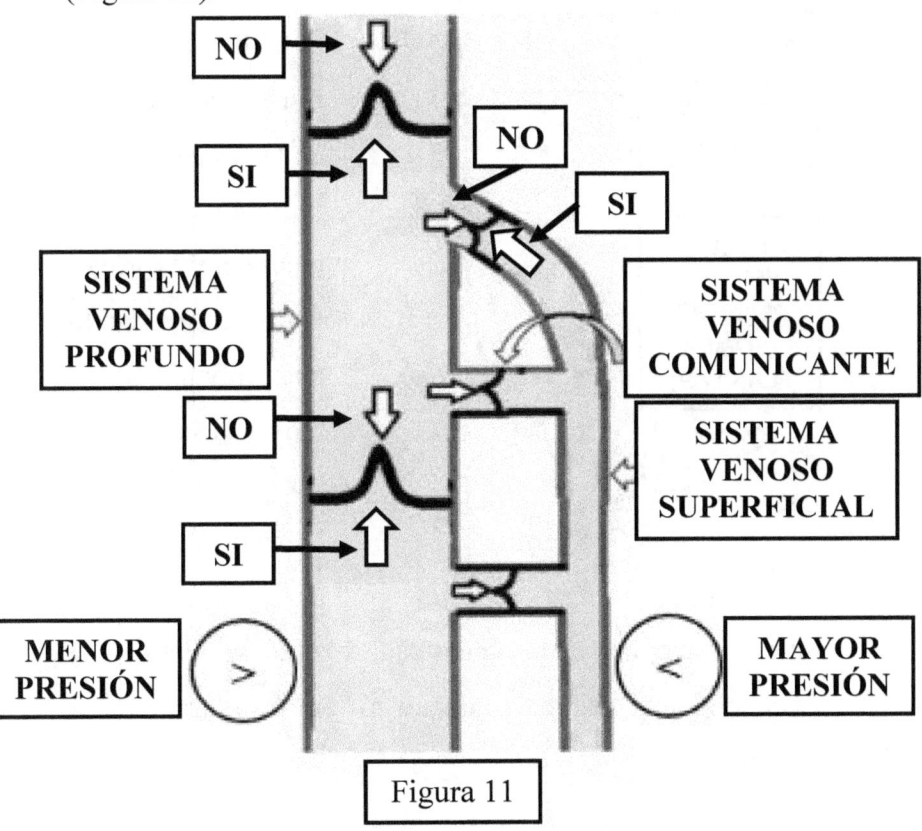

Figura 11

¿QUÉ HACE CIRCULAR LA SANGRE VENOSA DE ABAJO HACIA ARRIBA?

1. La sangre arterial que la empuja hacia arriba por atrás.

2. La aspiración torácica con la respiración.

3. Los latidos compresivos de las arterias vecinas.

4. La bomba plantar. La suela venosa de la planta del pie es

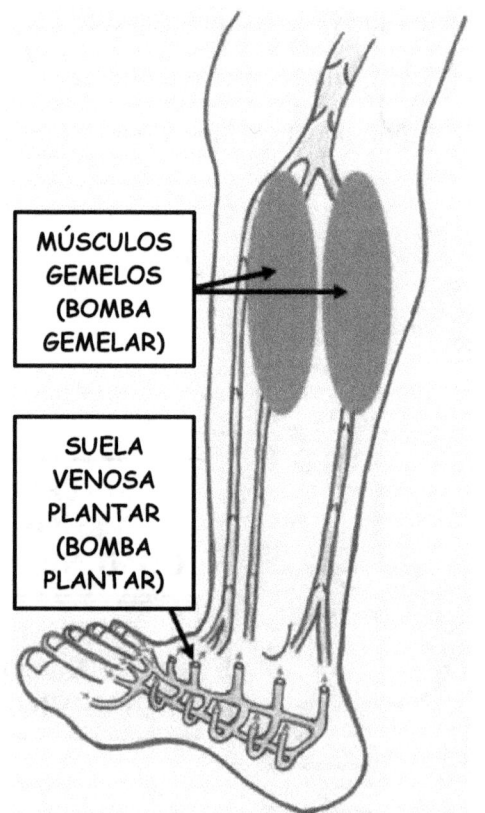

MÚSCULOS GEMELOS (BOMBA GEMELAR)

SUELA VENOSA PLANTAR (BOMBA PLANTAR)

exprimida por los tejidos que la rodean cuando se realiza una pisada.

5. La bomba de los músculos gemelos en la pierna. Los músculos se contraen y exprimen las venas, ayudando a las válvulas a mover la sangre hacia el corazón. Debido a la compresión que los músculos le aplican a las venas cada vez que se contraen, se les denominan: "segundo corazón" o "bomba muscular venosa".

6. La disposición de las válvulas venosas que permiten
subir a la sangre, pero no retroceder (Figura 12).

Estas últimas son el mecanismo más importante, que por su
disposición y función no permiten a la sangre descender
mientras estén trabajando con eficiencia.

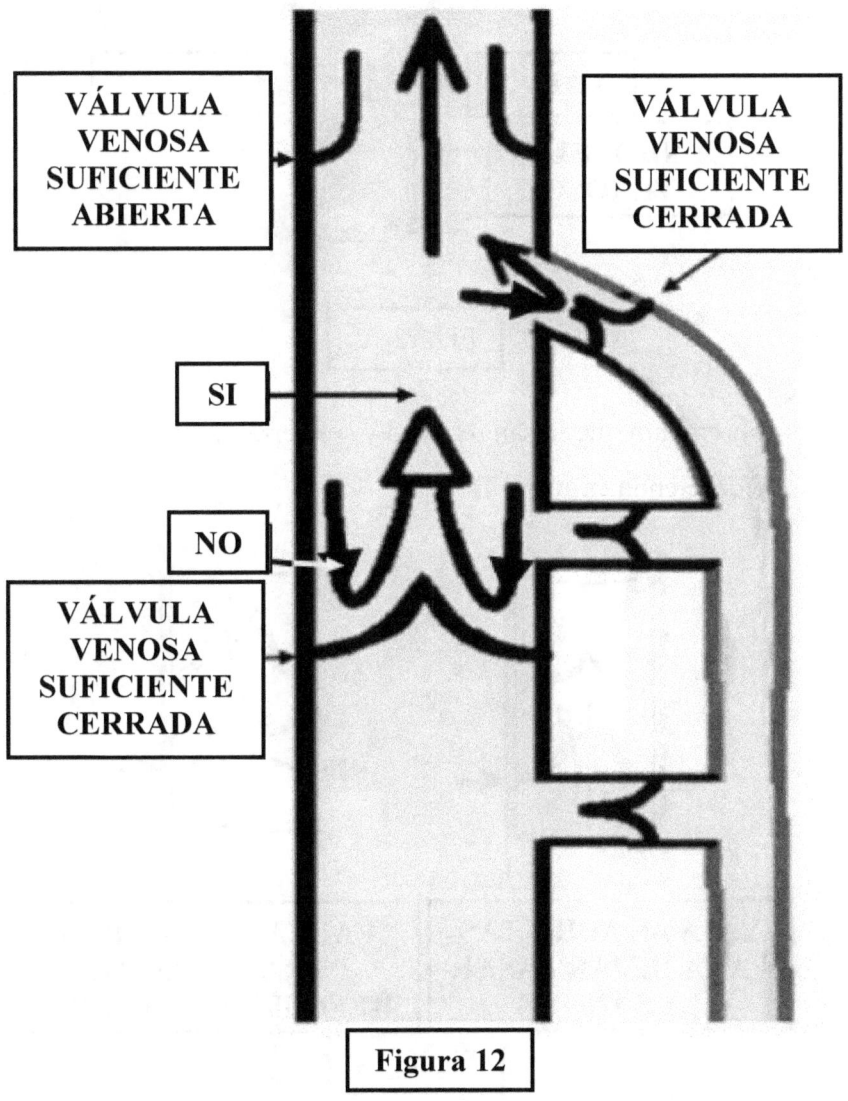

VÁLVULA VENOSA SUFICIENTE ABIERTA

VÁLVULA VENOSA SUFICIENTE CERRADA

SI

NO

VÁLVULA VENOSA SUFICIENTE CERRADA

Figura 12

¿QUÉ SON LAS VÁLVULAS VENOSAS?

Son repliegues de su capa más interna, el endotelio y están constituidas por dos valvas que actúan como compuertas (Figura 13),

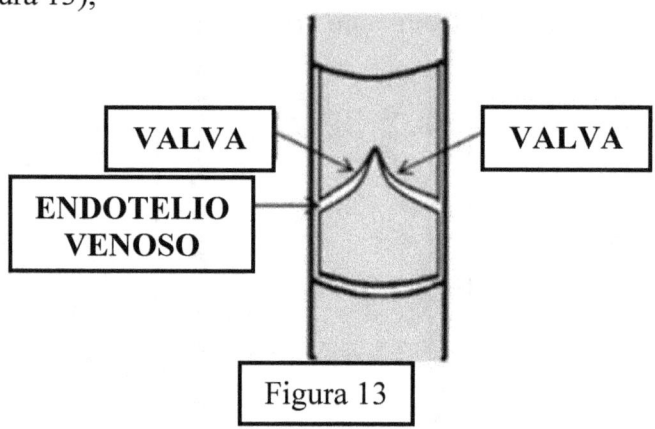

Figura 13

se abren para que la sangre pase y se cierran para impedir que descienda (figura 14).

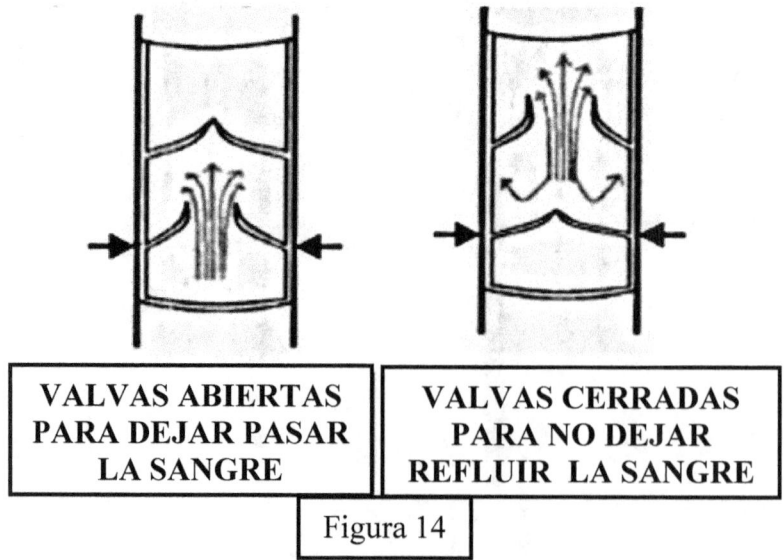

| VALVAS ABIERTAS PARA DEJAR PASAR LA SANGRE | VALVAS CERRADAS PARA NO DEJAR REFLUIR LA SANGRE |

Figura 14

Cuando las válvulas están insuficientes, son la principal cusa de aparición de várices en el Sistema Venoso Superficial, permitiendo el pase de sangre del Sistema Venoso profundo a través de las venas Comunicantes o de los Cayados de la Safena Interna o Externa al Superficial. El Sistema Venoso Superficial no tiene capacidad para albergar este nuevo torrente de sangre y no le queda más recurso que dilatarse, hacerse tortuoso y serpiginoso, apareciendo las várices.

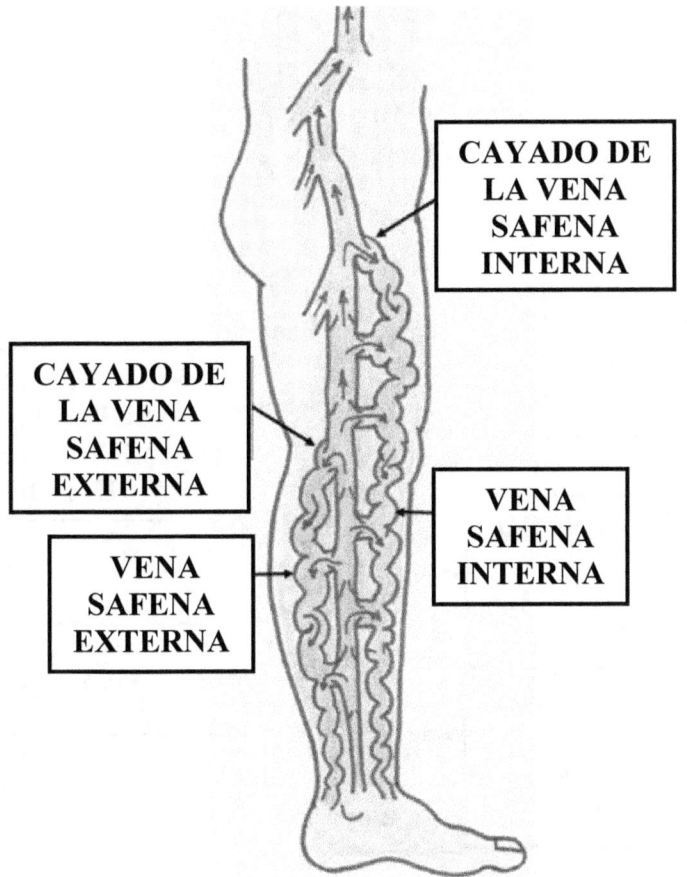

CAYADO DE LA VENA SAFENA INTERNA

CAYADO DE LA VENA SAFENA EXTERNA

VENA SAFENA INTERNA

VENA SAFENA EXTERNA

¿QUÉ FUNCIÓN REALIZAN LAS VÁLVULAS VENOSAS CUANDO ESTAN SUFICIENTES?

Dirigen el flujo venoso hacia el corazón e impiden que la sangre fluya hacia abajo en el Sistema Venoso Profundo o hacia el Sistema Venoso Superficial a través de las venas comunicantes o de los Cayados de las Venas Safena Interna o Externa (Figura 15).

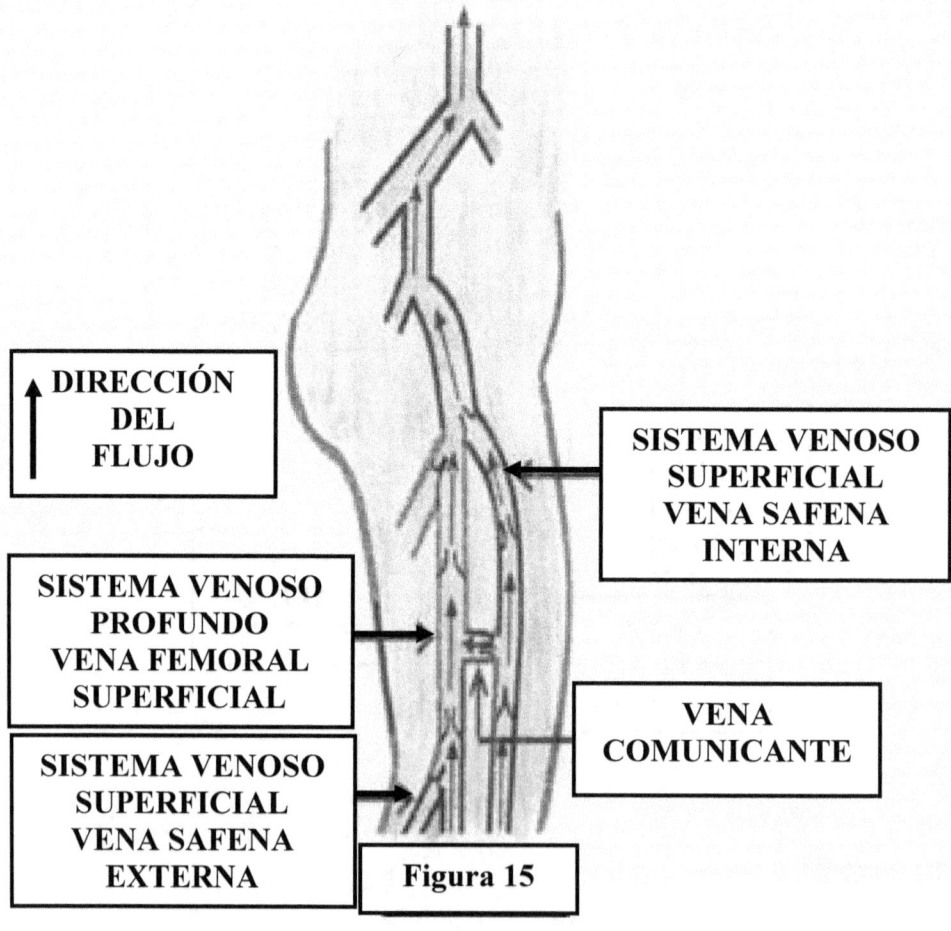

DIRECCIÓN DEL FLUJO

SISTEMA VENOSO SUPERFICIAL VENA SAFENA INTERNA

SISTEMA VENOSO PROFUNDO VENA FEMORAL SUPERFICIAL

VENA COMUNICANTE

SISTEMA VENOSO SUPERFICIAL VENA SAFENA EXTERNA

Figura 15

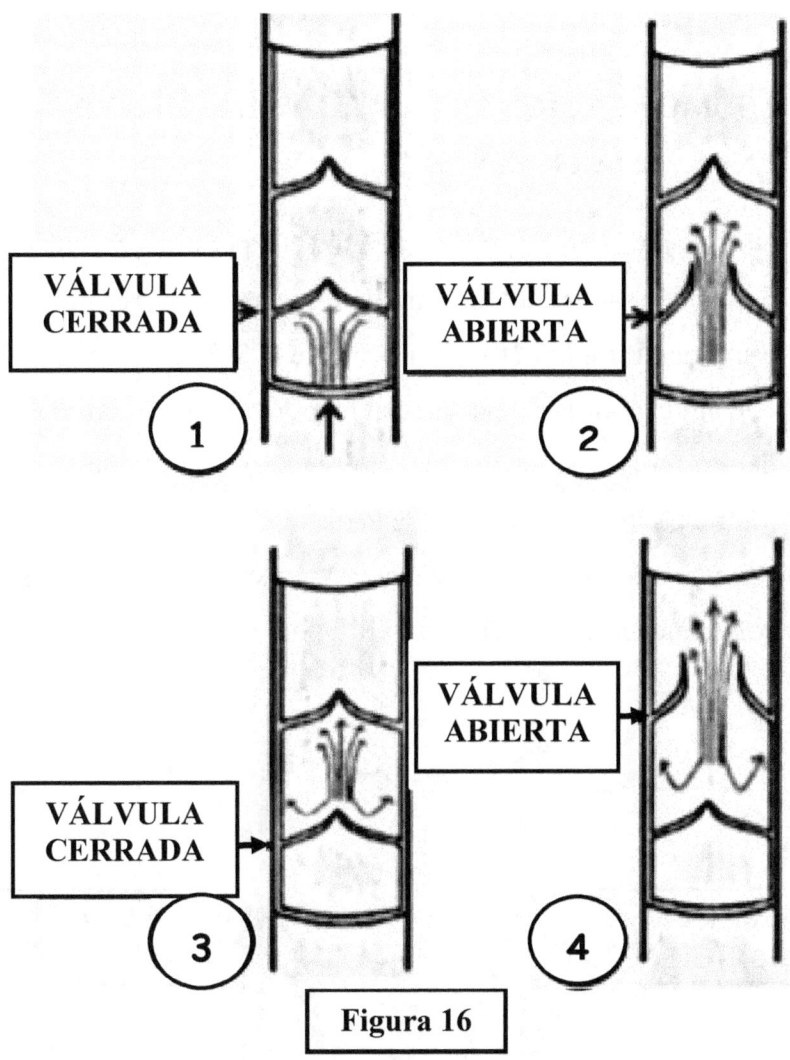

VÁLVULA CERRADA

1

VÁLVULA ABIERTA

2

VÁLVULA CERRADA

3

VÁLVULA ABIERTA

4

Figura 16

En la vena #1 (Figura16) el flujo venoso empuja la válvula, la cual en la #2, se abre permitiéndole entrar, una vez dentro de este compartimiento, vena #3, el flujo cierra la válvula inferior y abre la superior, vena #4, y de esta forma, va progresivamente ascendiendo hasta llegar a la aurícula derecho del corazón.

¿CÓMO FUNCIONAN LAS VÁLVULAS CUANDO ESTAN INSUFICIENTES?

No funcionan con eficiencia (Figura 17) permitiendo que parte de la sangre del Sistema Venoso Profundo pasar al Superficial (Figura 18). Normalmente el 90% de la sangre que circula por las venas de una pierna lo hace por las vías del Profundo y solo un 10% por el Superficial. Cuando este último recibe más cantidad de la que está habituado, se vuelve varicoso. Solo el Seistema Venoso Superficial y sus colaterales forman várices, el profundo, nunca.

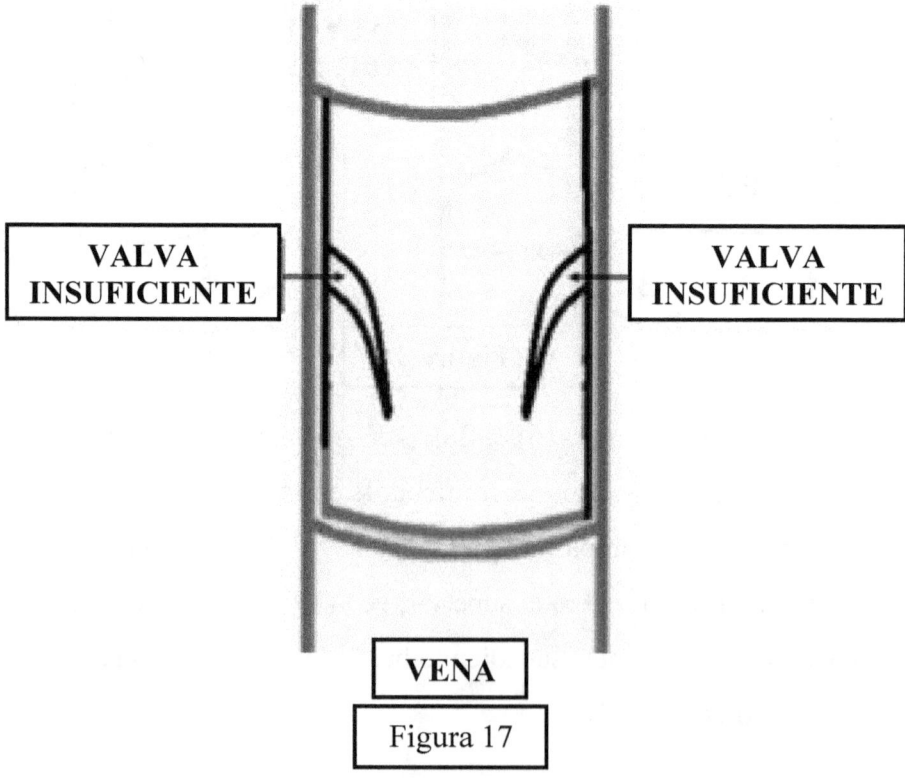

VALVA INSUFICIENTE — VALVA INSUFICIENTE

VENA

Figura 17

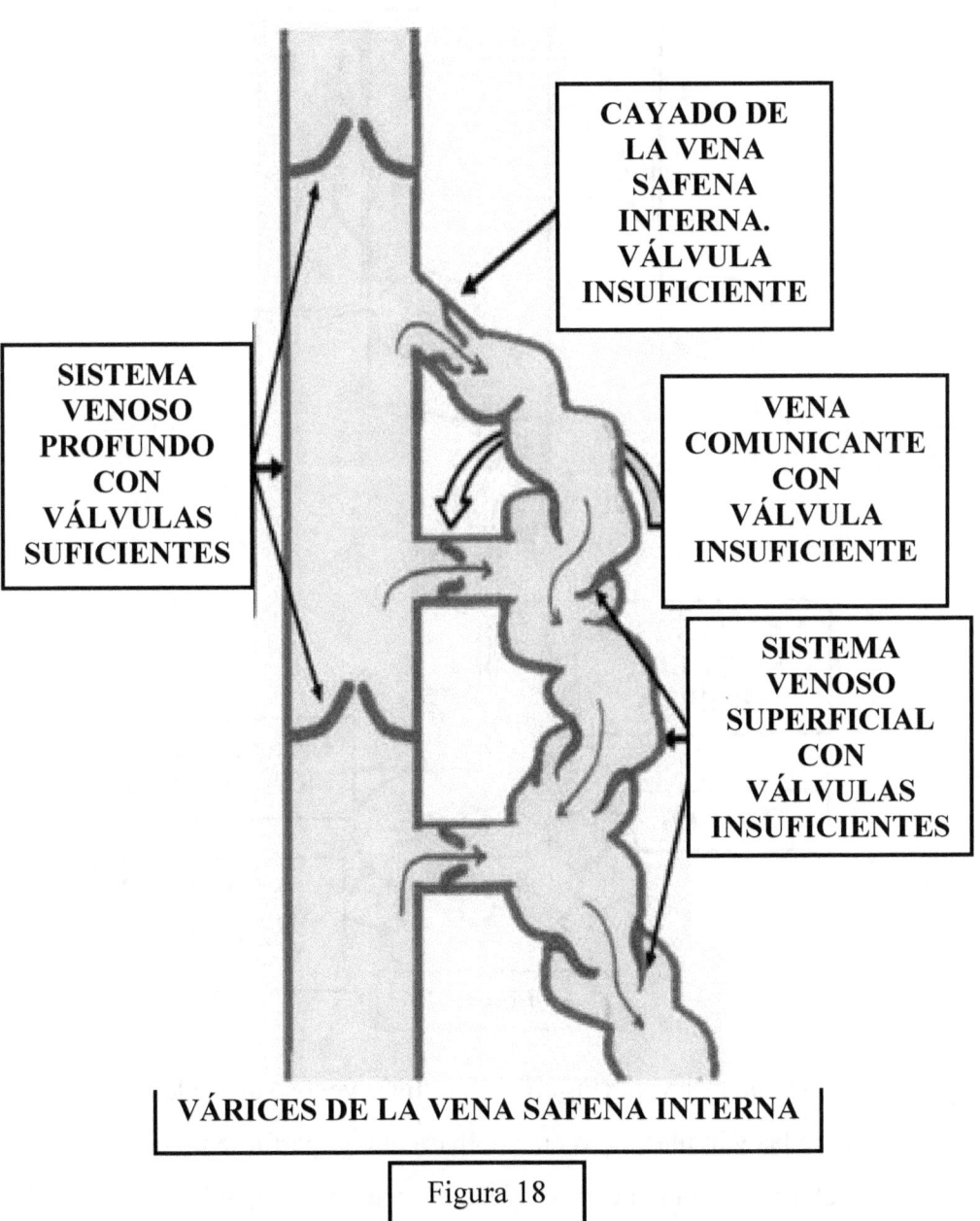

CAYADO DE LA VENA SAFENA INTERNA. VÁLVULA INSUFICIENTE

SISTEMA VENOSO PROFUNDO CON VÁLVULAS SUFICIENTES

VENA COMUNICANTE CON VÁLVULA INSUFICIENTE

SISTEMA VENOSO SUPERFICIAL CON VÁLVULAS INSUFICIENTES

VÁRICES DE LA VENA SAFENA INTERNA

Figura 18

21

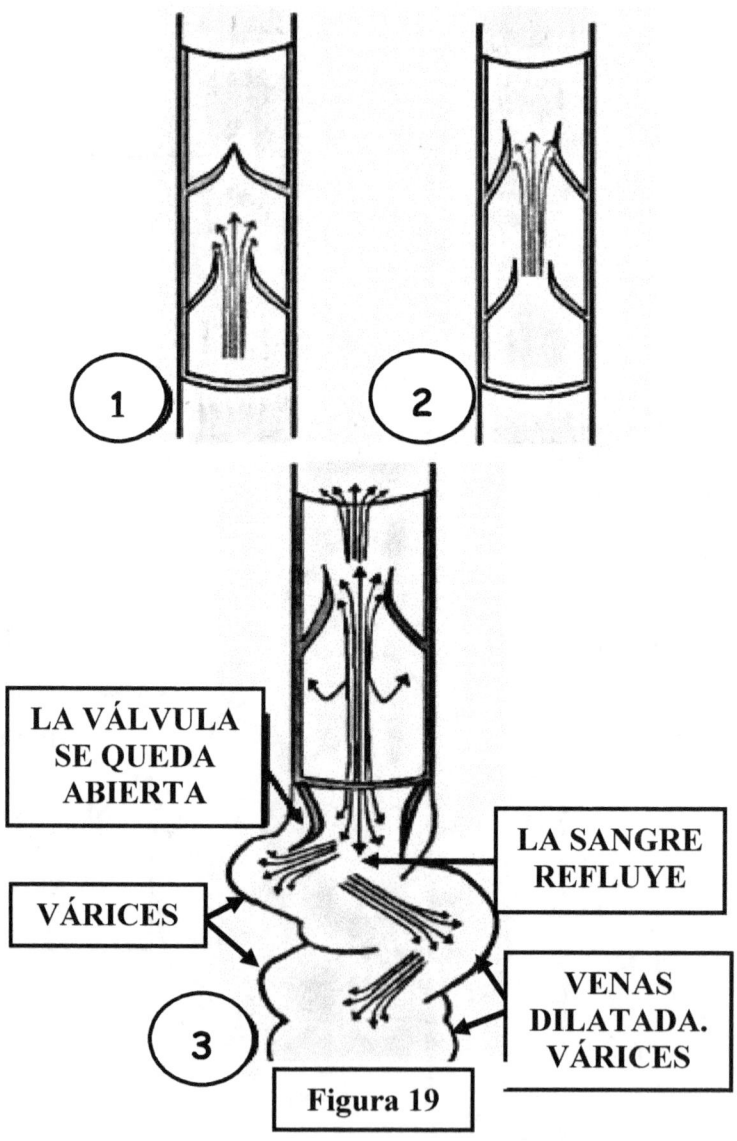

Figura 19

LA VÁLVULA SE QUEDA ABIERTA

VÁRICES

LA SANGRE REFLUYE

VENAS DILATADA. VÁRICES

En la vena #1 y #2 (Figura 19), el flujo venoso ascendente abre las válvulas, pero cuando pasa al compartimiento esta válvula insuficiente no sostiene el volumen, se queda

abierta y la sangre refluye acumulándose, dilatando las
paredes de la vena y para poder almacenar una cantidad de
sangre que no es la habitual, se ensancha, estira y se vuelve
tortuosa aumentando su capacidad de almacenamiento y a
estas deformidades se les denomina varices Figura 20).

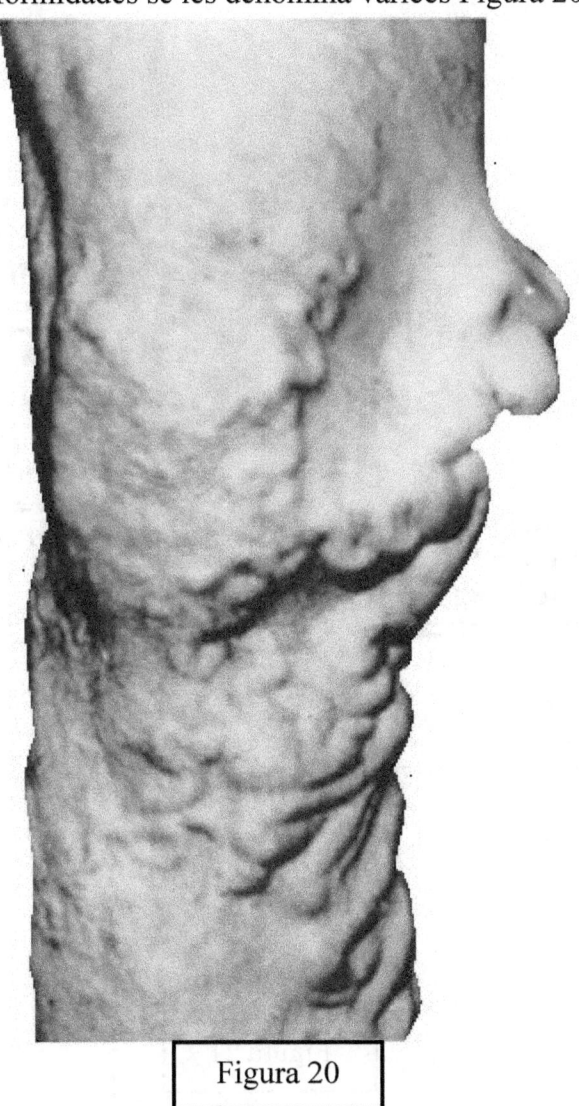

Figura 20

¿DÓNDE SE FORMAN LAS VÁRICES?

Las várices se forman en las venas Safena Interna y Externa por insuficiencia de las válvulas de sus cayados o de las comunicantes (Figura 21).

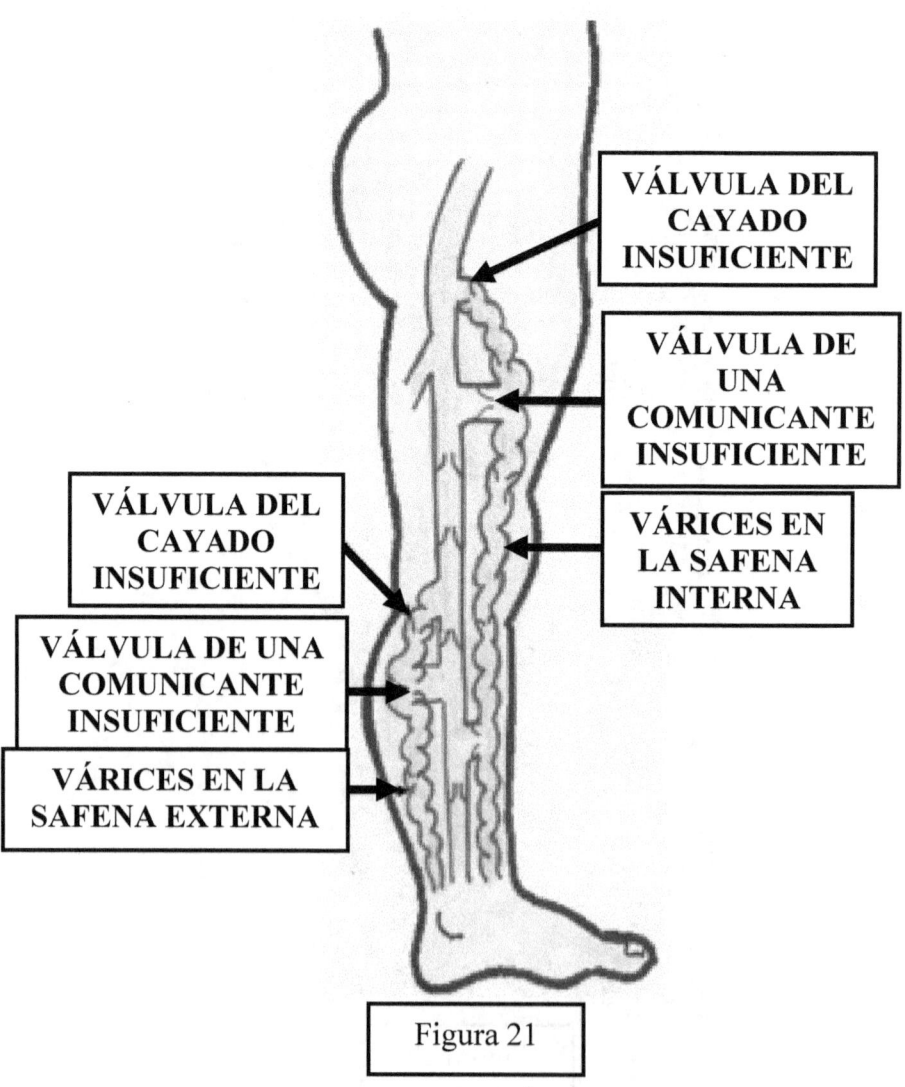

VÁLVULA DEL CAYADO INSUFICIENTE

VÁLVULA DE UNA COMUNICANTE INSUFICIENTE

VÁRICES EN LA SAFENA INTERNA

VÁLVULA DEL CAYADO INSUFICIENTE

VÁLVULA DE UNA COMUNICANTE INSUFICIENTE

VÁRICES EN LA SAFENA EXTERNA

Figura 21

Y en las vanas colaterales de las safena interna y externa.
En la Figura 22, las várices dependen del Sistema
Superficial de la Safena Interna y en la Figura 23 de la
Safena Externa. Se pueden observar las Venas Colaterales
entre unas várices y otras.

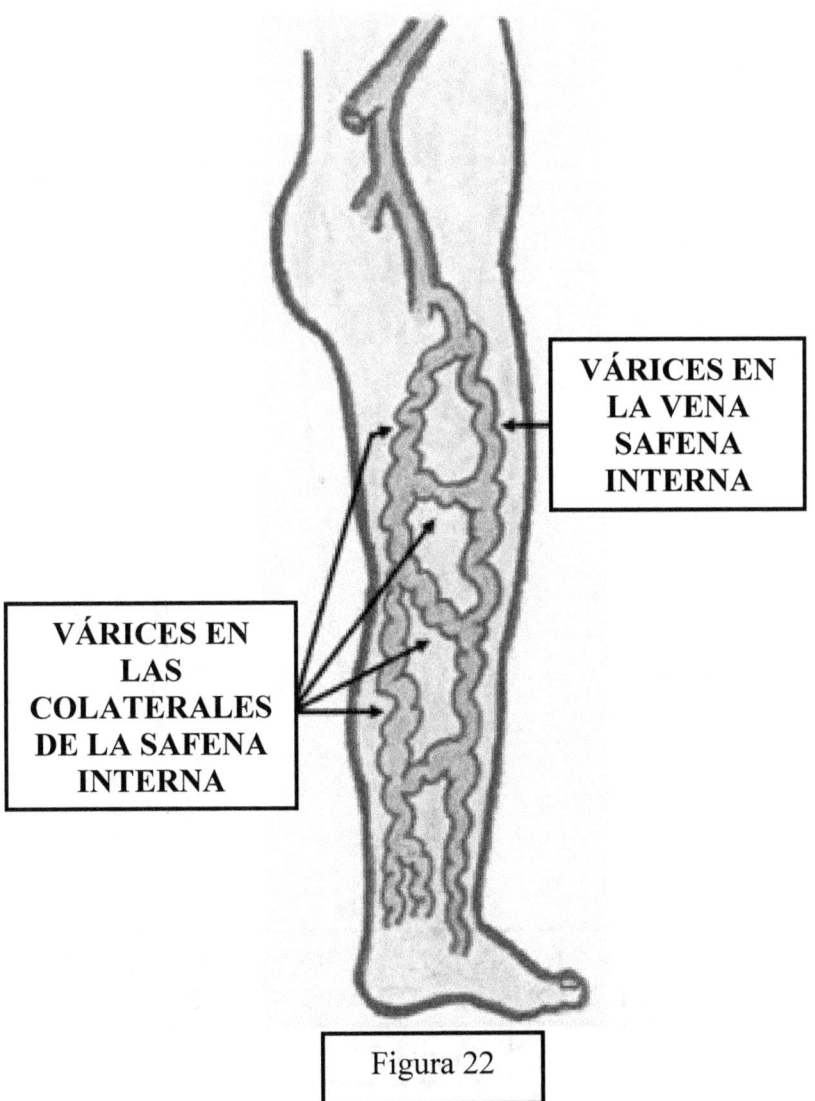

VÁRICES EN LA VENA SAFENA INTERNA

VÁRICES EN LAS COLATERALES DE LA SAFENA INTERNA

Figura 22

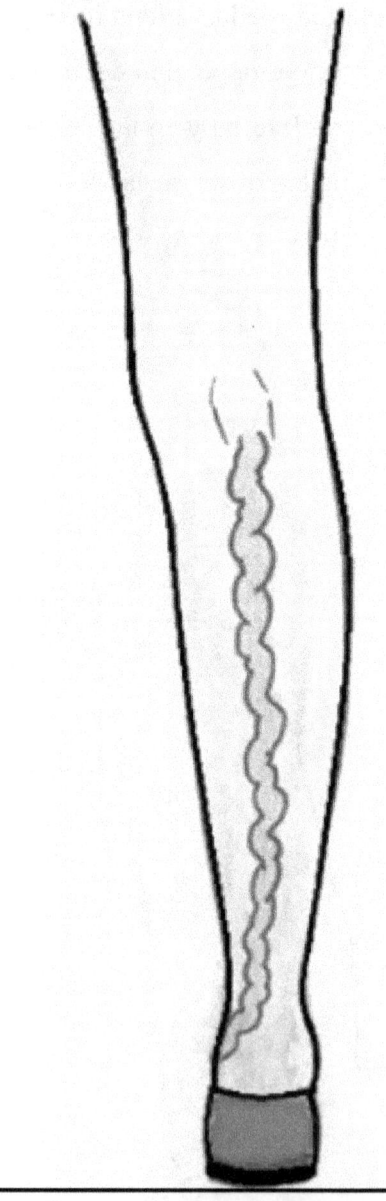

VÁRICES EN EL TERRITORIO DE LA VENA SAFENA EXTERNA

Figura 23

Las várices de estos dos sectores: Safenas o Colaterales pueden ser de gran, mediano o pequeño tamaño (micro várices), (Figura 24).

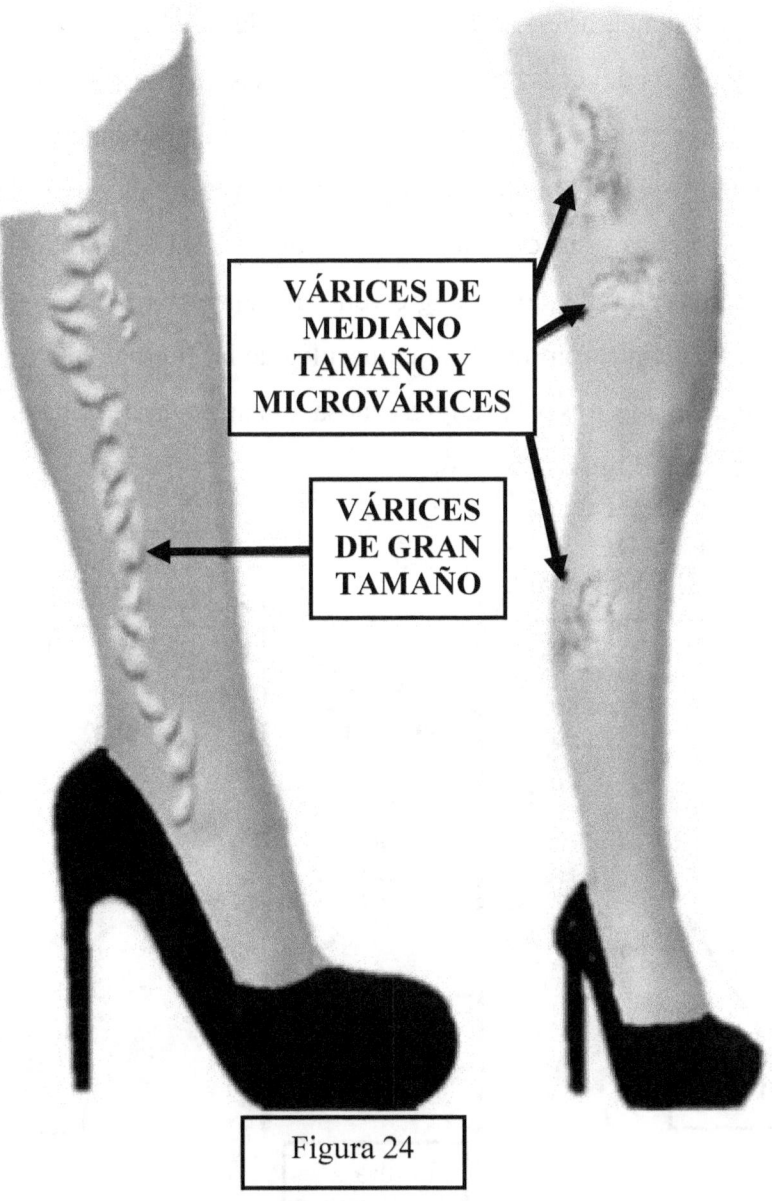

VÁRICES DE MEDIANO TAMAÑO Y MICROVÁRICES

VÁRICES DE GRAN TAMAÑO

Figura 24

CARACTERÍSTICAS DE LA CIRCULACIÓN VENOSA EN LAS PIERNAS.

La sangre venosa es empujada hacia arriba por

1. La sangre arterial que es bombeada desde el ventrículo izquierda del corazón y se denomina "vis a tergo". Vis a tergo es una fuerza propulsora que la empuja por detrás, originada en el ventrículo izquierdo, transmitida a través de las arterias y sus capilares a las vénulas y venas de las piernas empujando la sangre venosa hacia arriba.

2. Las contracciones de los músculos de las piernas que ayudan a regresar la sangre venosa a la aurícula derecha del corazón. Figuras 25 y 26.

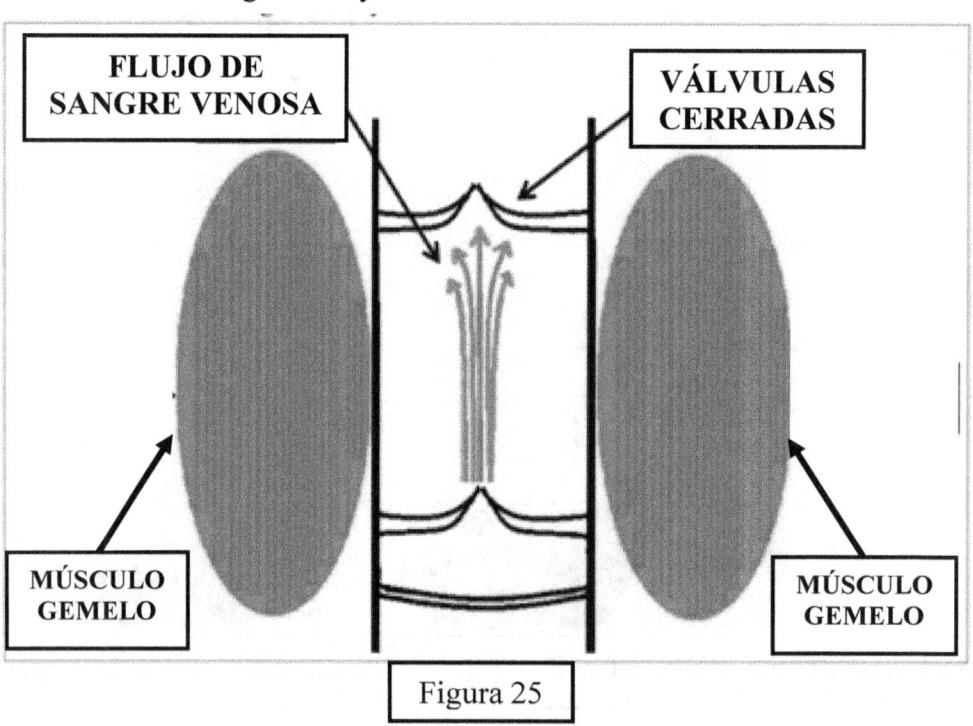

Figura 25

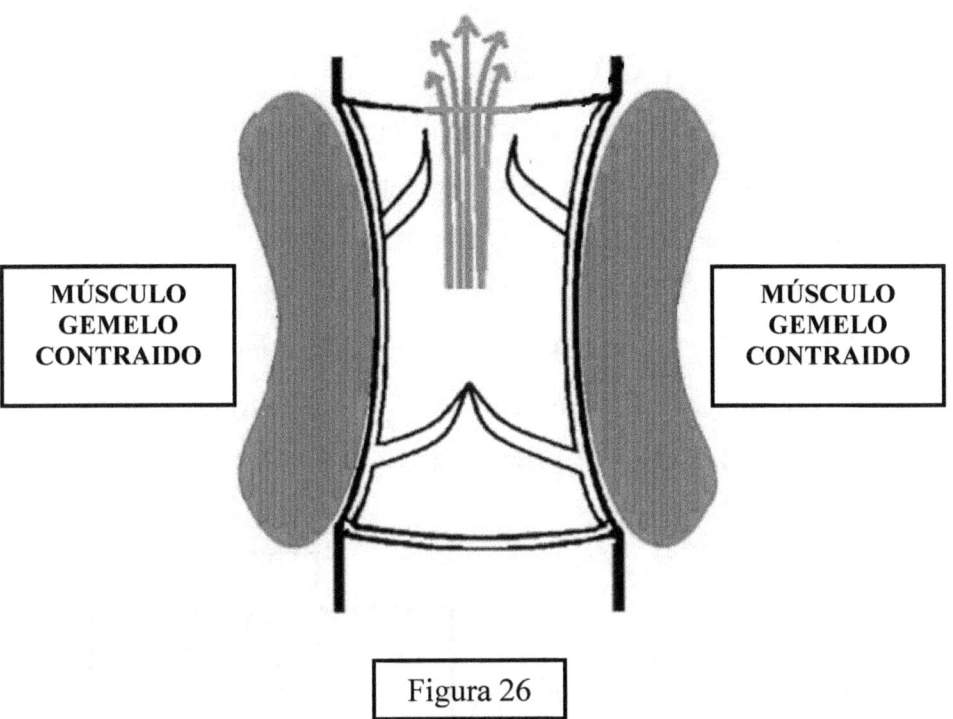

MÚSCULO GEMELO CONTRAIDO

MÚSCULO GEMELO CONTRAIDO

Figura 26

3. El 90% de la sangre venosa de las piernas circula por el Sistema Venoso Profundo y el 10% por el Superficial.

4. Este 10% drena en el Sistema Venoso Profundo a través de las venas Comunicantes y de los cayados de las Venas Safenas Interna y Externa.

5. La sangre venosa que viaja por el Sistema Venoso Profundo no puede pasar al Superficial porque se lo impiden las válvulas venosas.

CAUSAS DE LAS VÁRICES.

No se sabe a ciencia cierta quien es el culpable de la aparición de las várices. Los más sospechosos son las paredes de las venas, las válvulas y una combinación de ambas.

A las paredes se les acusa de ser "débiles" y a las válvulas de "insuficientes". Veamos el expediente acusatorio.

TEORÍA PARIETAL. Debilidad de la pared venosa.

Figura 27.

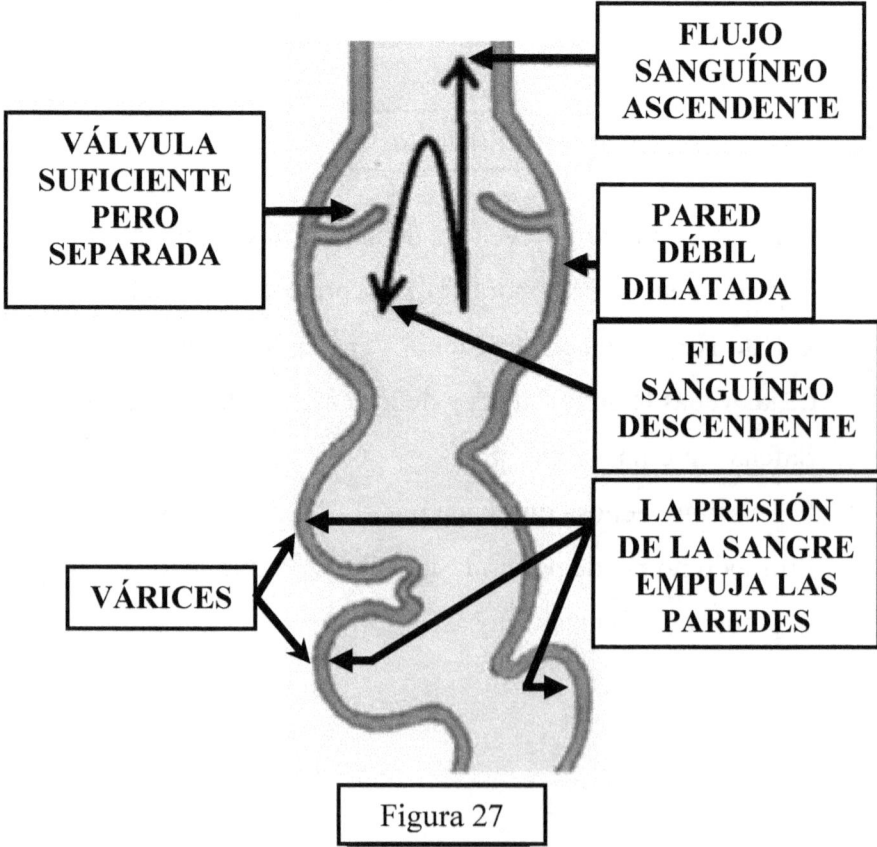

FLUJO SANGUÍNEO ASCENDENTE

VÁLVULA SUFICIENTE PERO SEPARADA

PARED DÉBIL DILATADA

FLUJO SANGUÍNEO DESCENDENTE

VÁRICES

LA PRESIÓN DE LA SANGRE EMPUJA LAS PAREDES

Figura 27

Puede ser:

a. Heredada de los padres, transferida la información de paredes débiles en sus estructuras anatómicas, por los genes del huevo de la madre y/o en el espermatozoide del padre. Y durante el transcurso de la vida, por la presencia de ciertos factores: constipación crónica, estación prolongada de pie o sentada, hormonas, las paredes debilitadas en su armazón, se separan llevándose con ellas las valvas de las válvulas haciéndolas insuficientes (Figura 27), desencadenándose la siguiente cascada de eventos:

1-las paredes se separan

2-las valvas de las válvulas se alejan

3-las válvulas se hacen insuficientes

4-la sangre en vez de ascender retrocede

5-y se estanca en el sector venoso por debajo de la válvula insuficiente.

6-este volumen de sangre venosa acumulado empuja las paredes débiles y las **dilata**.

7- le sigue llegando sangre desde arriba y para aumentar su capacidad, se **estiran**

8-continúa acumulando sangre y no le queda más remedio que hacerse **tortuosa**

9-y se forman las várices: venas dilatadas, estiradas y tortuosas.

b. Adquiridas. Se nace con paredes normales y durante la vida, por diversos factores enumerados en las heredadas, las paredes se debilitan y se desencadena la secuencia de eventos del 1 al 9, enumerados en el párrafo anterior.

TEORÍA VÁLVULAR: Por Insuficiencia de las válvulas. Figuras 28 y 29.

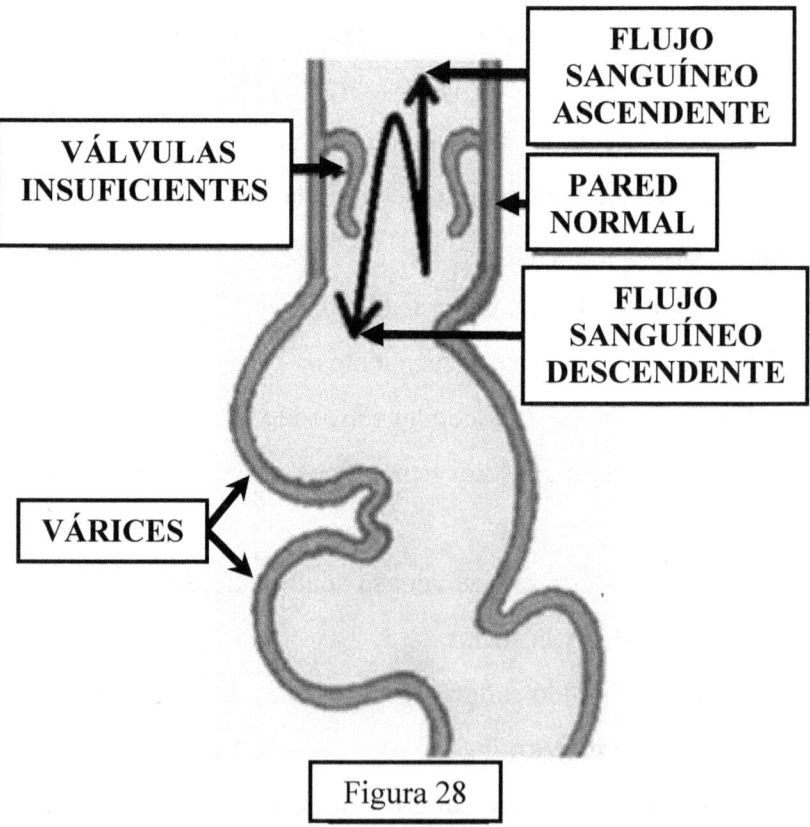

Figura 28

Pueden ser **congénita**. Se heredan venas sin válvulas, con pocas válvulas, válvulas defectuosas o insuficientes, Figura 29. La sangre no fluye hacia arriba de manera adecuada y

se desencadena la secuencia de eventos ya descritos del 3
(insuficiencia valvular) hasta el 7 (formación de varices).

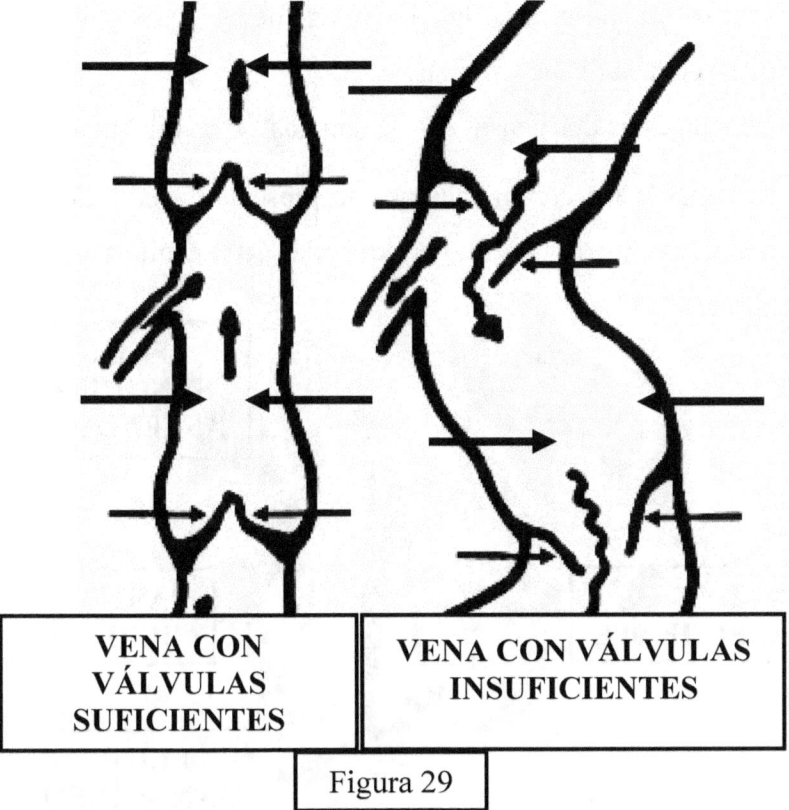

| VENA CON VÁLVULAS SUFICIENTES | VENA CON VÁLVULAS INSUFICIENTES |

Figura 29

Problemas Adquiridos. Se nace con válvulas en número
normal y con función suficiente, pero por diversos factores
confrontados durante la vida: constipación crónica, estación
de pie o sentada prolongada, tromboflebitis, embarazo, etc.
se desencadena la sucesión de acontecimientos ya descritos,
del 4 (la sangre en vez de ascender, retrocede) al 9
(formación de varices).

TEORÍA PARIETO-VÁLVULAR. Figura 30.

Las várices son debidas a una combinación de las dos causas ya descritas, la debilidad de la pared y una insuficiencia de las válvulas.

Cuando estas dos causas se asocian, las venas dilatadas, sus síntomas y las complicaciones se presentan a edades más tempranas y con una mayor severidad sus manifestaciones clínicas.

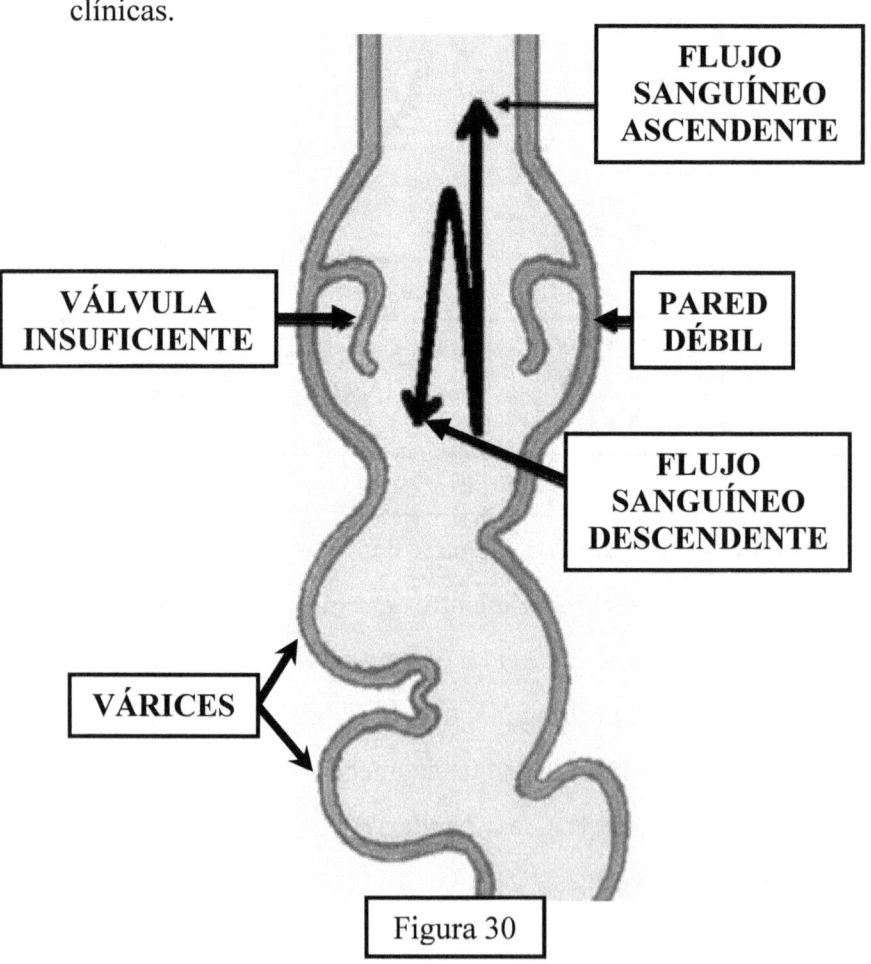

Figura 30

En resumen, las causas de aparición de várices pueden ser por:

1. Debilidad de la pared.

2. Insuficiencia valvular.

3. ambas fuentes

Y estas alteraciones anatómicas se pueden heredar (primarias), se nace con ellas, o ser adquiridas (secundarias) producidas durante el transcurso de la vida por una o varias eventualidades.

Dentro de ellas tenemos;

La oclusión o **trombosis** del Sistema Venoso Profundo y al no poder circular por el mismo el 90% de la sangre que por el transcurre, se desvía al superficial que no tiene capacidad para recibirla y no tiene otra opción que, para poderla albergar, dilatarse, estirarse y hacerse tortuoso, es decir varicoso. A esta eventualidad se le denomina "Várices Post Flebíticas"

Otra causa de várices secundaria es **el embarazo** por tres factores:

1. El útero situado en la parte posterior del abdomen, aumenta de tamaño y comprime la vena cava inferior (no tiene válvulas) Figura 31, que es la que recoge la sangre venosa de las piernas y las lleva al corazón.

Esta compresión dificulta el ascenso de flujo venoso y crea

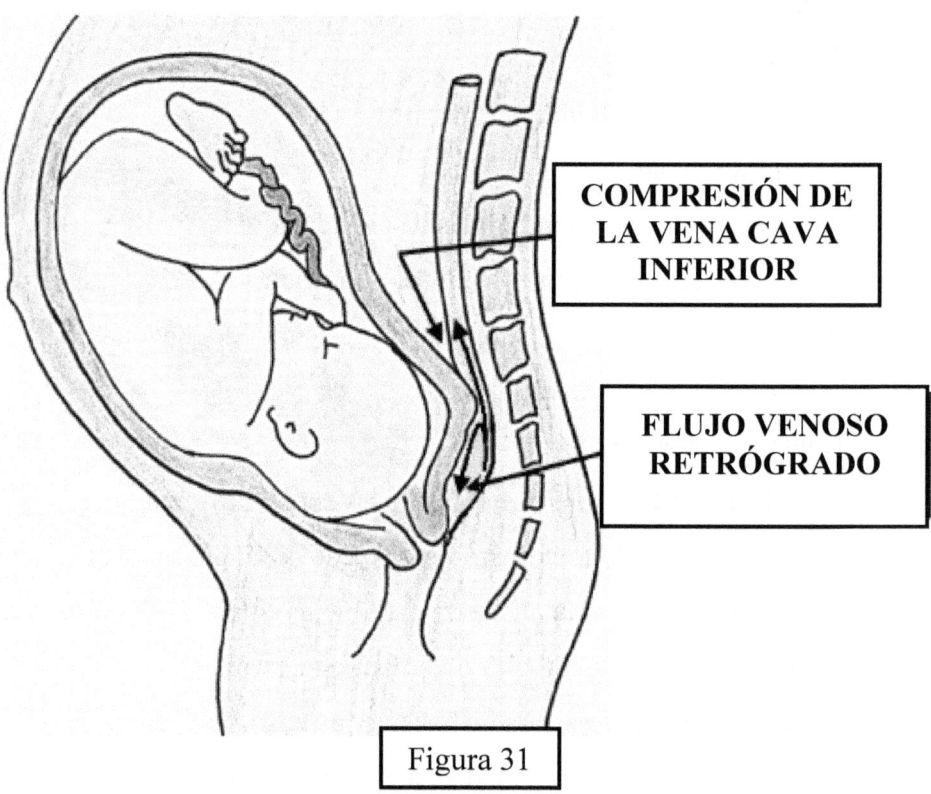

COMPRESIÓN DE LA VENA CAVA INFERIOR

FLUJO VENOSO RETRÓGRADO

Figura 31

presión en las venas de las piernas, las cuales se pueden dilatar y al hacerlo las valvas de las válvulas se separan, se hacen insuficientes y aparecen las várices.

Este criterio no es totalmente aceptado debido a que, en ocasiones, las várices empiezan a aparecer durante el primer trimestre durante el cual el útero no ha crecido lo suficiente como para comprimir la vena cava inferior y por el hecho de que las tumoraciones del útero como los fibromas aun cuando adquieran gran tamaño, no se caracterizan por comprimir la vena cava inferior y ocasionar várices

2. El aumento de algunas hormonas durante el embarazo sí parece tener una relación directa con la aparición de las várices. Una de las más importantes es la Progesterona, esta hormona tiene una responsabilidad fundamental en la aparición de las várices del embarazo por dos motivos: Uno, es su acción relajante sobre el tejido conectivo laxo que forma parte de la pared venosa y el otro porque las venas y las arterias de las piernas, normalmente tienen pequeñas conexiones que no funcionan, que están cerradas y la progesterona las abre y se constituyen en micro fistulas que permiten el pase de sangre del sector arterial al venoso, no significativo, pero si lo suficiente para aumentar el volumen de sangre en el Sistema Venoso Superficial y contribuir a la aparición de várices.

Otras hormonas que contribuye a la aparición de las várices del embarazo es la hormona Folículo Estimulante que aumenta durante el primer trimestre y tiene la misma acción que la progesterona y el Estrógeno, la cual retine los iones de sodio y agua en los tejidos contribuyendo al edema que se le presentan a la embarazada en sus piernas.

3. Durante el tercer trimestre, con el desarrollo del feto, existe un aumento general del volumen de sangre de la embarazada para satisfacer las necesidades del "nuevo huésped", que repercute es sus piernas de manera favorable para la aparición de las várices. La cantidad de sangre que circula en un minuto por un útero normal es de 50 ml y en uno embarazado es de unos 350 ml a las 40 semanas. También se plantea que es la posición de pie, Figura 32, provocando aumento de presión en las venas de las

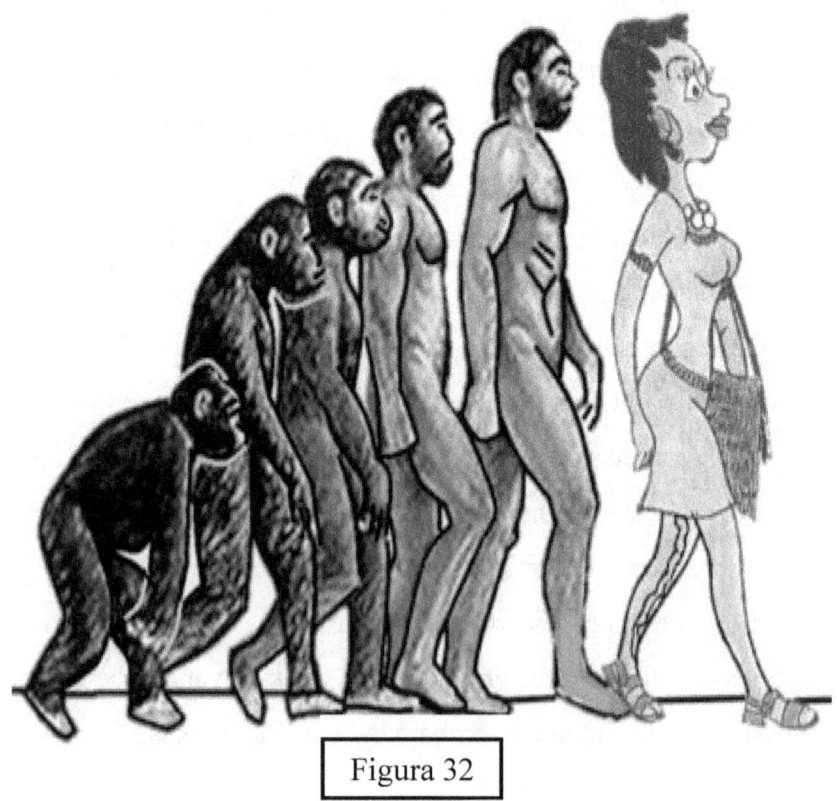

Figura 32

piernas, la responsable de que aparezcan las várices. Las várices pueden constituir el precio que la humanidad ha tenido que pagar por poderse parar sobre los dos pies

Estos criterios se pueden deducir si analizamos las siguientes observaciones:

1. No padecemos de várices en los miembros superiores.

2. Los animales de cuatro patas no padecen de várices.

3. Los pacientes que por una razón u otra tienen que permaneces acostados inmovilizados durante meses o años (cuadripléjicos) no desarrollan várices en sus miembros inferiores.

4. Las várices son más frecuentes en las personas que permanecen un tiempo prolongado de pie: dentistas peluqueras, dependientes, camareros.

Ahora bien, existen millones de personas que permanecen parados y no padecen de várices, esto hace pensar que esta posición es un factor secundario y no primario.

Según este criterio, toda persona que permanezca un tiempo prolongado de pie debe ser clasificada en Estadio Latente Varicoso.

SÍNTOMAS

Son los trastornos que el paciente siente o refiere (subjetivos) tienen características muy particulares e individuales ya que transitan por una vía sensorial muy personal que va desde no sentirse nada a pesar de tener enormes y abundantes varicosidades, hasta tener molestias intensas portando simples micro várices.

Los síntomas subjetivos más habituales son:

1. **Pesadez**. La refieren en los pies, tobillos y en las piernas diciendo que "les pesan una tonelada".

2. **Cansancio o fatiga**. A tal grado, en ocasiones, no tienen deseo de caminar y les entorpece la realización de sus labores diarias.

3. **Parestesias**. Sensación o conjunto de sensaciones del tipo de ardor, hormigueos, picazón, pinchazos, calambres, calor o adormecimiento que experimentan en la piel de las partes distales en las piernas con várices.

De estas percepciones adquiere un prestigio relevante los calambres que se pueden presentar por la noche durante el sueño, despertando al paciente el cual nota también contracciones de las masas musculares de las piernas, que lo obligan a practicarse masajes o solicitar el auxilio de otra persona para sentir alivio.

En algunas oportunidades se le agrega un dolor bastante intenso durándole hasta que cede el espasmo muscular y cuando intenta caminar para aliviar la mortificación que le aqueja en la pierna, se le hace imposible, llegando a veces a caerse por la falta de control en la extremidad.

4. **Dolor**. De características leve y moderado. El dolor intenso es raro y es excepcional que un paciente varicoso se vea en la necesidad de tomar un analgésico para aliviarlo.

5. **Preocupación estética** con el aspecto exterior de sus piernas. Tiene dos facetas:

a. Laboral. Piensas que la apariencia de sus piernas la pueden inhabilitar para obtener determinados empleos: aeromoza, bailarina, dependienta, secretaria, etc.

b. Psíquica. Las várices le pueden ocasionar a las poseedoras, cierto complejo con la apariencia de sus piernas y evitan el uso de short o sayas cortas, prefiriendo los pantalones o cubrirlas con pantimedias. Tampoco frecuentan las playas o piscinas.

Características de los síntomas subjetivos:

1. Empeoran durante la menstruación y el embarazo.

2. Son más fáciles de percibir cuando son de una pierna.

3. Aparecen con la posición prolongada de pie y sentada.

4. Se intensifican a medida que transcurre el día.

5. Se alivian al reposar con las piernas elevadas.

6. Se apaciguan al sentarse y acostarse.

7. No es habitual el tener la necesidad de tomar calmantes para aliviarlos.

8. Aunque su apreciación es muy individual, en términos generales, mientras más numerosa y antigua sea la presencia de várices, más frecuentes y severos serán los síntomas.

SIGNOS

Son alteraciones observables en los tejidos de las piernas como resultado de la insuficiencia venosa crónica que padece y entre ellos tenemos:

1. **Dilataciones venosas (Las várices)**. Ensanchamiento del sistema venoso superficial, son fáciles de observar, sobre todo, después de permanecer unos cuantos minutos en posición de pie. Son más frecuentes en el territorio de la vena Safena Interna y Externa pudiendo presentar diversas formas: en serpentinas, bultos prominentes y ampollares. Si usted es una persona obesa, es factible que tenga várices y no se las vea, en este caso es necesario que se palpe las piernas buscando debajo de la piel trayectos abultados o protuberancias de consistencia liquida a tensión, pero fáciles de aplastar, Figura 33.

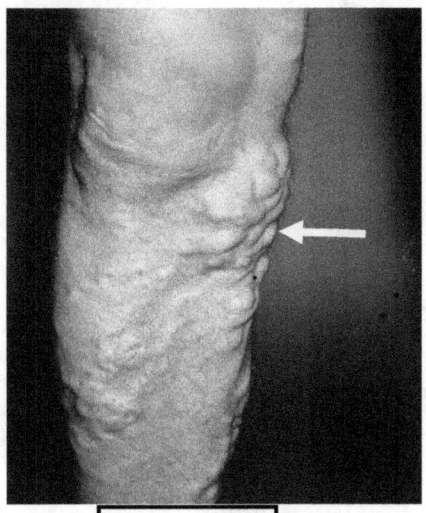

Figura 33

2. Aumento de volumen (Edema). Figura 34. Las várices producen una acumulación de líquidos en los tejidos de los pies, tobillos y tercio inferior de las piernas. Como la sangre venosa no puede ascender fácilmente, debido a la presión de la gravedad, la insuficiencia de las válvulas y/o debilidad de las paredes, retrocede, se acumula y aumenta la presión a nivel de los capilares venosos que a su vez provoca un aumento de su permeabilidad, favoreciendo la salida de líquidos y su acumulación en los tejidos de las regiones mencionadas.

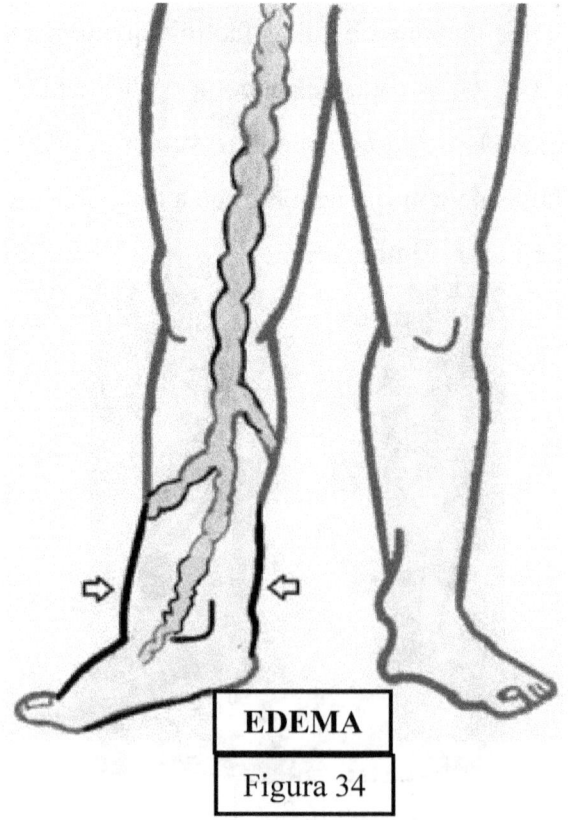

EDEMA

Figura 34

Pierna derecha con várices.

Aumento de volumen de la pierna y pie derecho en relación con el izquierdo, Figura 35. También presenta inflamación de la piel, pigmentación bronceada, e inicios de una úlcera en el tobillo interno.

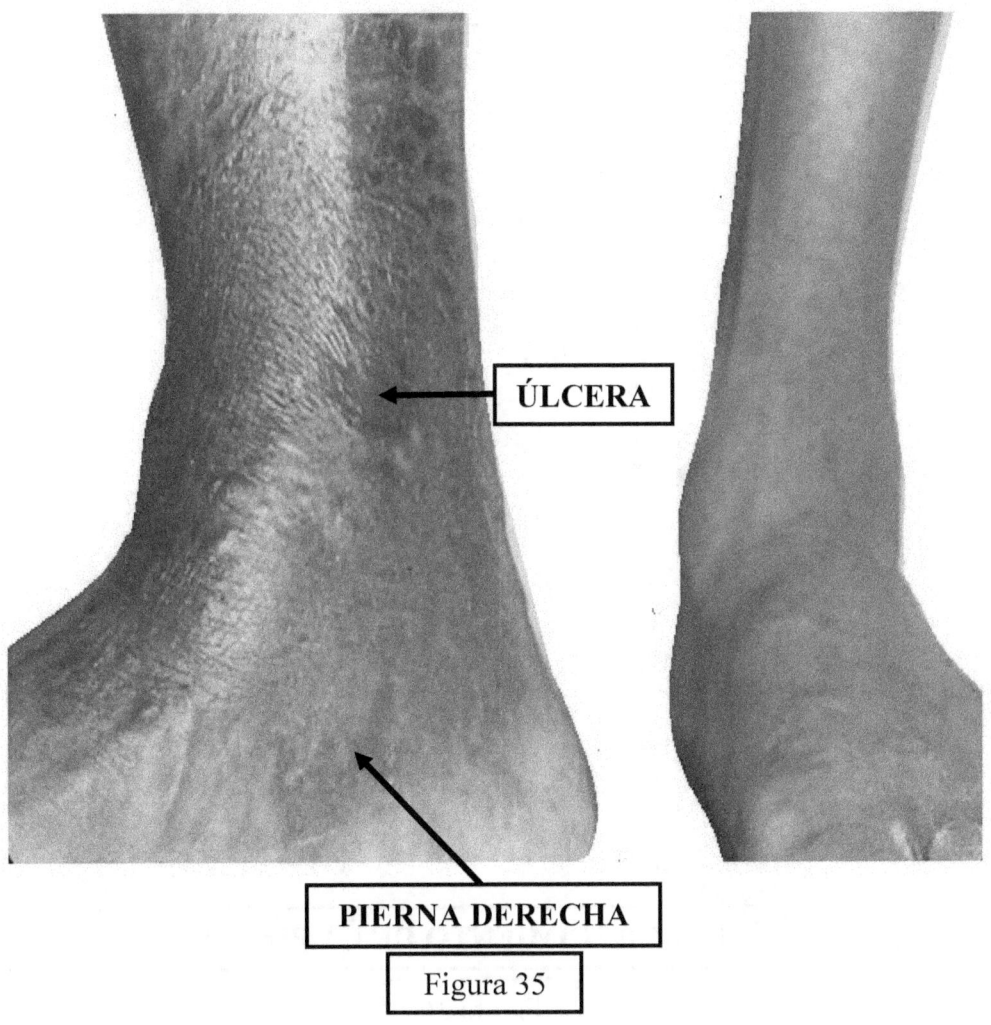

ÚLCERA

PIERNA DERECHA

Figura 35

3. Endurecimiento de los tejidos en botella invertida. (Lipodermatoesclerosis). Figuras 36 Y 37.

Debido a la insuficiencia venosa crónica, la grasa subcutánea se atrofia y endurece junto con la piel que la cubre, a nivel de los tobillos y tercio inferior de la pierna.

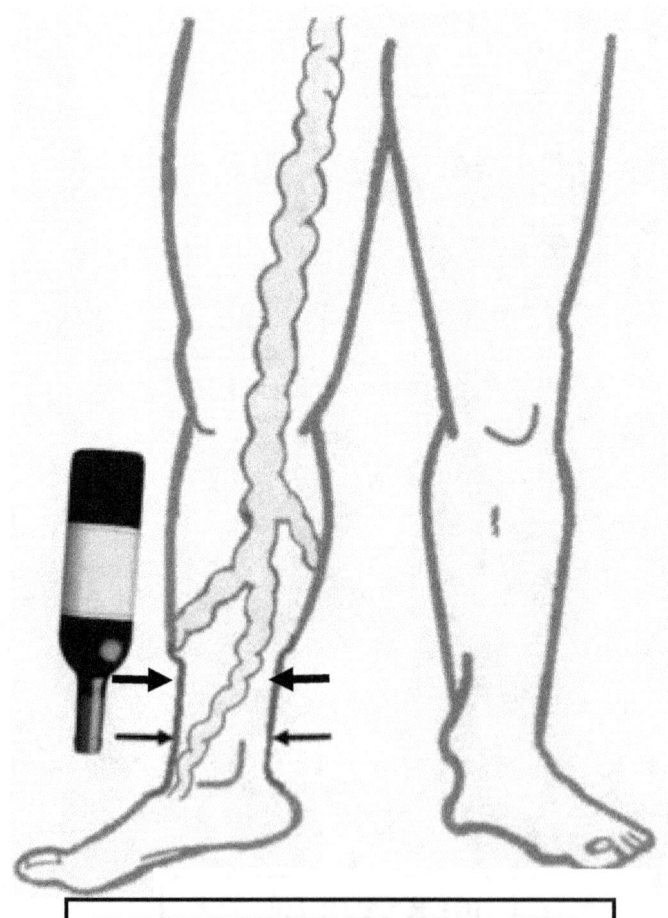

ENDURECIMIENTO DE LA PIEL

Figura 36

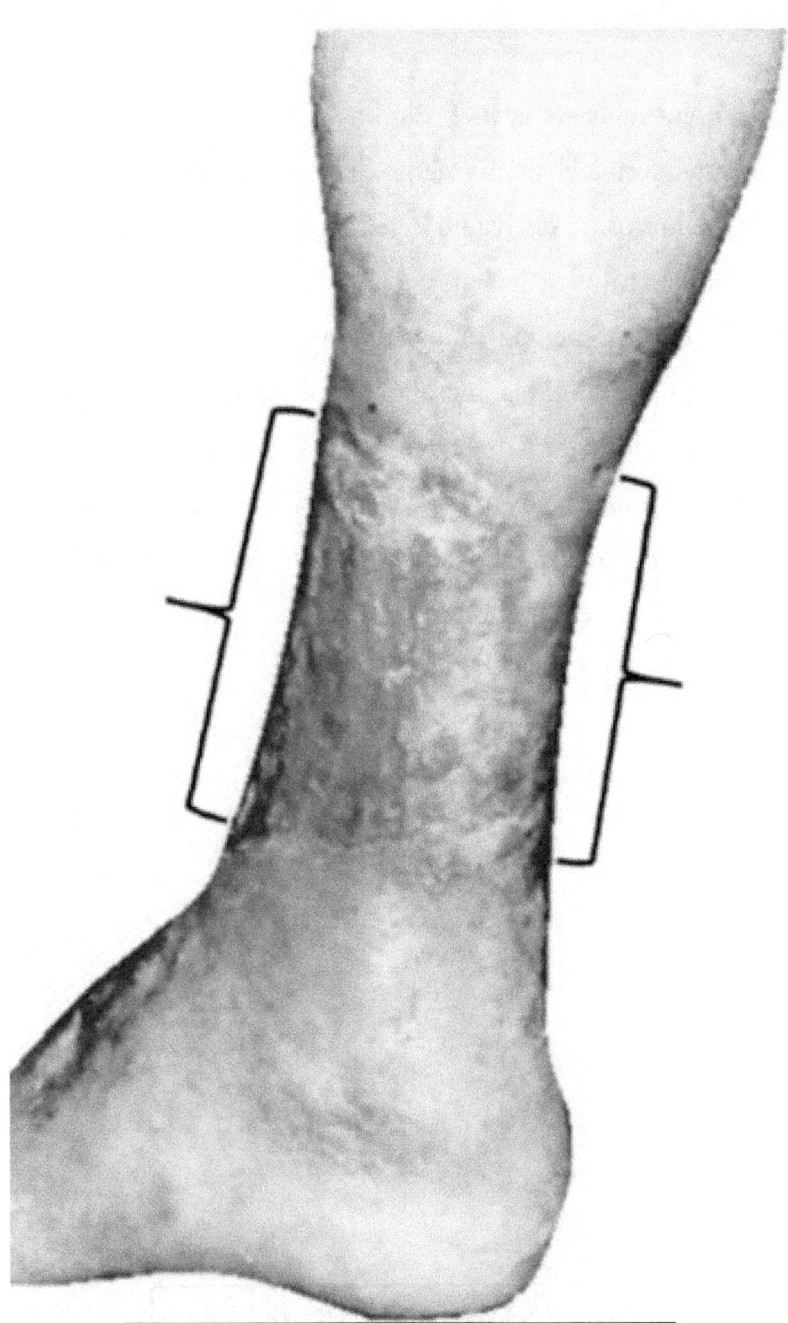

ENDURECIMIENTO DE LA PIEL

Figura 37

4. Pigmentación de la piel. Figura 38.

La hemosiderina es un pigmento de color pardo que contiene hierro, se deriva de la hemoglobina contenida en los glóbulos rojos de la sangre.

Cuando la insuficiencia venosa es severa, aumenta la presión en los capilares, incrementando la filtración por sus paredes dando lugar a que además de líquidos salgan también glóbulos rojos que se destruyen dejando salir la hemosiderina que se deposita en los tejidos, se acumula y les transfiere su coloración carmelita.

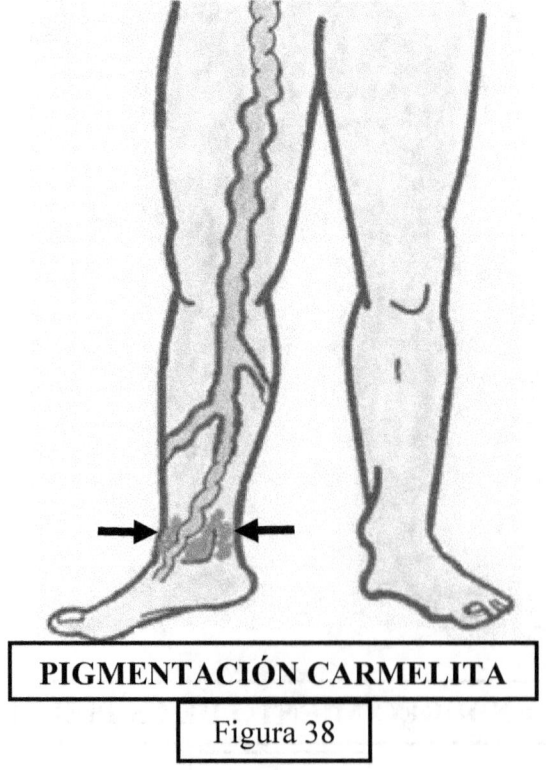

PIGMENTACIÓN CARMELITA

Figura 38

5. Manchas blancas. Figura 39.

Se atribuye su aparición a los estadios más avanzados de la insuficiencia venosa, en los que por la gran dificultad para evacuar la sangre del pie, los tobillos y la pierna, la presión en los capilares venosos es trasmitida a los capilares arteriales, ocasionando **micro trombosis** en ellos, viéndose los tejidos superficiales por ellos irrigados, faltos de oxígeno y nutrientes, además de estar ya en fase precaria por el estancamiento de la sangre venosa.

La piel se atrofia y muere, formándose segmentos de piel que cicatriza con una coloración blanco-grisáceo que se van uniendo hasta formar manchas de gran tamaño.

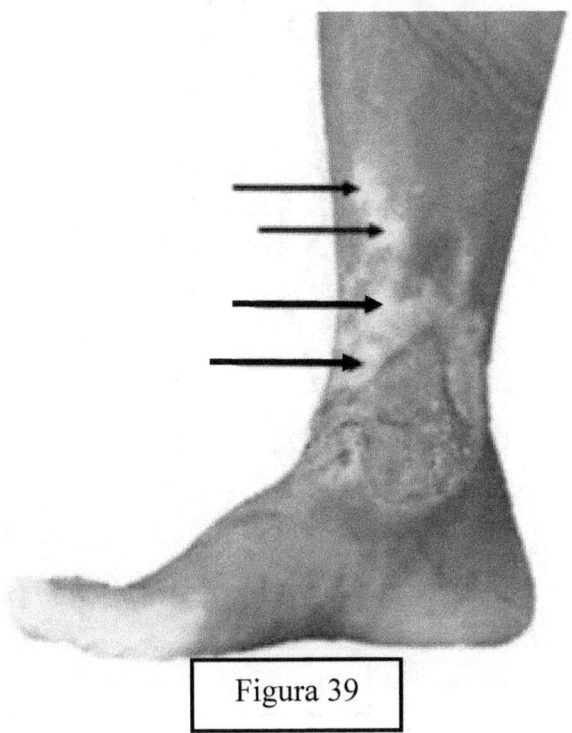

Figura 39

6. Inflamación de la piel. (Dermatitis de estasis), Figura 40. Comienza con una inflamación de la piel que se torna roja a nivel de los tobillos o tercio inferior de la pierna, La insuficiencia venosa por mal funcionamiento de las válvulas, estanca la sangre a nivel de los tobillos. La piel en esta región no se alimenta bien y puede ser invadida por gérmenes que penetran por alguna lesión en el pie o un traumatismo, se inflama, poniéndose roja, caliente y con marcas punteadas de infección.

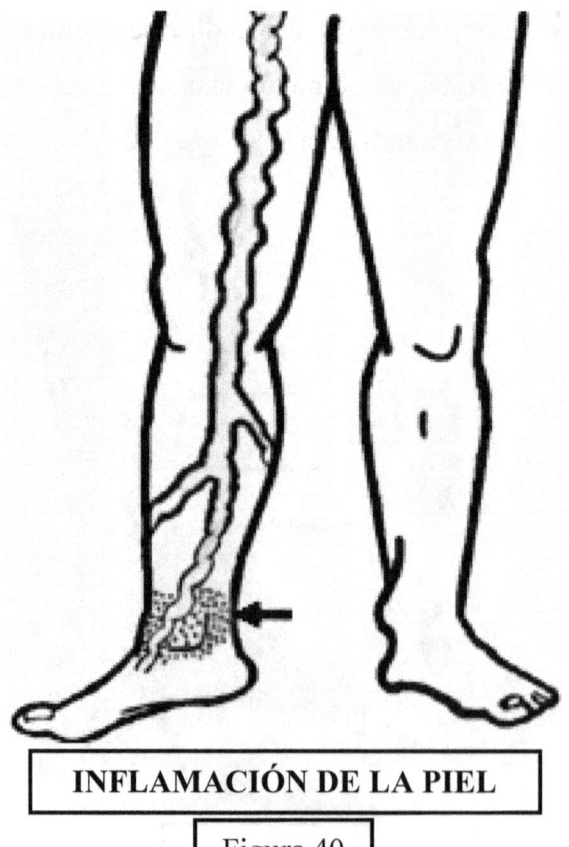

INFLAMACIÓN DE LA PIEL

Figura 40

COMPLICACIONES.

Las complicaciones más importantes que se le pueden presentar a los pacientes con várices son:

1. La úlcera varicosa. Figuras 41, 42 y 33.

Definición. Es una complicación tardía debido a una lesión de la piel con pérdida de tejidos superficiales y sitio de localización predilecta a nivel del tobillo interno, aunque puede localizarse en otros lugares de la pierna.

Mecanismo de Producción. La insuficiencia venosa crónica, con paredes débiles y válvulas insuficientes estanca la sangre en los territorios más distales de la pierna, originando una hipertensión venosa durante la estación de pie, no permitiendo una oxigenación y nutrición normal de estos tejidos promoviendo la formación de una úlcera, bien de manera espontánea o facilitada por un daño provocado.

Características. Sus bordes son irregulares, prominentes, su tamaño no suele ser grande, su fondo es rojo con tejido granular, aunque puede estar infectada y se cubre con una capa amarillenta y secreción purulenta, sus alrededores pueden contener un material eccematoso, escamas y piel endurecida de una coloración carmelita y no suele ser dolorosa.

Complicaciones. Puede ser la puerta de entrada de microbios y desencadenar una infección de los tejidos superficiales: linfangitis o d los profundos y alcanzar los

huesos debilitándolos: osteoporosis, inflamándolos:

periostitis o infectándolos: osteomielitis

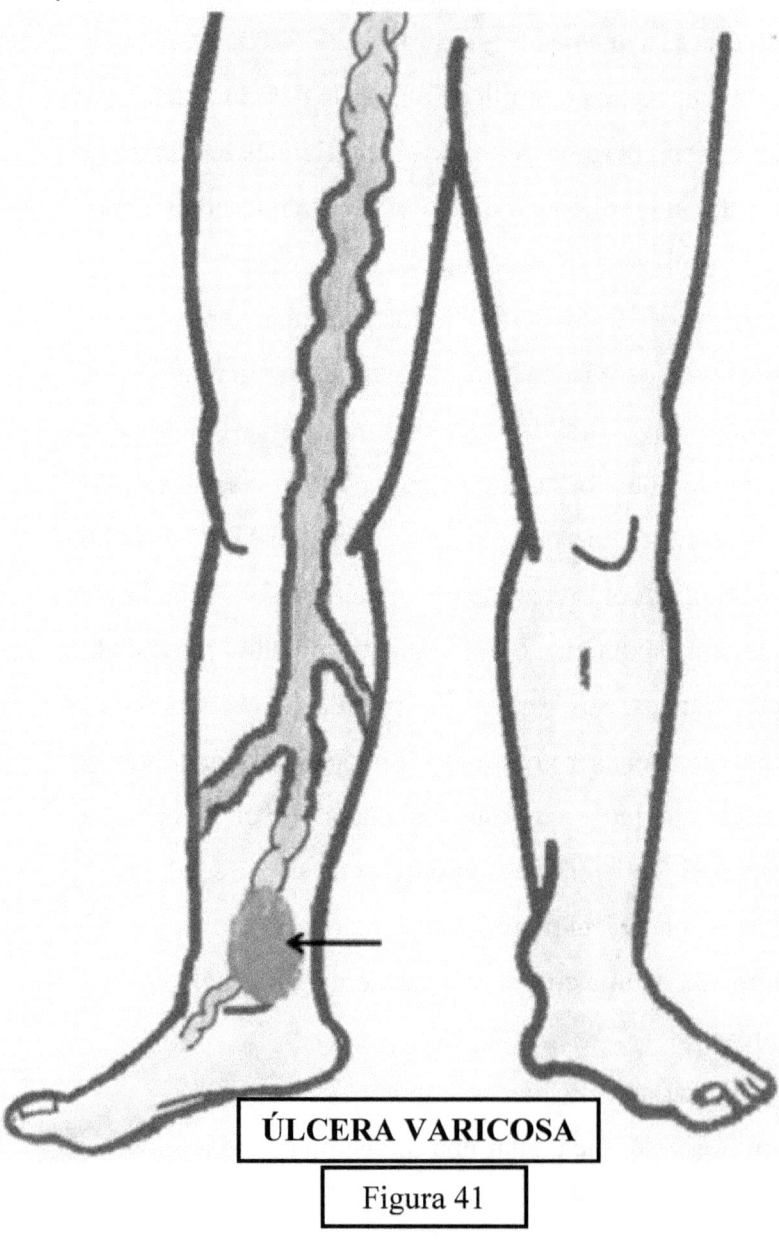

ÚLCERA VARICOSA

Figura 41

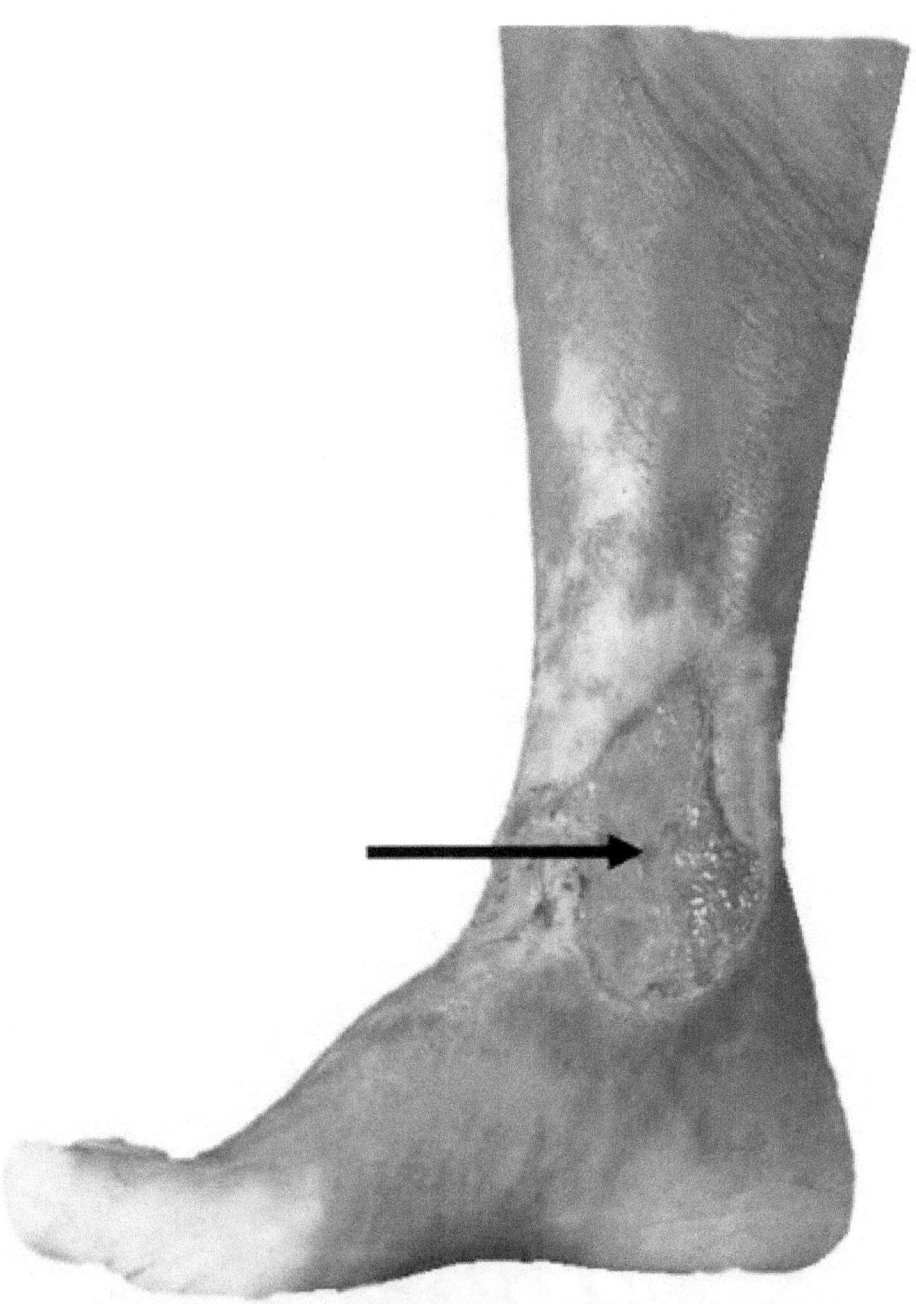

ÚLCERA VARICOSA DE LA SAFENA INTERNA

Figura 42

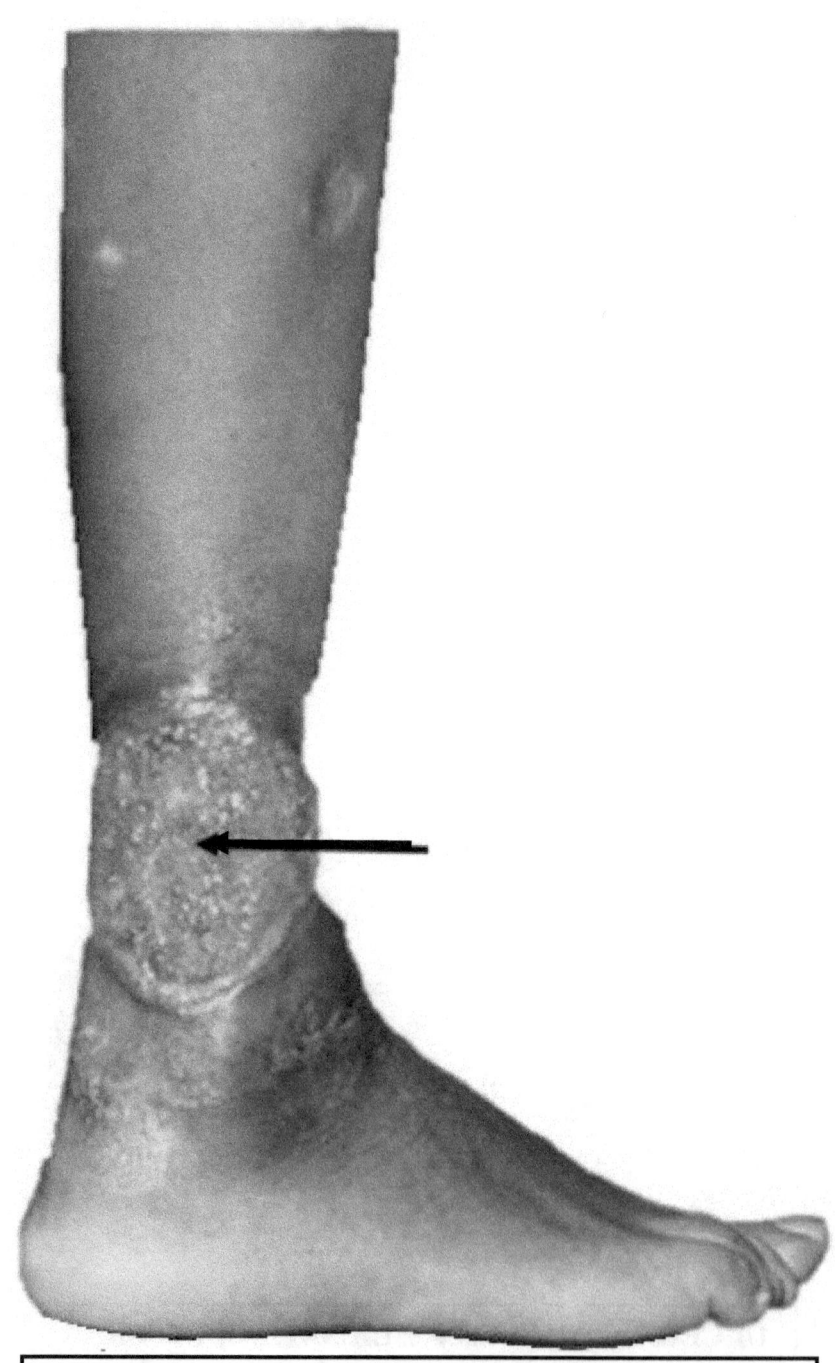

ULCERA VARICOSA DE LA SAFENA EXTERNA

Figura 43

2. Trombosis. (Varicotrombosis). Figura 44 y 45. La sangre, por el estancamiento en las venas dilatadas y tortuosas, se puede coagular o trombosar e inflamar las paredes que rodean al coagulo, dando una tromboflebitis segmentaria.

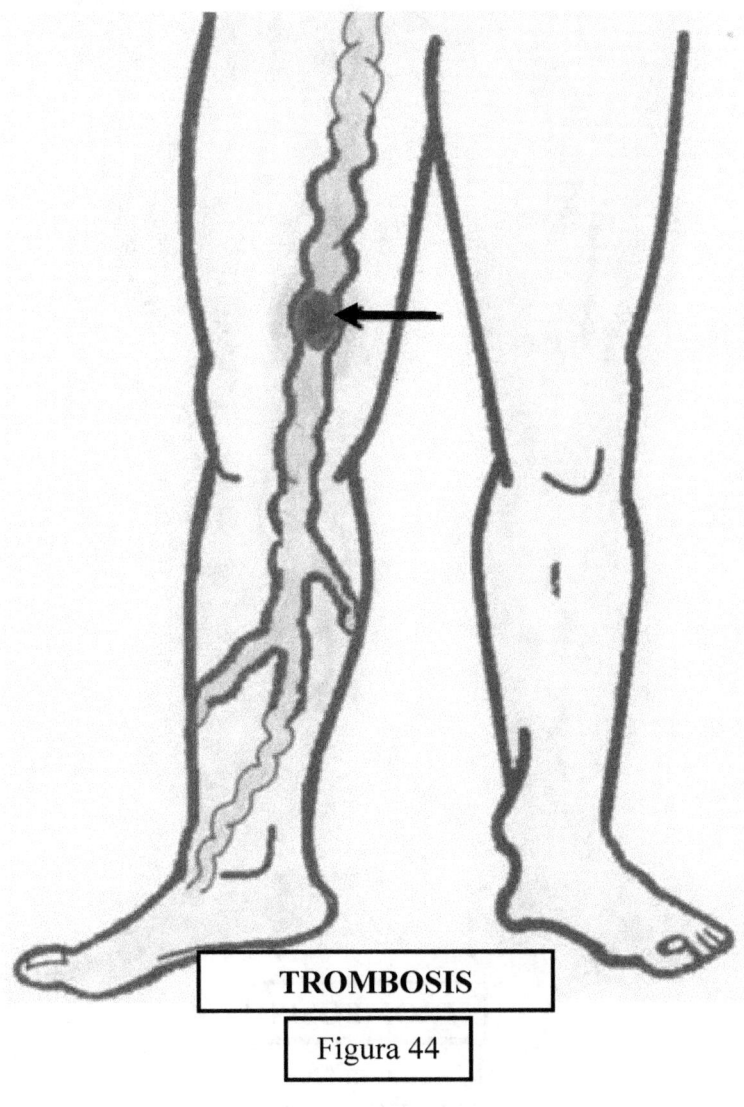

TROMBOSIS

Figura 44

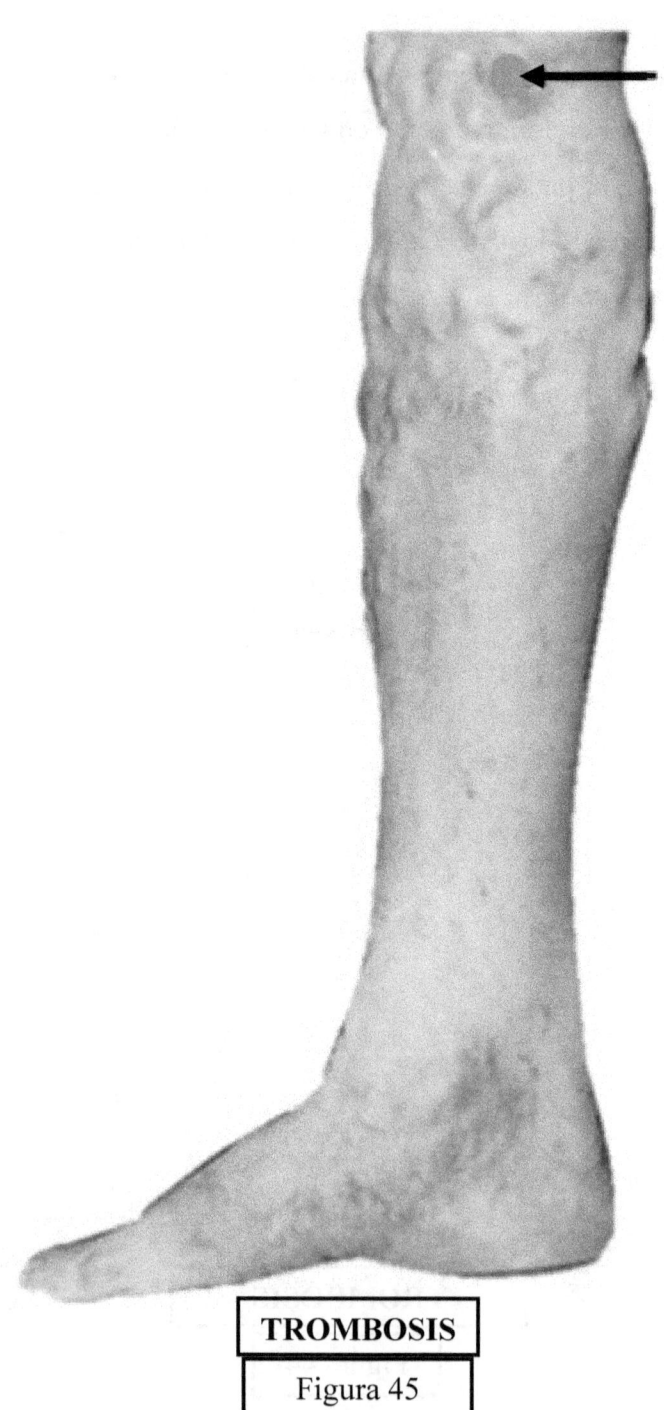

TROMBOSIS

Figura 45

3. Sangramiento (Varicorragia). Figura 46. Si las venas varicosas se dilatan demasiado, sus paredes adquieren un grosor muy fino y espontáneamente o mediante el rascado o un rasguño se pueden romper ocasionando un sangramiento externo y por un traumatismo también pueden hacer uno interno.

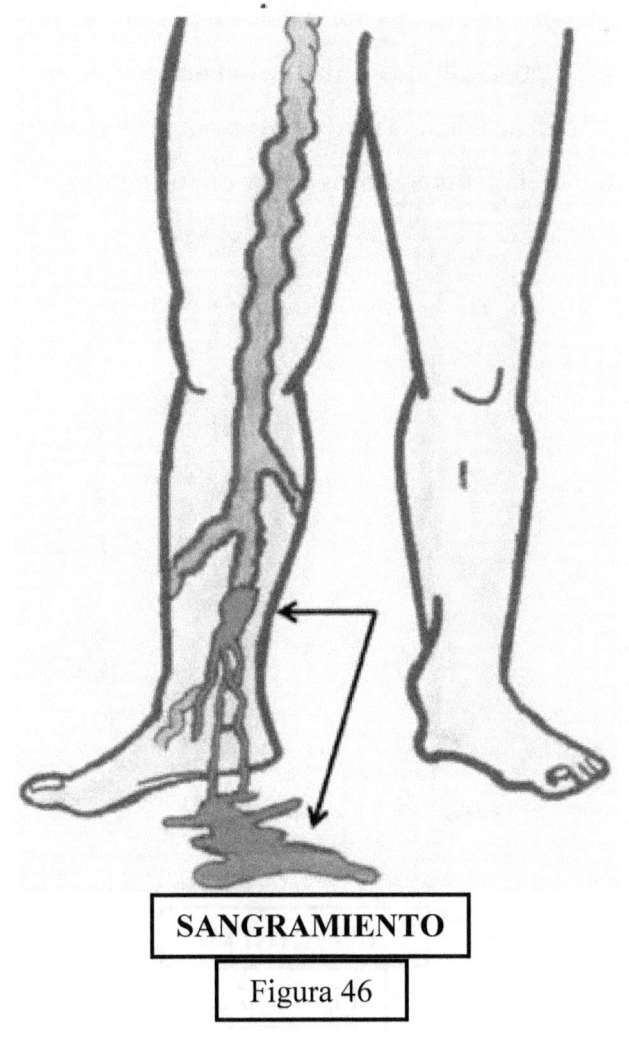

SANGRAMIENTO

Figura 46

4. Inflamación de la piel y tejidos por infección.

Linfangitis. Figura 47.

Los tejidos del pie, tobillos y tercio inferior de la pierna se encuentran debitados por la insuficiencia venosa crónica. Cualquier puerta de entrada: hongos, uñas encarnadas, traumatismos, lesiones con las uñas al rascarse, más habitual con los pies, es aprovechada por las bacterias para penetrar y provocar una inflamación aguda que se puede convertir en crónica, la cual producirá enrojecimiento, aumento de la temperatura y dolor en los tejidos.

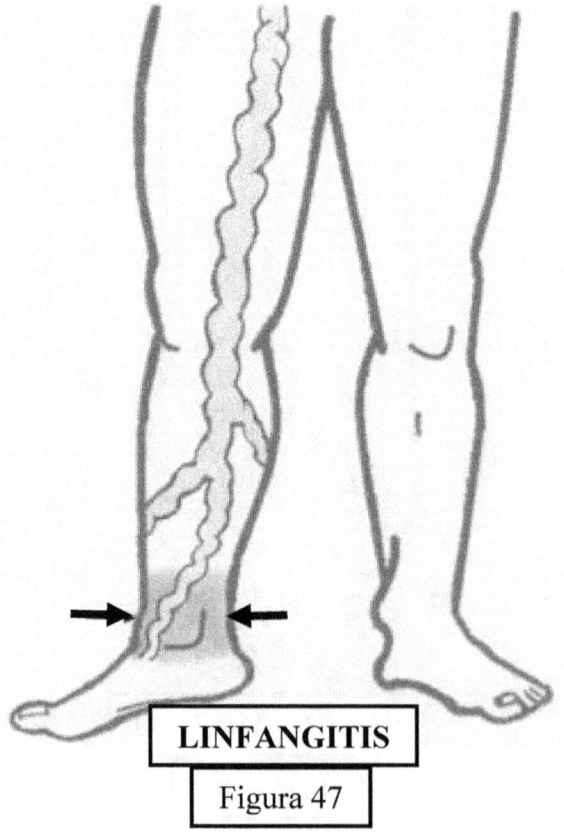

LINFANGITIS

Figura 47

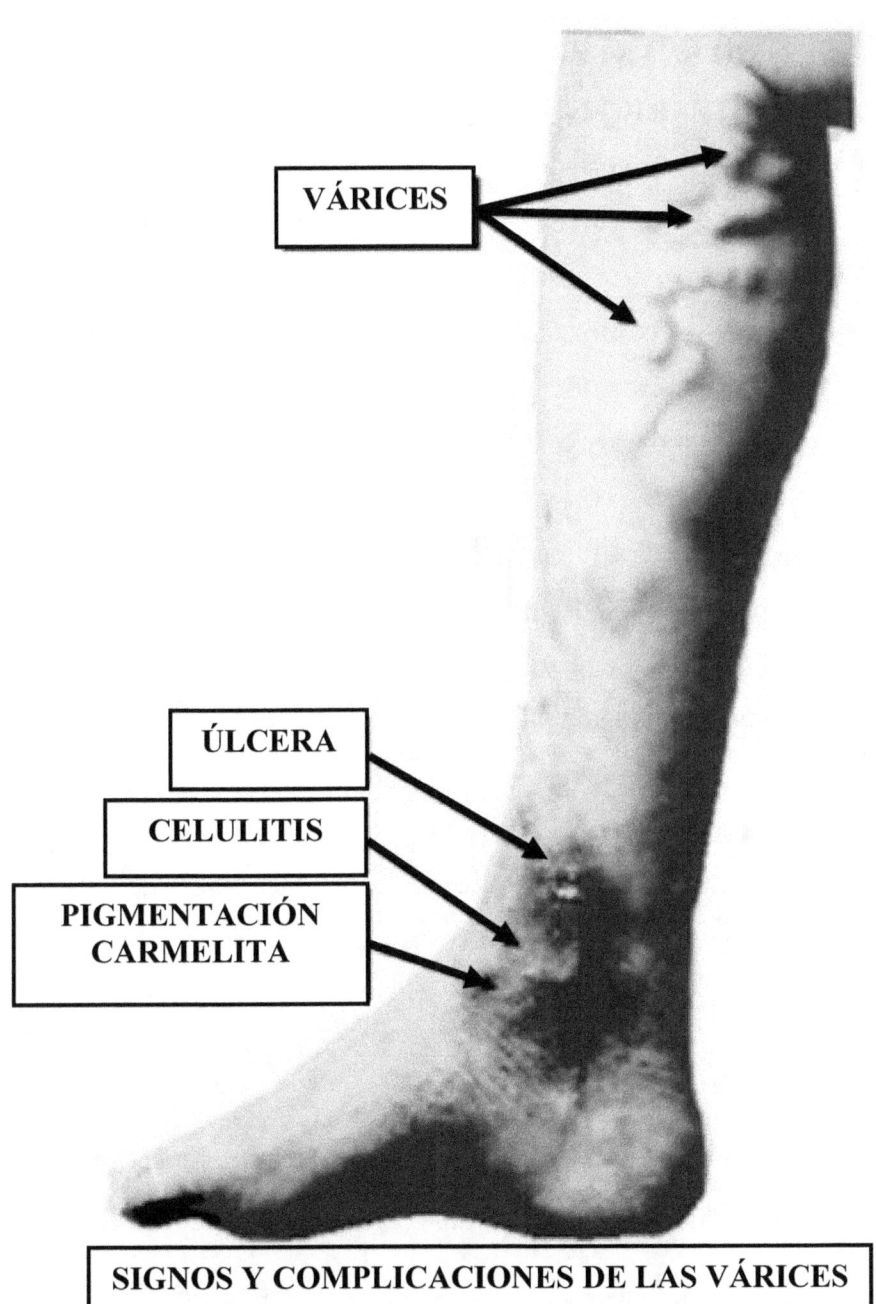

VÁRICES

ÚLCERA

CELULITIS

PIGMENTACIÓN
CARMELITA

SIGNOS Y COMPLICACIONES DE LAS VÁRICES

¿CÓMO SE ESTUDIAN LAS VÁRICES Y MICROVÁRICES?

Además del **interrogatorio** y **examen físico** el especialista en várices le puede indicar un estudio, Ecografía Dúplex, del sistema venoso de la pierna afectada, con un equipo, Figura 48, que utiliza un dispositivo, transductor que emite ondas de ultrasonido de alta frecuencia, que atraviesan los tejidos de la pierna y al llegar a las venas que se quieren estudiar, chocan con los elementos que circulan en su interior: glóbulos rojos, blancos, plaquetas, etc. son rechazadas y captadas por el transductor el cual las envía a una computadora que el equipo contiene, la cual las interpreta y analiza, realizando con ellas las siguientes funciones.

1. Produce imágenes en 2D (en escala de grises) de las paredes de las venas y arterias y en colores del flujo de la sangre que fluye dentro de estos vasos sanguíneos.

2. Determinar si la sangre está circulando en dirección y forma correcta.

3. Posibilita escuchar las características sonoras de la circulación venosa.

4. Si los parámetros del flujo venoso son normales.

5. Permite observar los movimientos de las válvulas.

6. Puede detector si las válvulas están o no suficientes por medio de observar si existe reflujo venoso.

7. Marcar los sitios de las venas que se deseen operar (Mapa venoso).

8. En el postoperatorio, evaluar el resultado de la intervención quirúrgica.

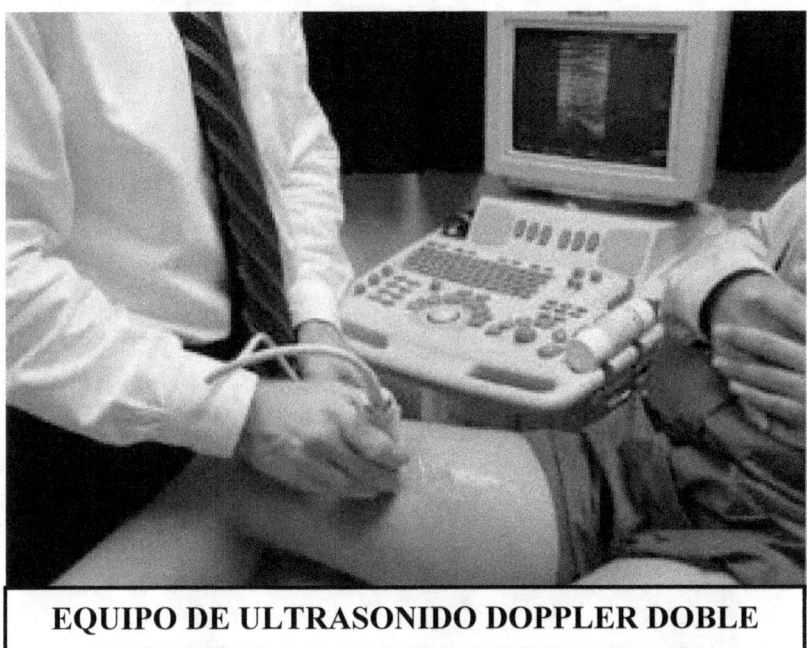

EQUIPO DE ULTRASONIDO DOPPLER DOBLE ESTUDIANDO LAS VENAS DE LA PIERNA

Figura 48

Este tipo de procedimiento no es doloroso, no necesita ingresar en un hospital ni penetrar el cuerpo con un instrumento o sustancia.

Otro tipo de examen, la **flebografía**, Figura 49, es la inyección en las venas de una sustancia que las tiña y observar las características que ellas tienen.

Las flechas señalan una vena varicosa.

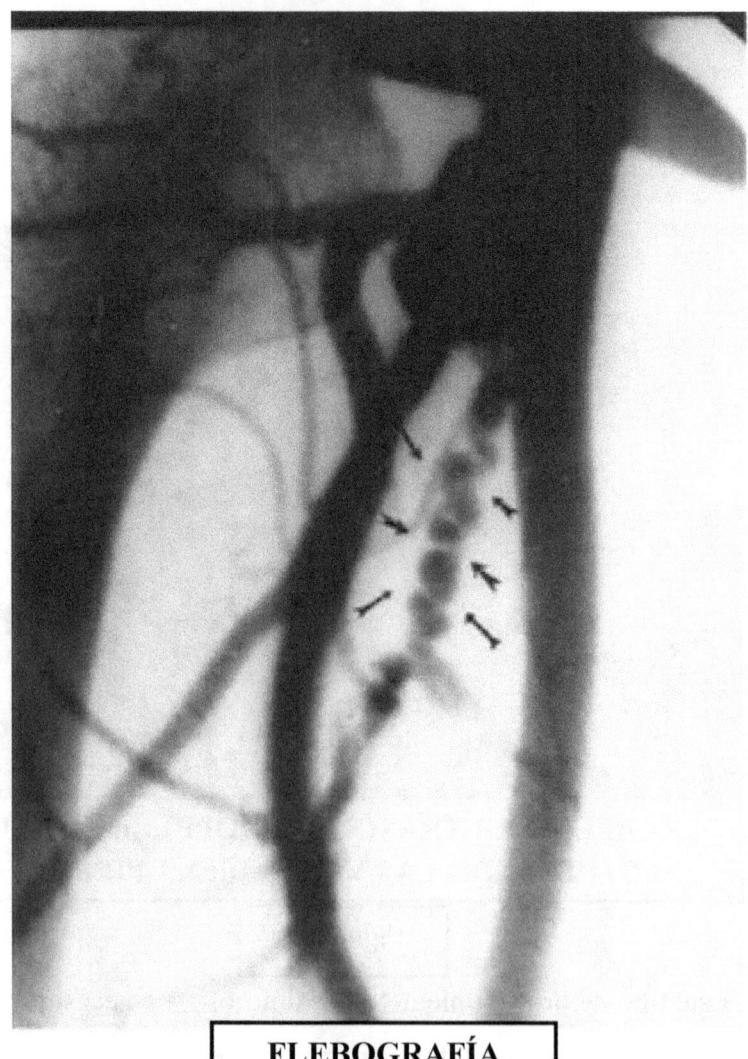

FLEBOGRAFÍA

Figura 49

¿POR QUÉ DEBEMOS PREOCUPARNOS POR EVITAR LA APARICIÓN DE VÁRICES Y SOLICITAR TRATAMIENTO A LAS YA EXISTENTES?

Revisemos las siguientes estadísticas de los Estados Unidos de Norteamérica y con facilidad nos percataremos de la importancia que tiene esta eventualidad en nuestras vidas.

1. Más del 40% de las personas en los Estados Unidos de Norteamérica tienen várices.

2.El 25% de las mujeres americanas tienen várices.

3. El 40% de las mujeres mayores de 50 años tienen várices.

4. Las mujeres en sobre peso tienen un 50% de riesgo de padecer de várices y las obesas un 75%.

3. El 40% de los hombres mayores de 60 años tienen várices.

4. La mitad de la población mayor de 50 años, tienen várices.

4. El 10% de las personas con várices presentan una complicación.

5. Unos 150,000 americanos mueren al año de complicaciones relacionadas con las várices.

6. Unos 2,5 millones de americanos son deshabilitados a causa de las várices.

7. El 50% de las personas que tienen en sus antecedentes familiares con várices padecerán de esta enfermedad.

8. Si el padre y la madre padecen de venas varicosa tiene un 90% de posibilidades de padecerlas.

9. Si solo uno de los padres la padece, las hembras tienen un 60% de riesgo en tenerlas y los varones un 25%.

ETAPAS EVOLUTIVAS DE LAS VÁRICES.

Los seres humanos presentan distintas etapas frente a esta enfermedad que les dilata las venas en sus miembros inferiores, Figura 50, les ocasiona síntomas molestos y

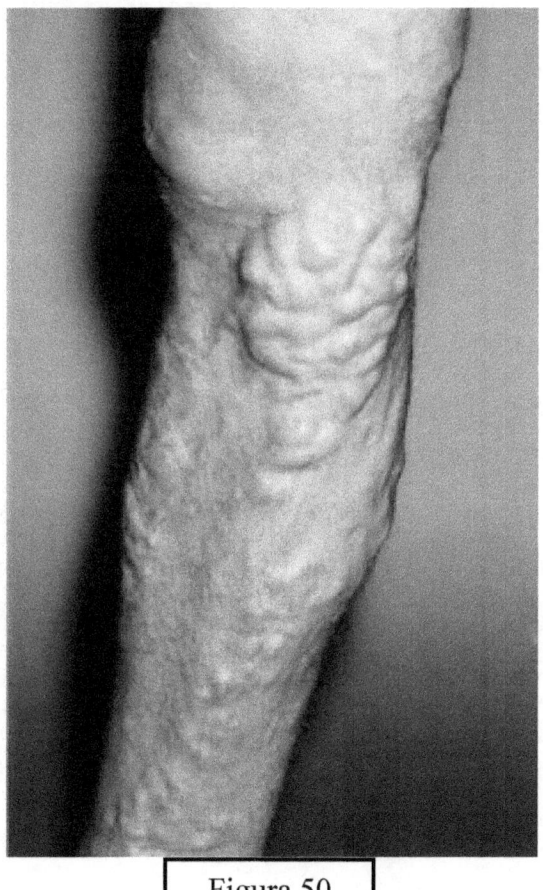

Figura 50

complicaciones importantes que pueden llevarlos a inhabilitación física o laboral y causarles desagradables problemas estéticos con repercusiones psicológicas.

Estas son:

1. Etapa Potencial.

Los seres humanos tienen algunas características generales que pueden hacer factible el desarrollo de venas varicosas. Ejemplo, ser mujer le confiere un 70% de posibilidades de padecer de várices y ser hombre un 30%.

Tener más de 50 años, estar embarazada y el estilo de vida (sedentarismo): automóviles, escalera eléctricas, elevadores, televisores, computadoras, teléfonos celulares, también pueden potenciar la aparición de várices.

2.Estadio Latente.

Las personas poseen condiciones concretas favorables a la aparición de várices.

Ejemplos, Tener antecedentes familiares con várices, haber tenido una trombosis de las venas profundas de la pierna o una comunicación entre una arteria y una vena, tomar anticonceptivos orales, el embarazo, trabajar de pie o sentado durante 8 horas y el estreñimiento crónica.

3. Etapa asintomática.

Presenta las várices visibles y/o palpables sin referir síntomas ni complicaciones.

4. Etapa clínica.

Las várices le ocasionan síntomas que le molestan y alteran el curso de su vida.

5. Etapa complicada.

Exhibe en sus piernas algunas de las complicaciones de las várices que ya describimos.

Es indispensable que se clasifique y conozca en cual etapa de las varices usted está para que tome conciencia del interés que debe mostrar en cumplir los consejos que le brindamos más adelante.

Mientras más cerca estén sus características personales de la etapa 5, más seria es su enfermedad.

ETAPAS EVOLUTIVAS DE LAS VÁRICES
1. VARICOSO POTENCIAL
2. VARICOSO LATENTE
3. VARICOSO ASINTOMÁTICO
4. VARICOSO CLÍNICO
5. VARICOSO COMPLICADO

CONSEJOS PARA PREVENIR LA APARICIÓN DE VÁRICES Y MICROVÁRICES, EVITAR EL DESARROLLO Y COMPLICACIONES DE LAS QUE YA EXISTEN Y ALIVIAR SUS SÍNTOMAS

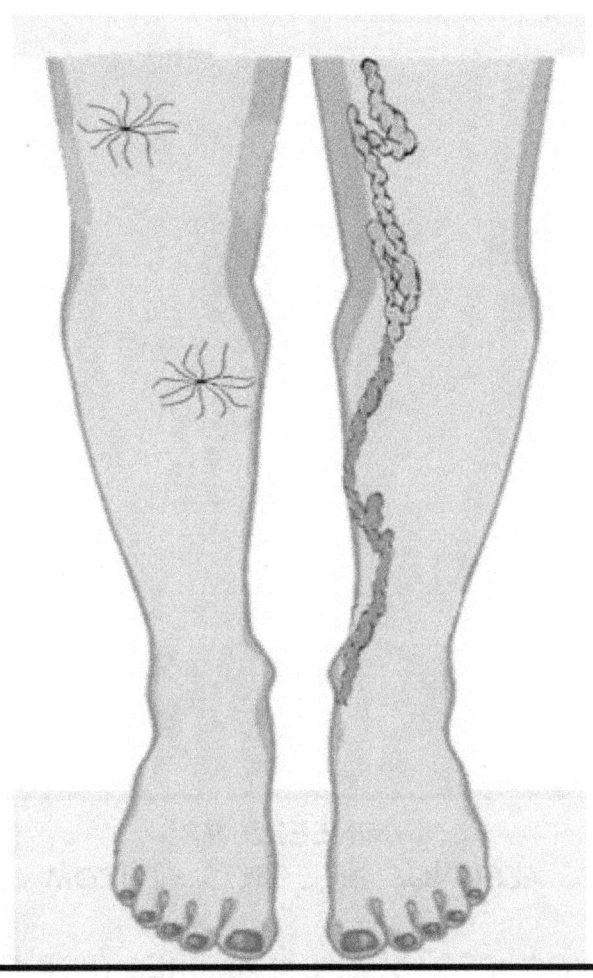

CONSEJO #1

SI TIENES ALGUNOS DE ESTOS SÍNTOMAS EN TUS PIERNAS:

<u>OBJETIVOS</u>: VENAS DILATADAS. TORTUOSAS QUE LEVANTAN LOS TEJIDOS SUPERFICIALES O VENITAS (MICROVÁRICES) EN FORMA DE ARAÑAS EN LA SUPERFICIE DE LA PIEL.

EDEMA DEL PIE Y TOBILLO, PIGMENTACIÓN CARMELITA O INFLAMACIÓN ROJA DE LA PIEL.

CONSULTA CON UN ESPECIALISTA DE VÁRICES.

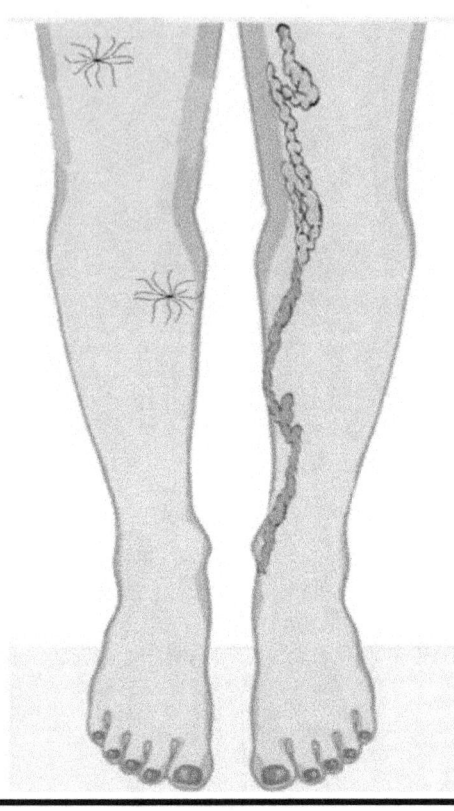

CONSEJO #2

SI TIENES ALGUNOS DE ESTOS SÍNTOMAS EN TUS PIERNAS:

<u>SUBJETIVOS</u>: PESADEZ, CALAMBRES (POR EL DÍA O POR LA NOCHE), MALESTAR, DOLOR, PICAZÓN, ARDOR. CANSANCIO, DEBILIDAD, QUE APARECEN O SE INTENSIFICAN DESPUÉS DE ESTAR PARADA O SENTADA UN LARGO PERÍODO DE TIEMPO, O CON LA MENSTRUACIÓN O AL FINAL DEL DÍA. CONSULTE CON EL ESPECIALISTA EN VÁRICES PORQUE ES PROBABLE QUE TENGAS UNA INSUFICIENCIA VENOSA CRÓNICA QUE SE MANIFIESTA CON VENAS VARICOSAS, AUNQUE NO TE LAS VEAS.

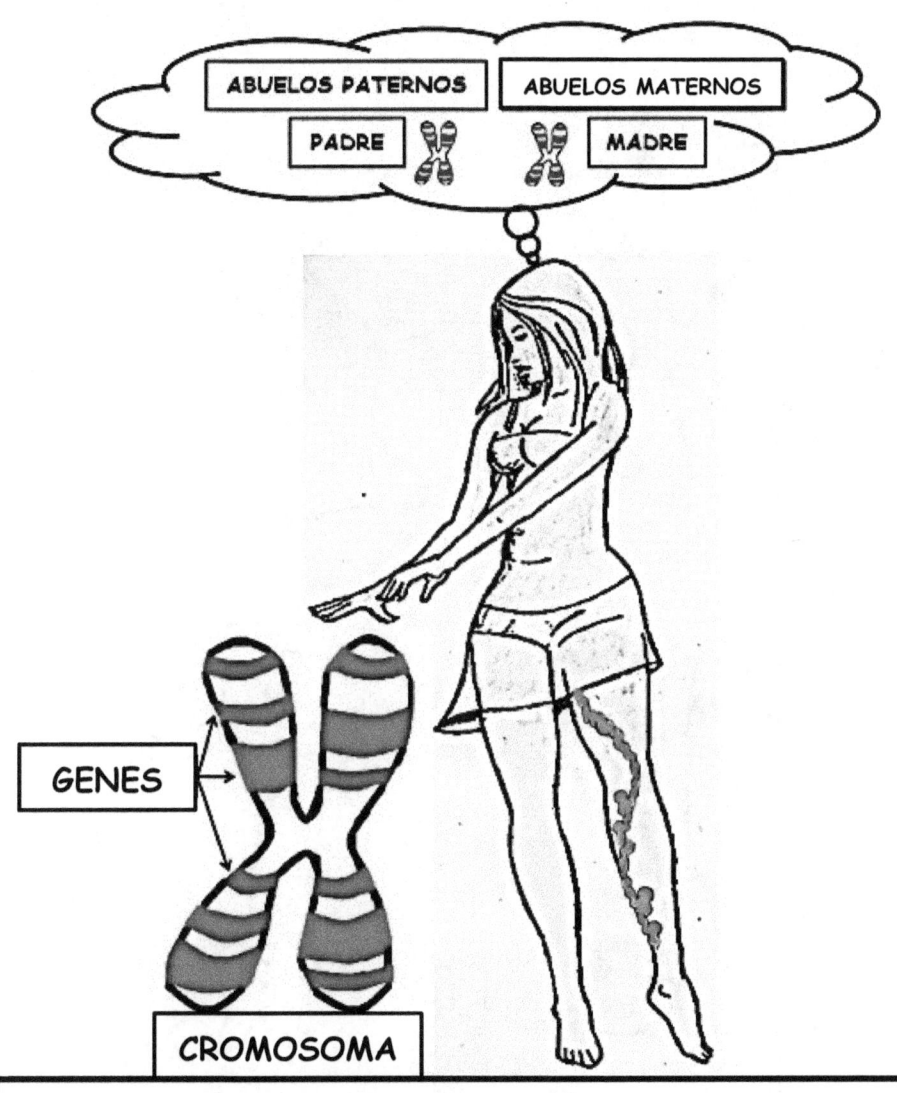

ABUELOS PATERNOS

ABUELOS MATERNOS

PADRE

MADRE

GENES

CROMOSOMA

CONSEJO #3

LA HERENCIA DESEMPEÑA UN PAPEL IMPORTANTE EN LA APARICIÓN DE VÁRICES. SI ALGUNO DE TUS PADRES O ABUELOS PADECIERON DE VÁRICES O MICROVÁRICES, TIENES UN RIESGO IMPORTANTE DE PADECERLAS.

ACUDE A UN ESPECIALISTA EN VÁRICES PARA QUE TE EXAMINE LAS PIERNAS Y TE REALICE UN ESTUDIO ECO DOPPLER A COLOR.

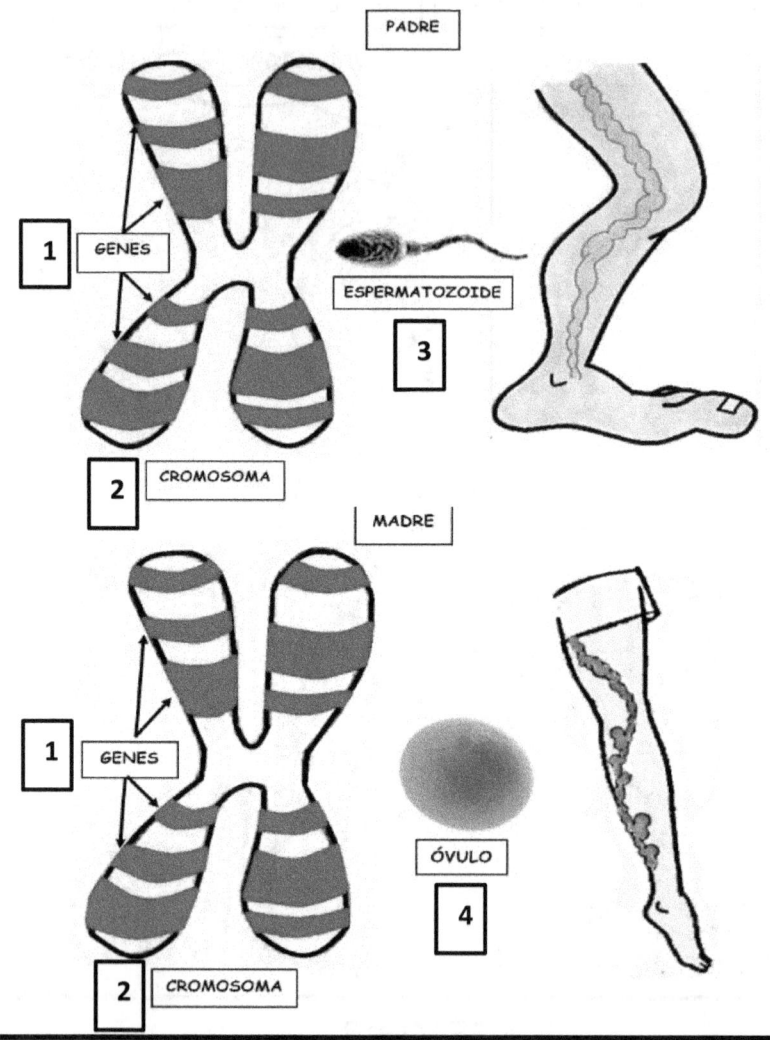

PADRE

1 GENES

ESPERMATOZOIDE

3

2 CROMOSOMA

MADRE

1 GENES

ÓVULO

4

2 CROMOSOMA

CONSEJO #3. HERENCIA, CONTINUACIÓN
1. LOS GENES CONTIENEN LA INFORMACIÓN QUE VAMOS A HEREDAR.
2. LOS GENES ESTÁN EN LOS CROMOSOMAS.
3. EL ESPERMATOZOIDE DEL PADRE CON UN ALTO CONTENIDO GENÉTICO DE RASGOS VARICOSOS.
4. Y EL ÓVULO DE LA MADRE TAMBIÉN CON CARACTERÍSTICAS NOTABLES DE VÁRICES.

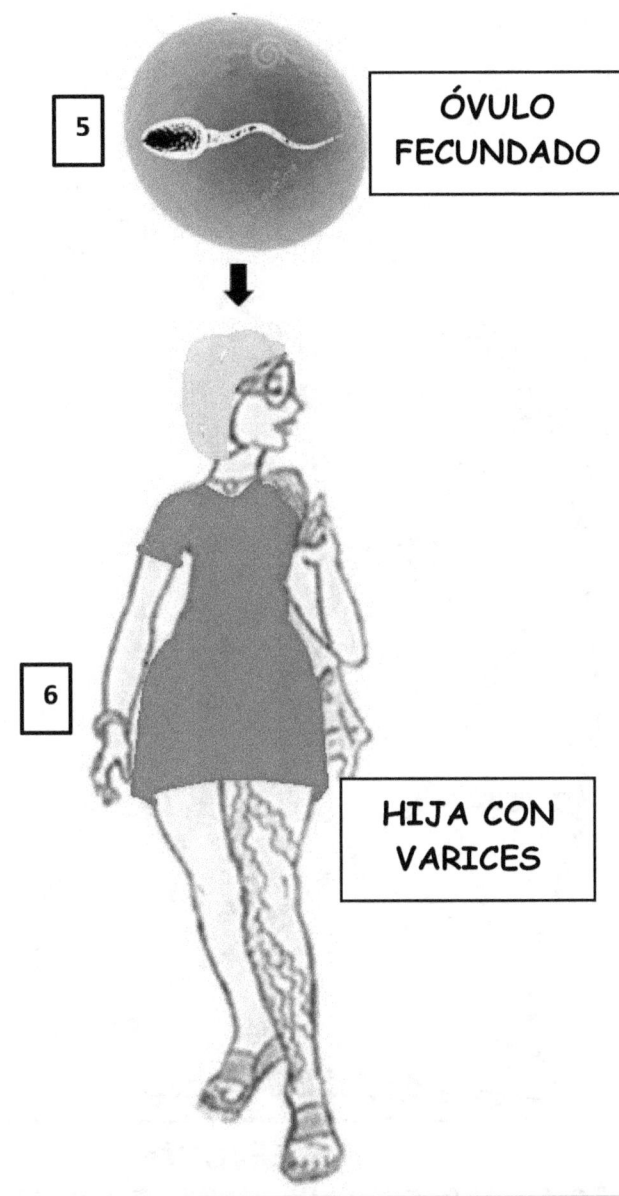

5 ÓVULO FECUNDADO

6 HIJA CON VARICES

CONSEJO #3. HERENCIA, CONTINUACIÓN
5. SE UNEN Y EL ÓVULO FECUNDADO CONTIENE ELEVADAS PROPIEDADES DE VÁRICES.
6. PROPORCIONA EL NACIMIENTO DE UNA JOVEN CON UN RIESGO DE VÁRICES DE UN 90%.

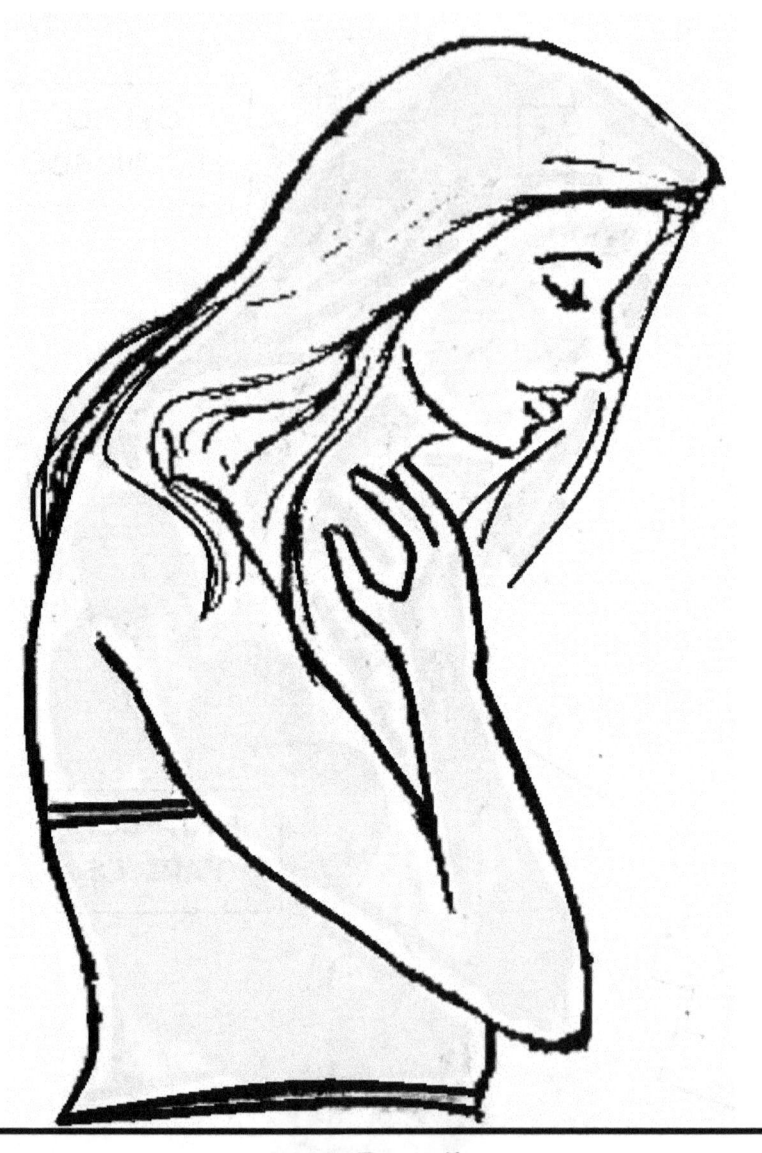

CONSEJO #4

SI ERES MUJER JOVEN, CONSULTA CON EL
ESPECIALISTA EN VÁRICES PARA UN EXAMEN
FÍSICO Y UN ESTUDIO DE ECOGRAFÍA DOPPLER
DÚPLEX A COLOR DE LAS VENAS DE LAS PIERNAS,
PORQUE TIENES UN 25% DE POSIBILIDADES DE
TENER VÁRICES.

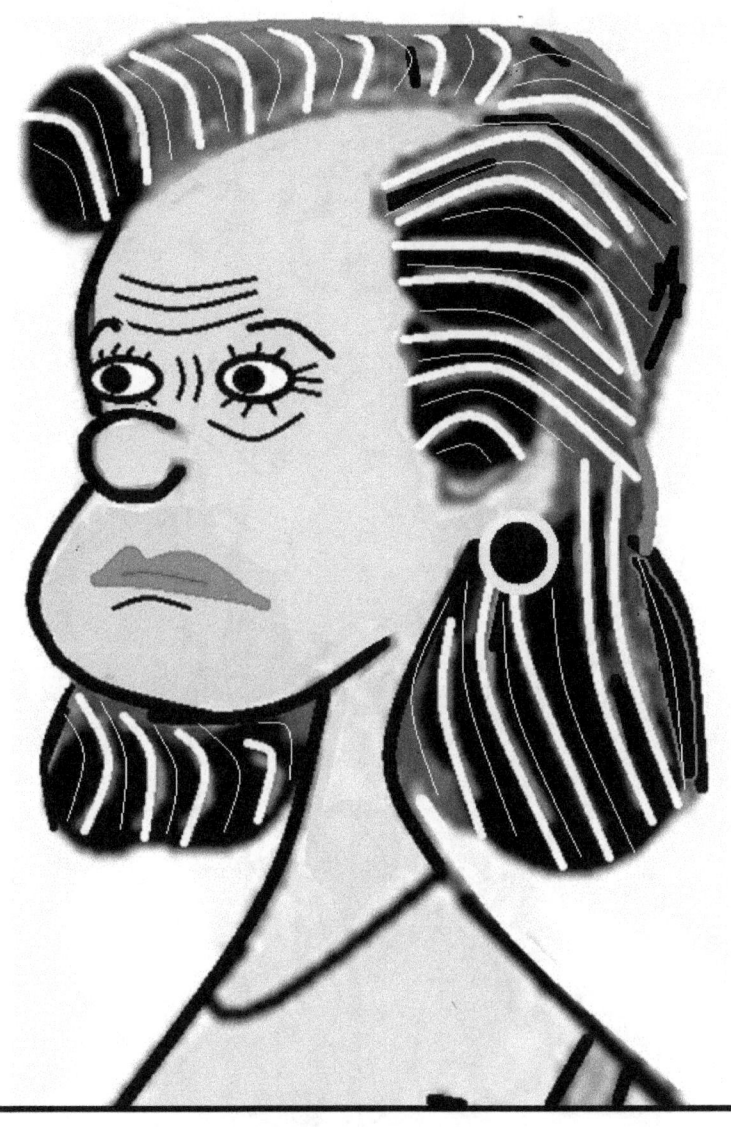

CONSEJO #5

SI ERES MUJER Y TIENES MÁS DE 50 AÑOS DE EDAD, CONSULTA CON UN ESPECIALISTA EN VÁRICES PORQUE TIENES UN 50% DE POSIBILIDADES DE TENER VÁRICES. CON LA EDAD, LOS TEJIDOS ENVEJECEN, INCLUSO LOS DE LAS VENAS Y LAS VÁLVULAS NO TRABAJAN CON LA EFICIENCIA DE CUANDO ÉRAMOS JÓVENES.

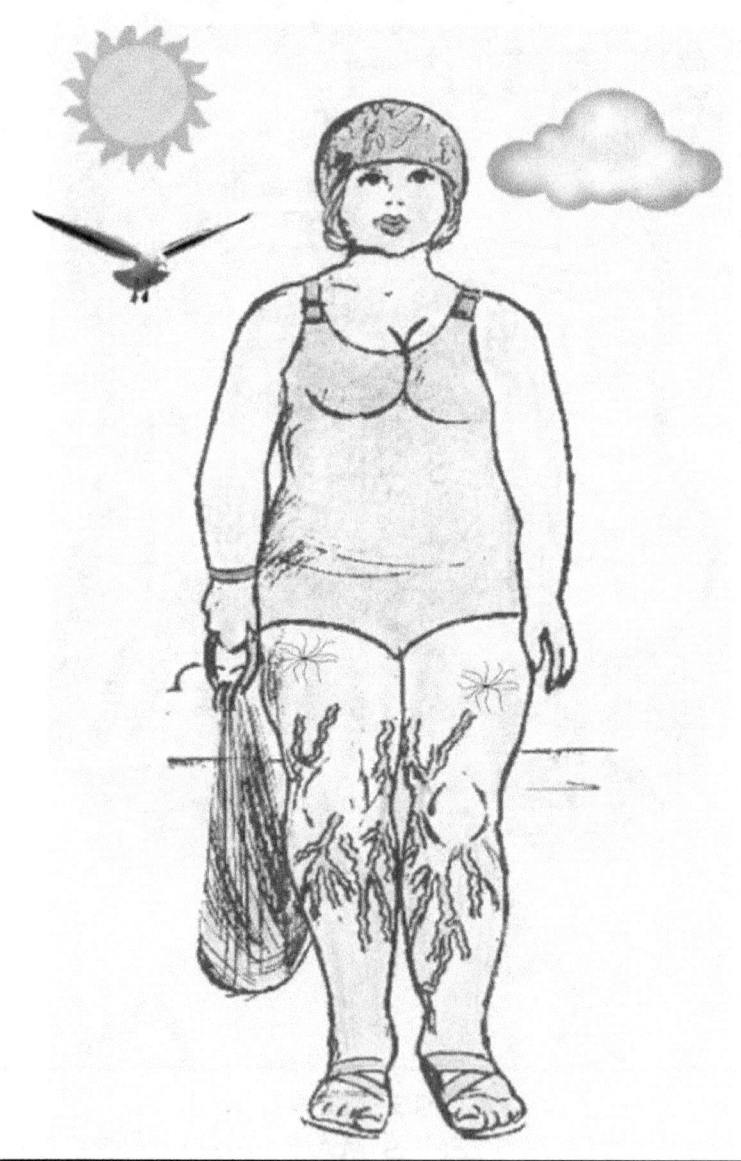

CONSEJO #6
SI PRESENTAS OBESIDAD, ACUDA AL ESPECIALISTA
DE VÁRICES, PORQUE TIENES UN 30% DE
POSIBILIDAD DE PADECERLAS Y ES NECESARIO QUE
ESTÉS BAJO SU ATENCIÓN PARA EVITAR SU
APARICIÓN, DESARROLLO Y COMPLICACIONES.

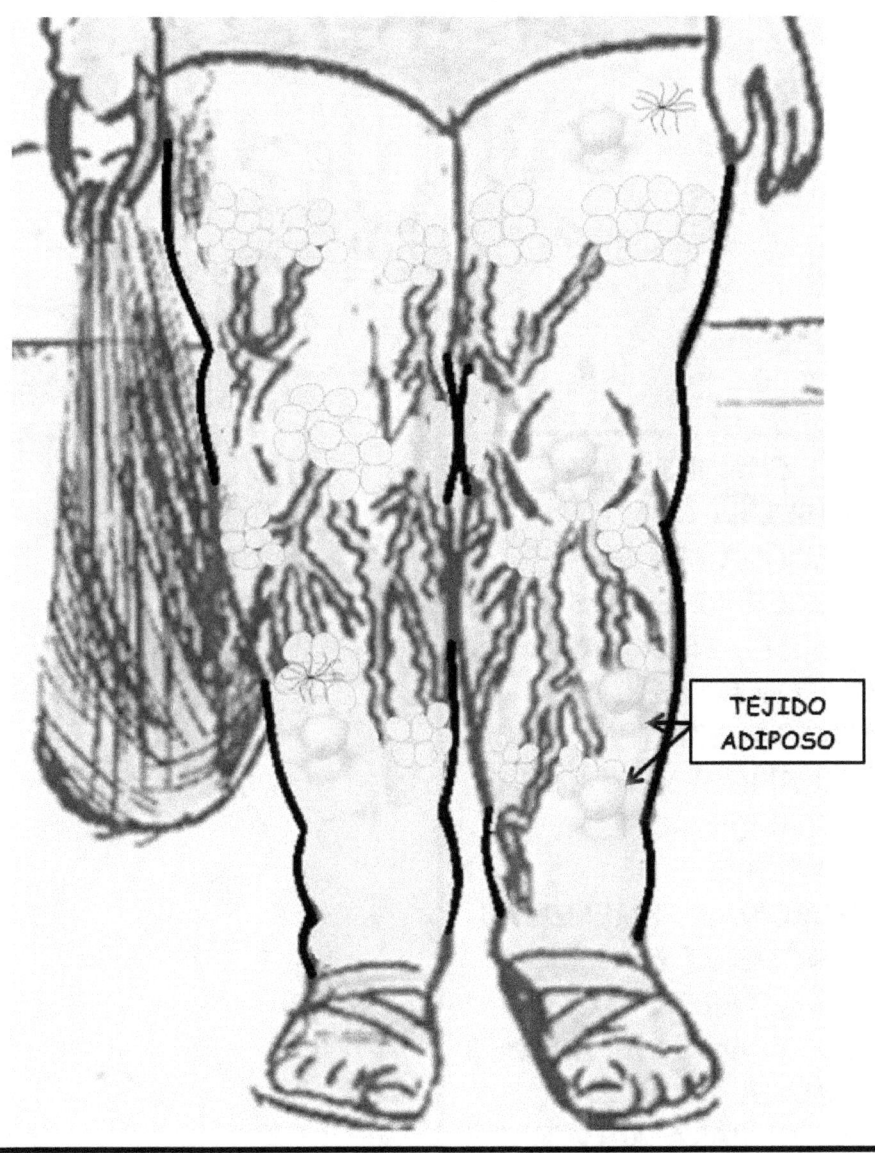

TEJIDO
ADIPOSO

CONSEJO #6. (CONTINUACIÓN).
NO ENGORDAR. EL SISTEMA VENOSO SUPERFICIAL
ESTÁ RODEADO DEL TEJIDO ADIPOSO, SI ESTE
AUMENTA, PUEDE COMPRIMIRLO Y FAVORECER LA
FORMACIÓN DE VÁRICES Y EL DESARROLLO DE LAS
YA EXISTENTES.

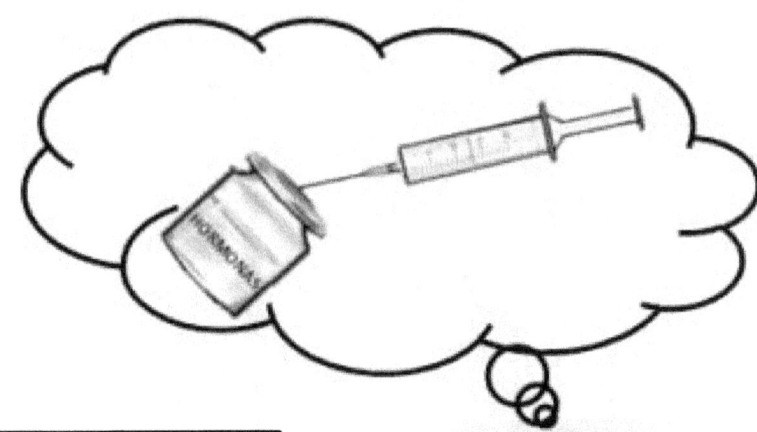

CONSEJO #7. CONSULTA CON UN ESPECIALISTA EN VÁRICES SI ESTAS PRESENTANDO SÍNTOMAS DE LA MENOPAUSIA (EDAD 40 A 50 AÑOS) Y TE ESTÁN TRATANDO CON REEMPLAZOS DE HORMONAS FEMENINAS, ESTRÓGENO Y PROGESTERONA, QUE DEBILITAN LAS PAREDES Y VÁLVULAS DE LAS VENAS, PARA ALIVIARTE LOS SÍNTOMAS. POR ESTE MOTIVO, TIENES ALTAS PROBABILIDADES DE PADECER DE VENAS VARICOSAS EN TUS PIERNAS,

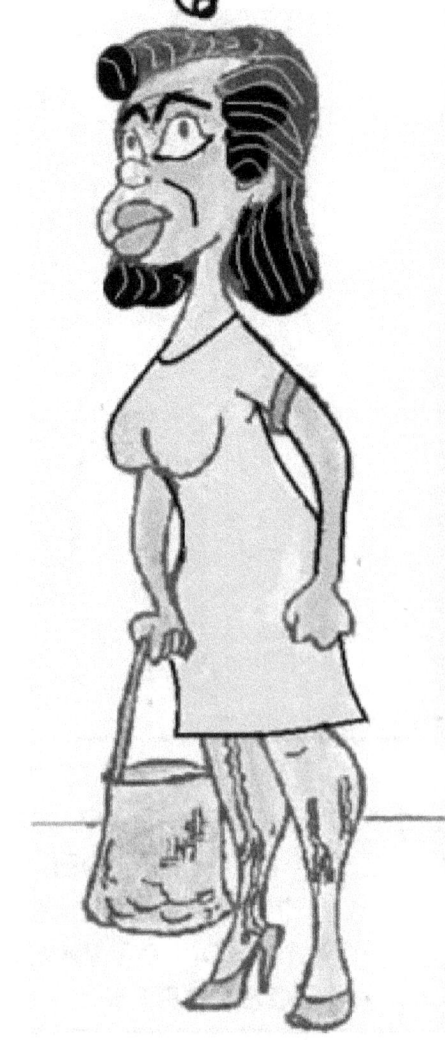

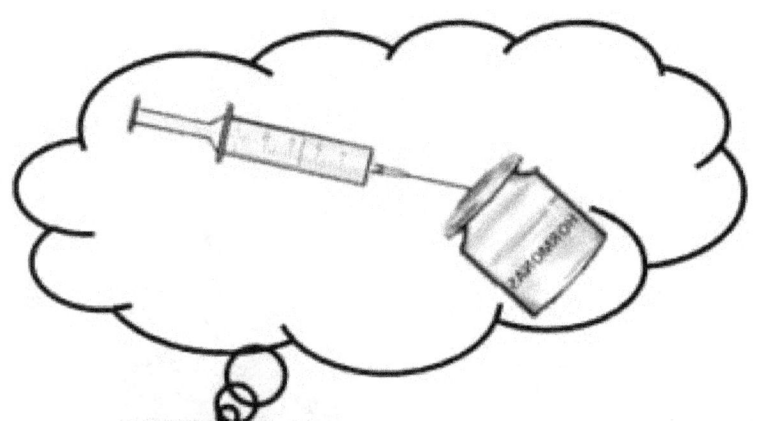

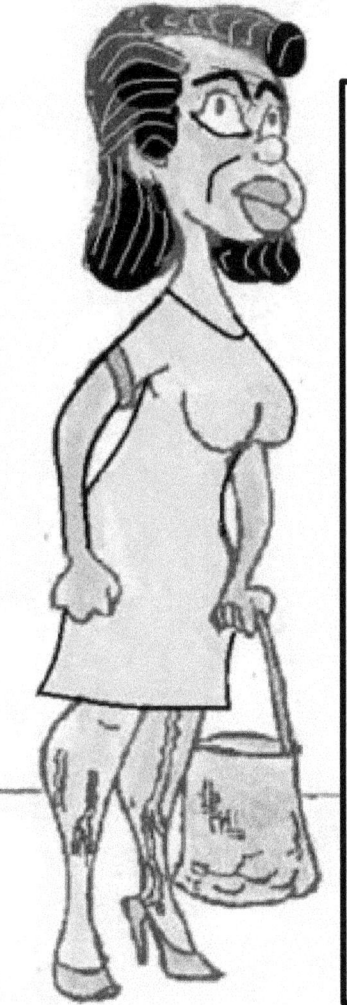

CONSEJO #7. CONTINUACIÓN. LOS SÍNTOMAS DE LA MENOPAUSIA SON: AUSENCIA O ESCASAS MENSTRUACIONES, EPISODIOS DE CALORES EN EL PECHO Y LA CABEZA, SEQUEDAD DE LA VAGINA OCASIONADOS POR LA DISMINUCIÓN DE PRODUCCIÓN DE HORMONAS.

RECUERDA CONSULTAR CON UN ESPECIALISTA EN VÁRICES Y MIENTRAS TANTO LLEVA A CABO LOS CONSEJOS DE ESTE LIBRO PARA EVITAR QUE TE APAREZCAN VÁRICES O QUE SE AGRAVEN LAS QUE YA TIENES Y SE ALIVIEN LOS SÍNTOMAS EN LAS PIERNAS.

CONSEJO #8
SI TOMAS PASTILLAS ANTICONCEPTIVAS DEBES CONSULTAR CON UN ESPECIALISTA EN VÁRICES Y SEGUIR ESTOS CONSEJOS. LOS ANTICONCEPTIVOS ORALES CONTIENEN HORMONAS (ESTRÓGENO Y PROGESTERONA) QUE PUEDEN DEBILITAR LA PARED Y LAS VÁLVULAS DE LAS VENAS PERMITIENDO APARECER EN LAS PIERNAS MICROVÁRICES O VÁRICES.

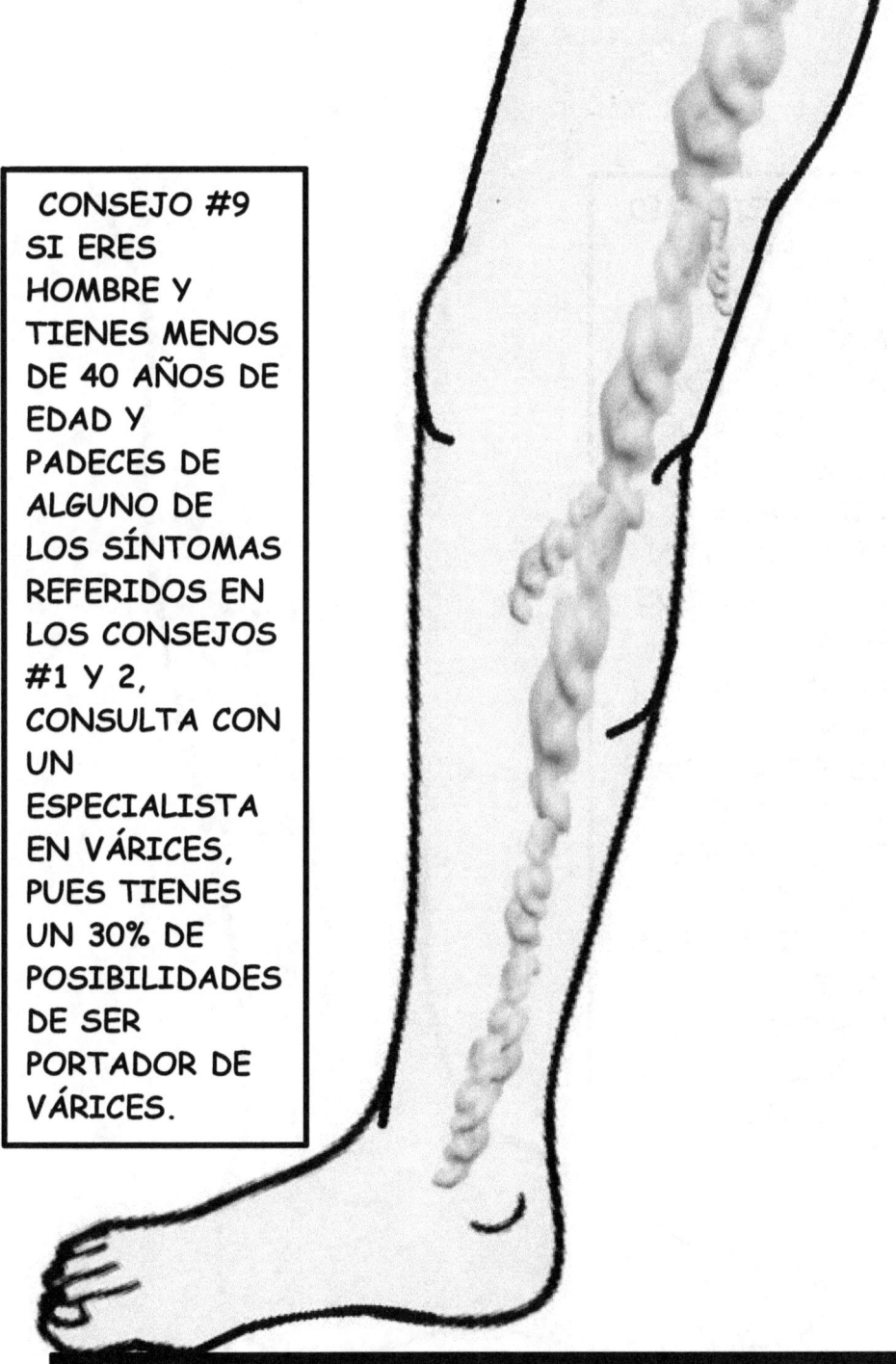

CONSEJO #9
SI ERES HOMBRE Y TIENES MENOS DE 40 AÑOS DE EDAD Y PADECES DE ALGUNO DE LOS SÍNTOMAS REFERIDOS EN LOS CONSEJOS #1 Y 2, CONSULTA CON UN ESPECIALISTA EN VÁRICES, PUES TIENES UN 30% DE POSIBILIDADES DE SER PORTADOR DE VÁRICES.

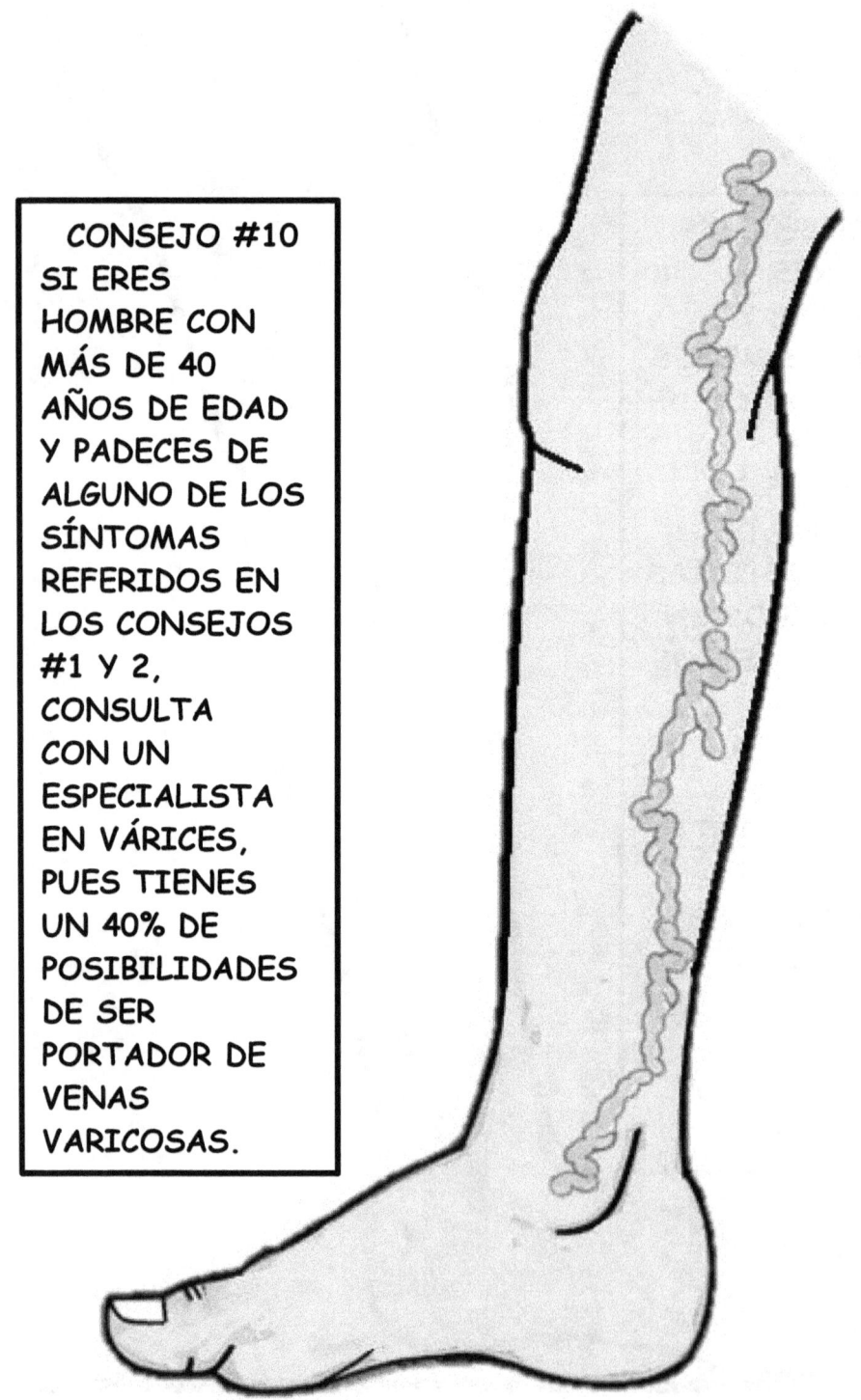

CONSEJO #10
SI ERES
HOMBRE CON
MÁS DE 40
AÑOS DE EDAD
Y PADECES DE
ALGUNO DE LOS
SÍNTOMAS
REFERIDOS EN
LOS CONSEJOS
#1 Y 2,
CONSULTA
CON UN
ESPECIALISTA
EN VÁRICES,
PUES TIENES
UN 40% DE
POSIBILIDADES
DE SER
PORTADOR DE
VENAS
VARICOSAS.

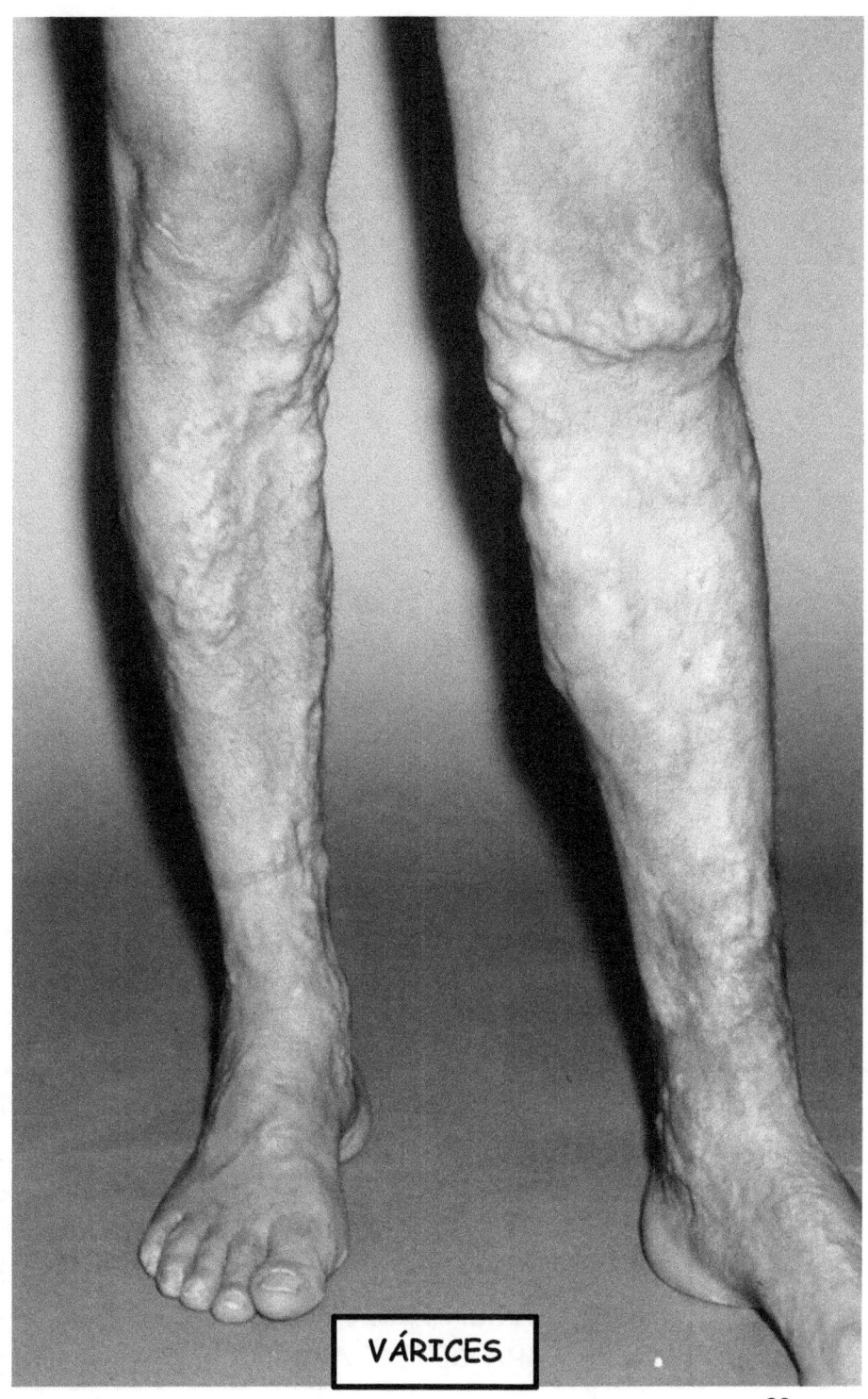

VÁRICES

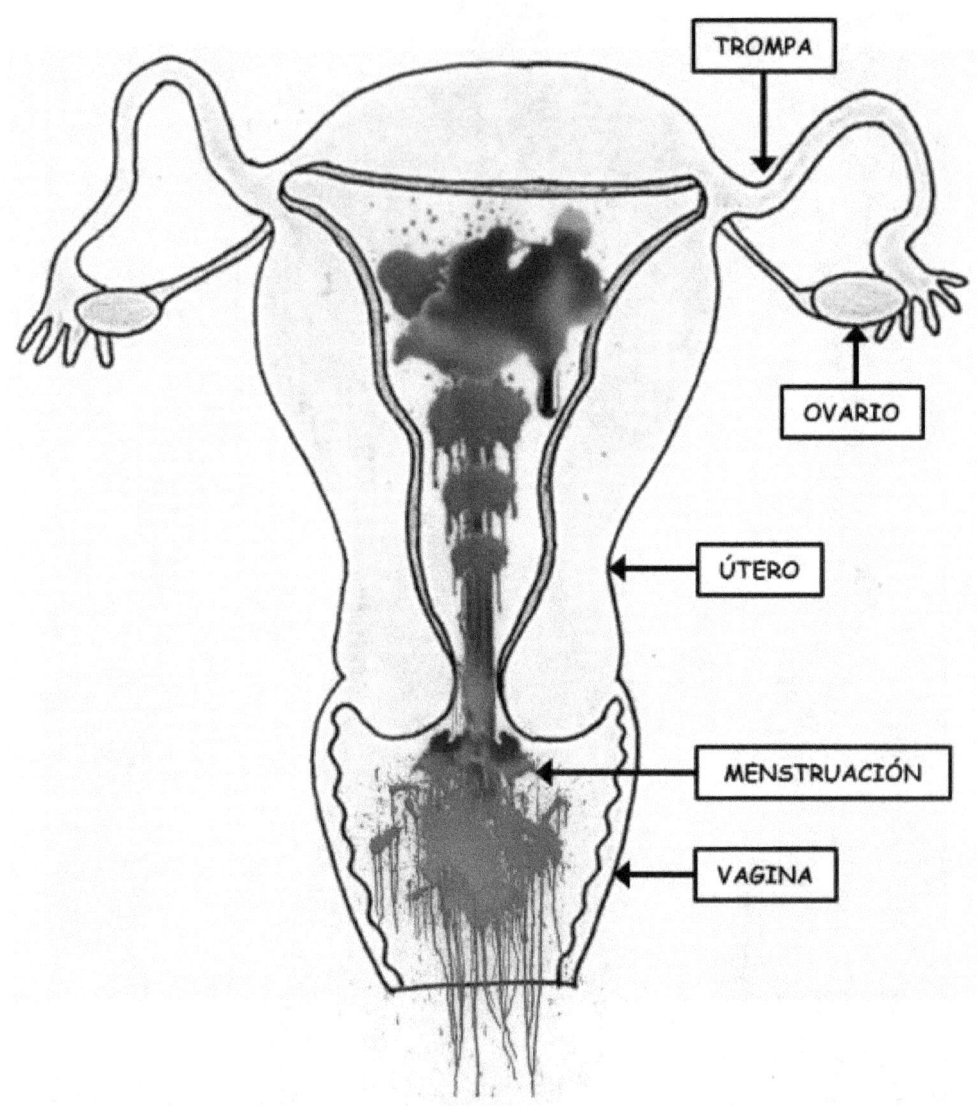

TROMPA

OVARIO

ÚTERO

MENSTRUACIÓN

VAGINA

CONSEJO #11
DURANTE LA MENSTRUACIÓN, SI REFIERES
ALGUNOS DE LOS SÍNTOMAS QUE TE DESCRIBIMOS
EN LOS CONSEJOS #1 Y 2, CONSULTA CON UN
ESPECIALISTA, ES PROBABLE QUE TENGAS VÁRICES
Y NECESITES UN EXAMEN FÍSICO Y ESTUDIO ECO
DOPPLER A COLOR PARA DETECTARLAS.

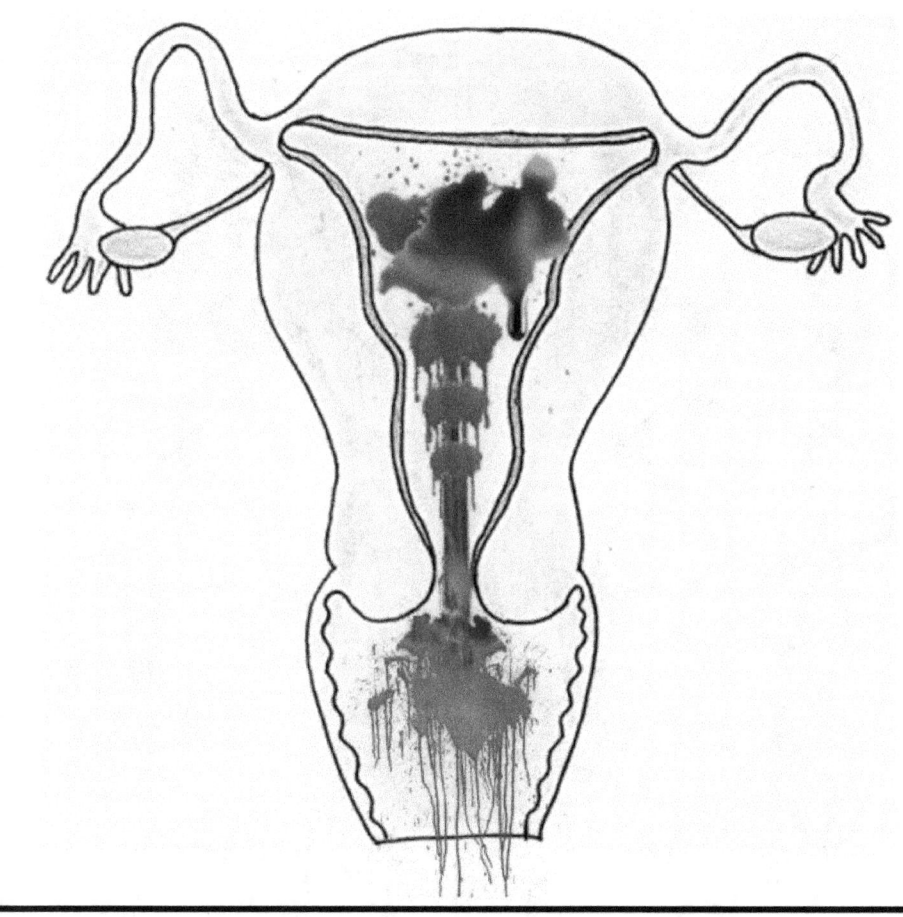

CONSEJO #11. CONTINUACIÓN.
AL COMIENZO DE LA MENSTRUACIÓN HAY UN
AUMENTO DE LA HORMONA PROGESTERONA Y
DISMINUYE CUANDO SE PRESENTA EL
SANGRAMIENTO, AUMENTANDO LA HORMONA
ESTRÓGENO.
ESTAS DOS HORMONAS ACTÚAN SOBRE LA CAPA
MUSCULAR DE LA PARED VENOSA, LA DEBILITAN Y
DILATAN HACIENDO QUE SUS VÁLVULAS NO
FUNCIONEN FORMÁNDOSE LAS VÁRICES.
LA PALABRA MENSTRUACIÓN PROVIENE DEL LATÍN
Y QUIERE DECIR "MENSUAL".

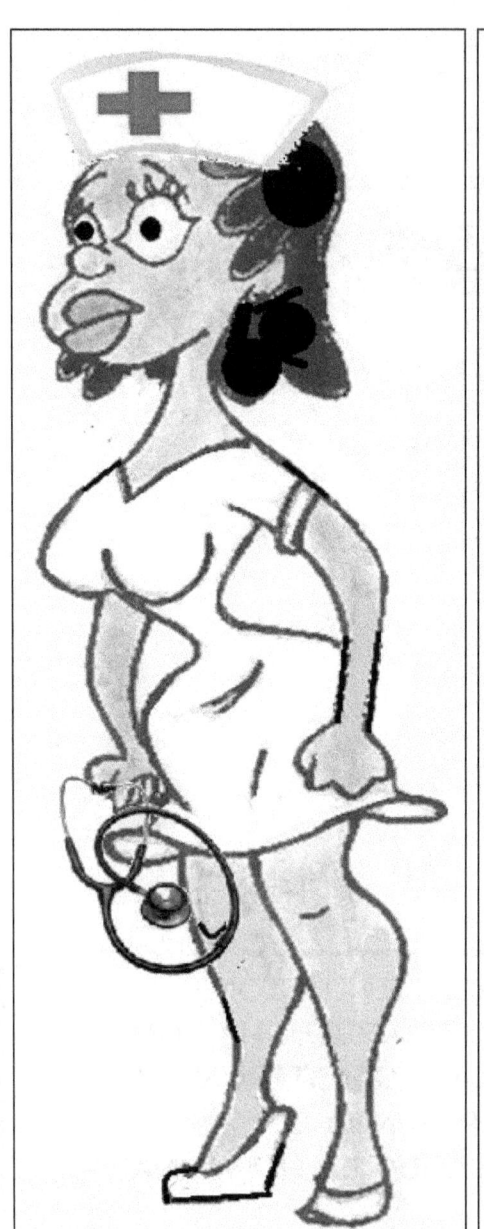
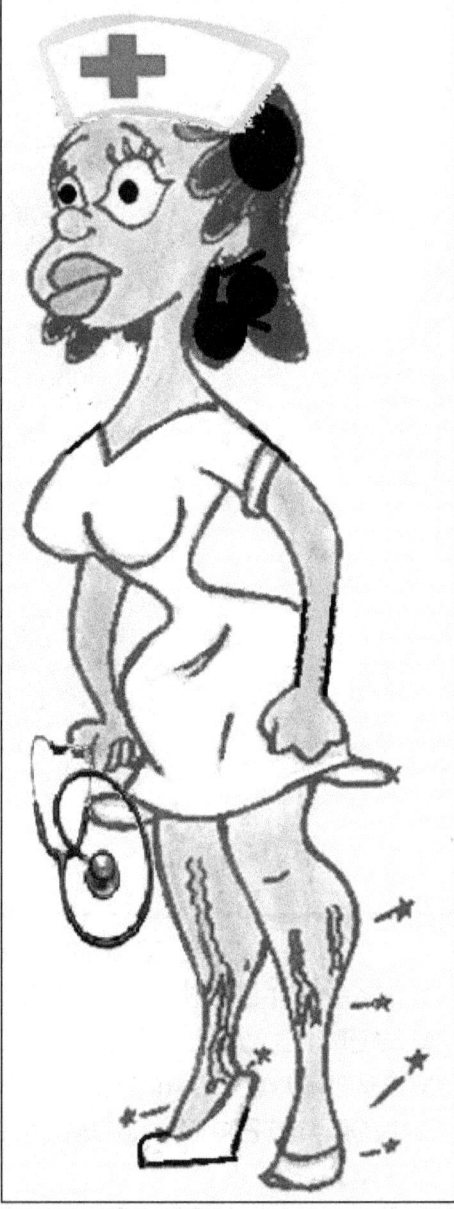

CONSEJO #12
SI POR LAS CARACTERÍSTICAS DE TU OFICIO
NECESITAS ESTAR PARADA O SENTADA DURANTE
UN LARGO PERIODO DE TIEMPO, CONSULTA CON UN
ESPECIALISTA DE VÁRICES UNA VEZ AL AÑO.

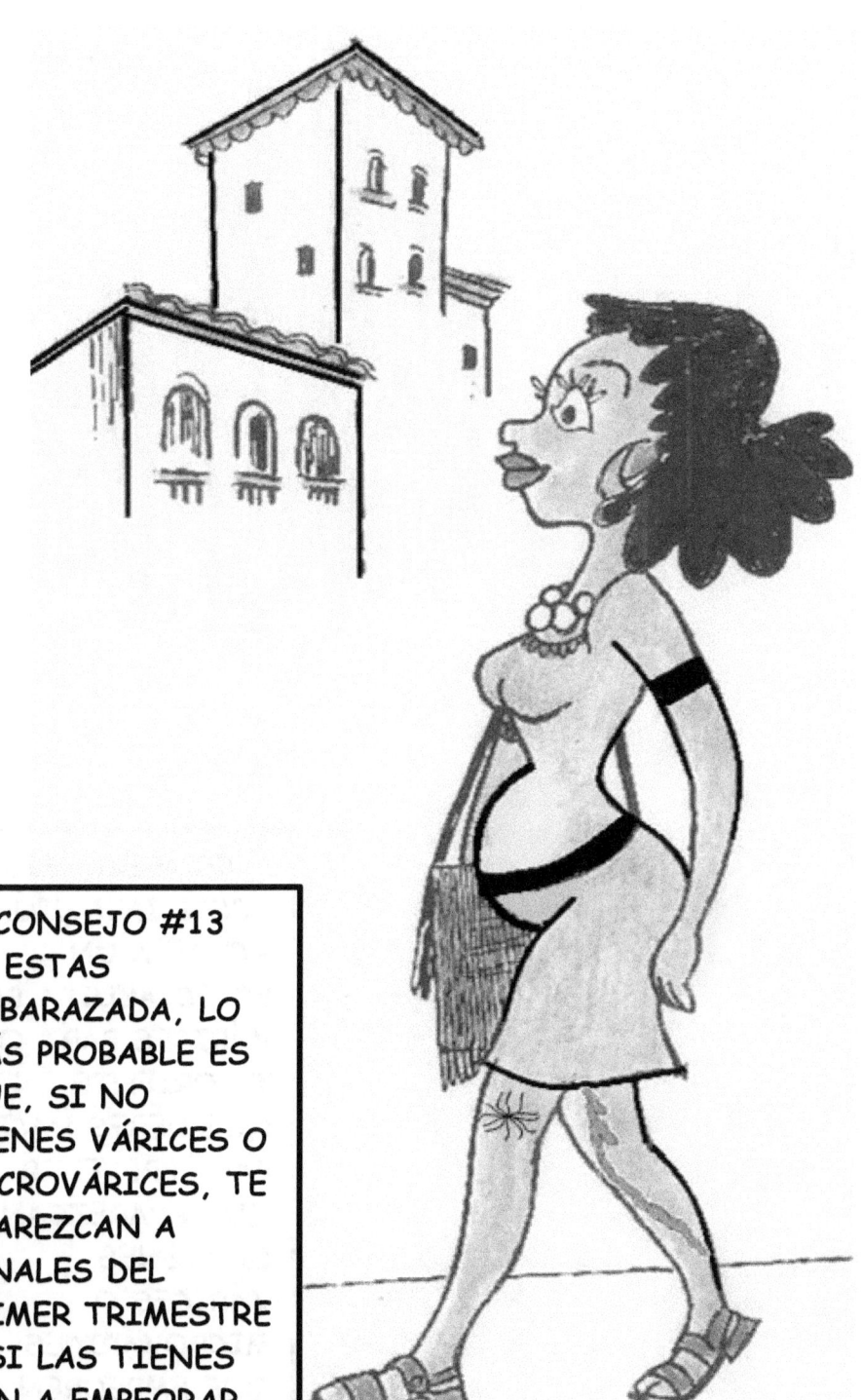

CONSEJO #13
SI ESTAS EMBARAZADA, LO MÁS PROBABLE ES QUE, SI NO TIENES VÁRICES O MICROVÁRICES, TE APAREZCAN A FINALES DEL PRIMER TRIMESTRE Y SI LAS TIENES VAN A EMPEORAR.

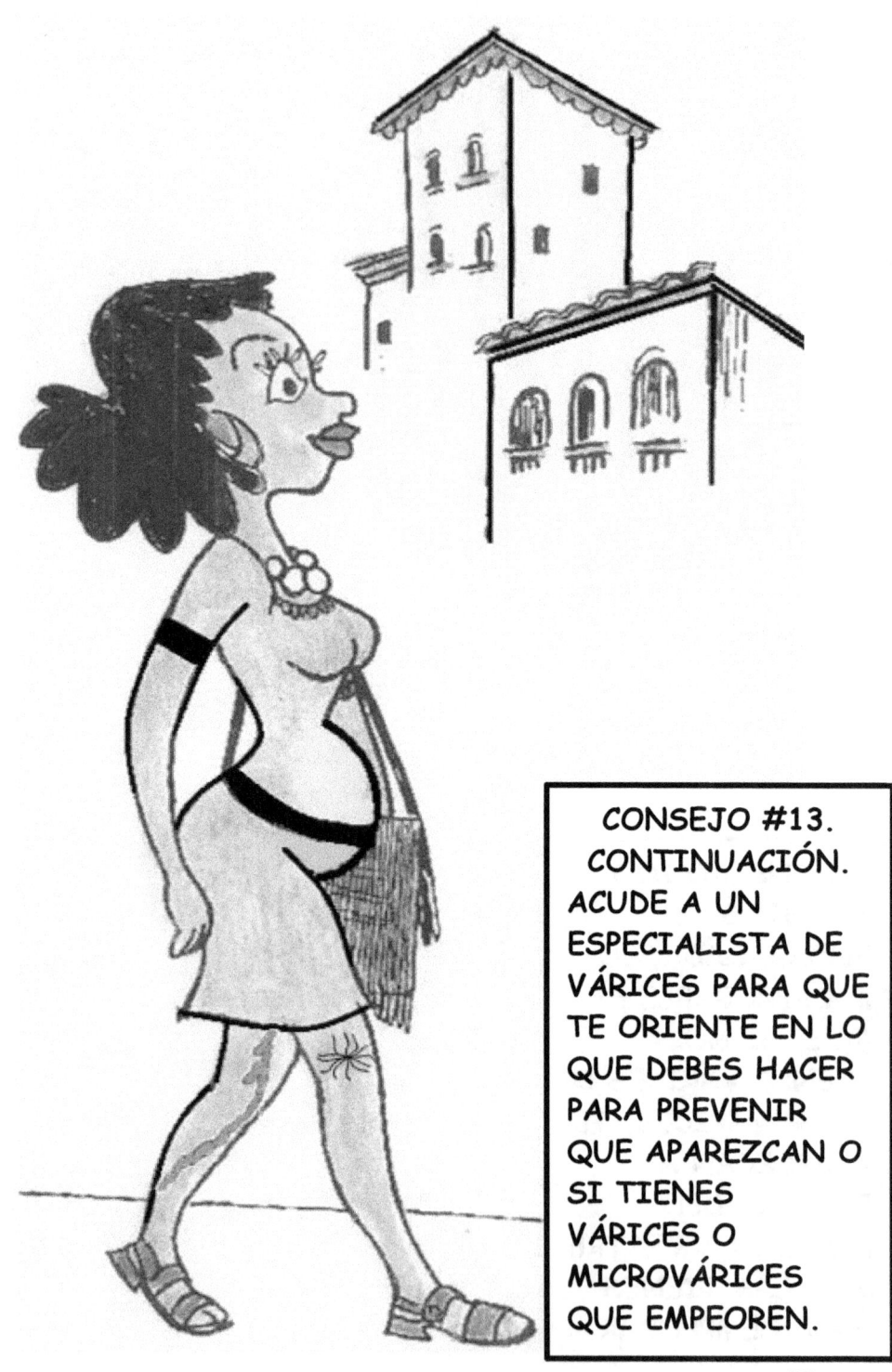

CONSEJO #13. CONTINUACIÓN. ACUDE A UN ESPECIALISTA DE VÁRICES PARA QUE TE ORIENTE EN LO QUE DEBES HACER PARA PREVENIR QUE APAREZCAN O SI TIENES VÁRICES O MICROVÁRICES QUE EMPEOREN.

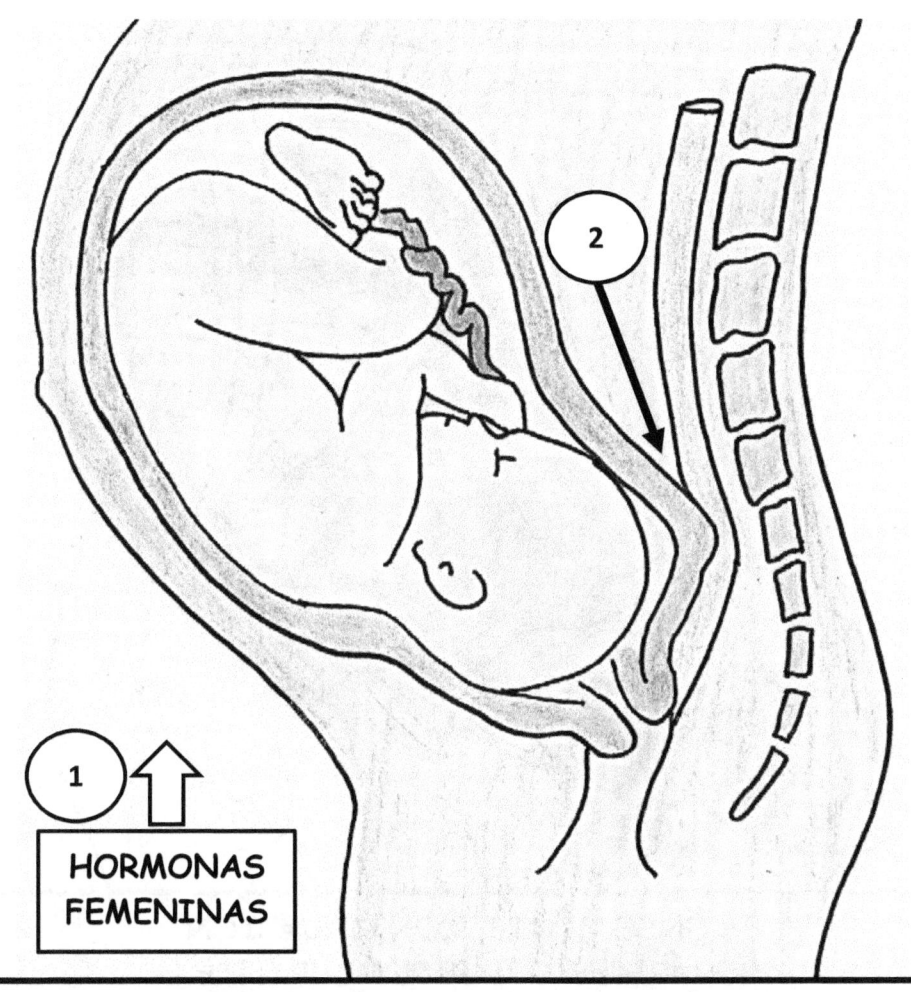

1

HORMONAS
FEMENINAS

2

CONSEJO #13. CONTINUACIÓN.
LAS MICROVÁRICES O VÁRICES DURANTE EL
EMBARAZO APARECEN DEBIDO A:
1. UN AUMENTO DE LAS HORMONAS FEMENINAS:
ESTRÓGENO Y PROGESTERONA QUE DEBILITAN LAS
PAREDES DE LAS VENAS DE LAS PIERNAS.
2. COMPRESIÓN DE LAS VENAS ABDOMINALES POR
EL AUMENTO DE VOLUMEN DEL ÚTERO
EMBARAZADO, DIFICULTANDO QUE LAS PIERNAS
DESAGÜEN SU SANGRE VENOSA EN EL CORAZÓN.

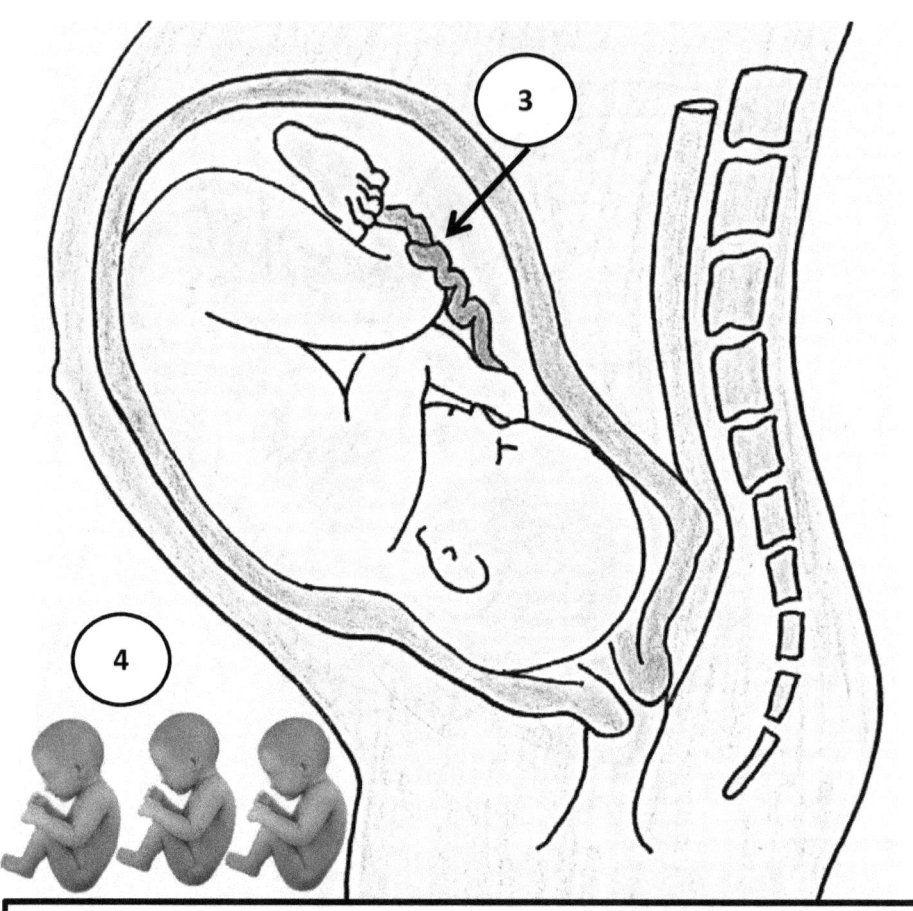

CONSEJO #13. CONTINUACIÓN.
LAS MICROVÁRICES O VÁRICES DURANTE EL
EMBARAZO APARECEN DEBIDO A:
3. UN AUMENTO DEL VOLUMEN DE SANGRE POR
NECESIDADES DEL FETO, CON LA CONSIGUIENTE
DILATACIÓN DE LAS VENAS EN LAS PIERNAS PARA
PODERLA ALBERGAR.
4. MIENTRAS MÁS EMBARAZOS, MAYOR LA
POSIBILIDAD DE DESARROLLAR MICROVÁRICES Y
VÁRICES.
5. Y SI EXISTEN ANTECEDENTES FAMILIARES ES
MÁS PROBABLE SU APARICIÓN O DESARROLLO.

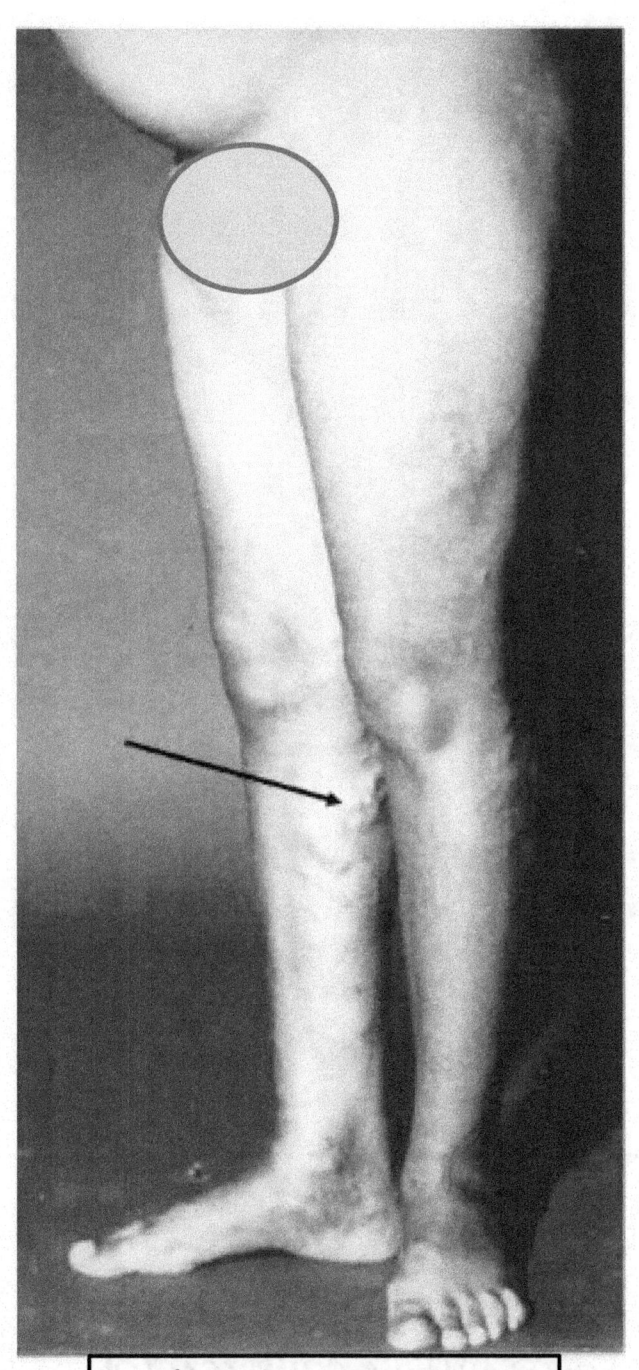

VÁRICES Y EMBARAZO

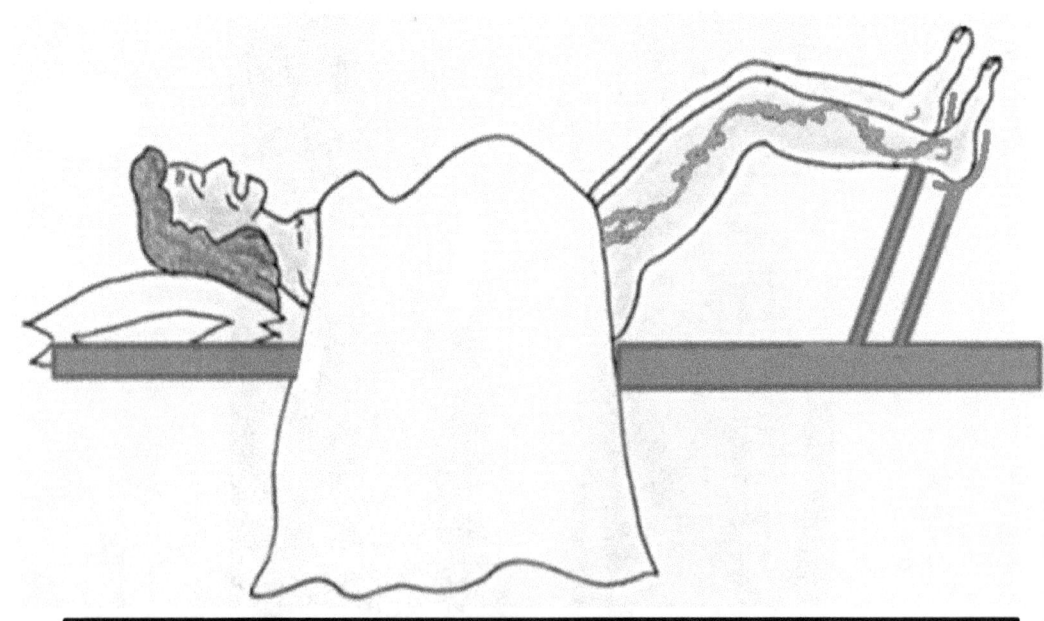

CONSEJO #14

SI ESTÁS EMBARAZADA Y VAS A DAR A LUZ, RECUÉRDALE A TU MÉDICO QUE TIENE VÁRICES PARA QUE ADOPTE LAS MEDIDAS NECESARIAS CON EL FIN DE EVITARTE LA COMPLICACIÓN DE UNA TROMBOSIS VENOSA.

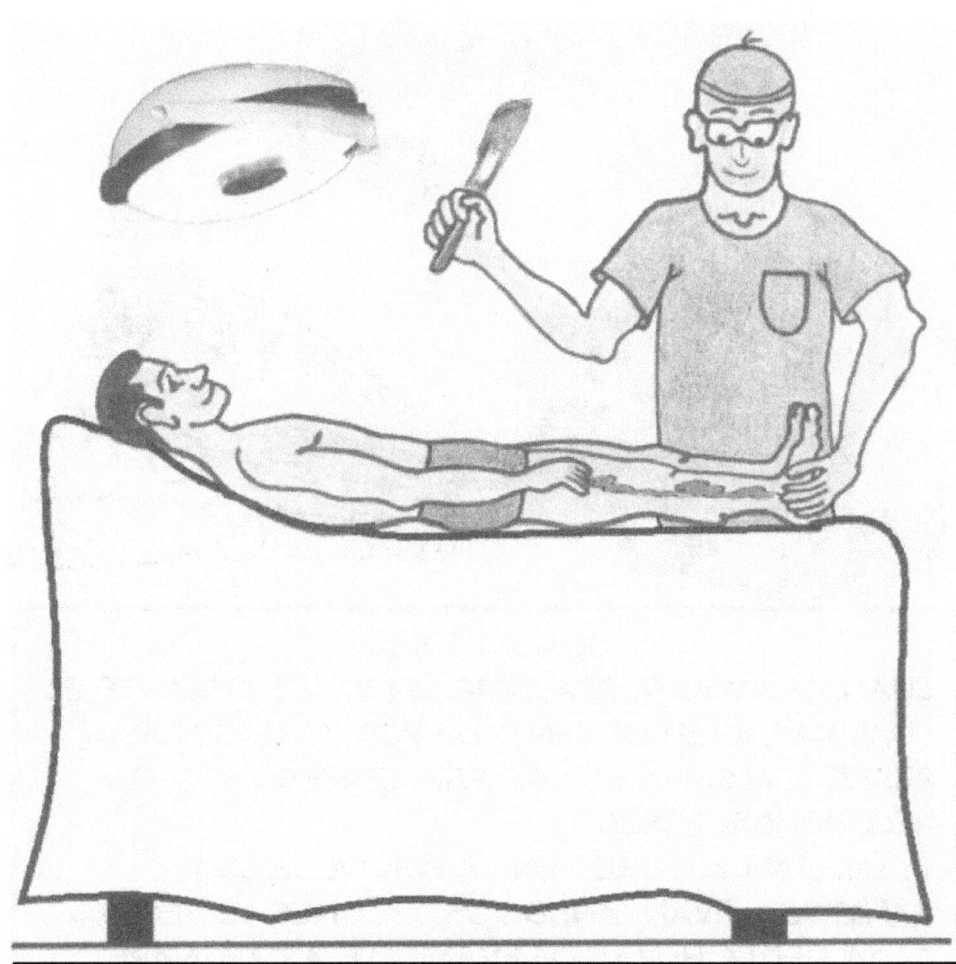

CONSEJO #15
SI TE VAS A OPERAR Y TIENES VÁRICES,
ADVIÉRTELE A TU CIRUJANO DE LA EXISTENCIA DE
ELLAS, CON EL FIN DE QUE ADOPTE LAS MEDIDAS
NECESARIAS PARA EVITARTE UNA COMPLICACIÓN.

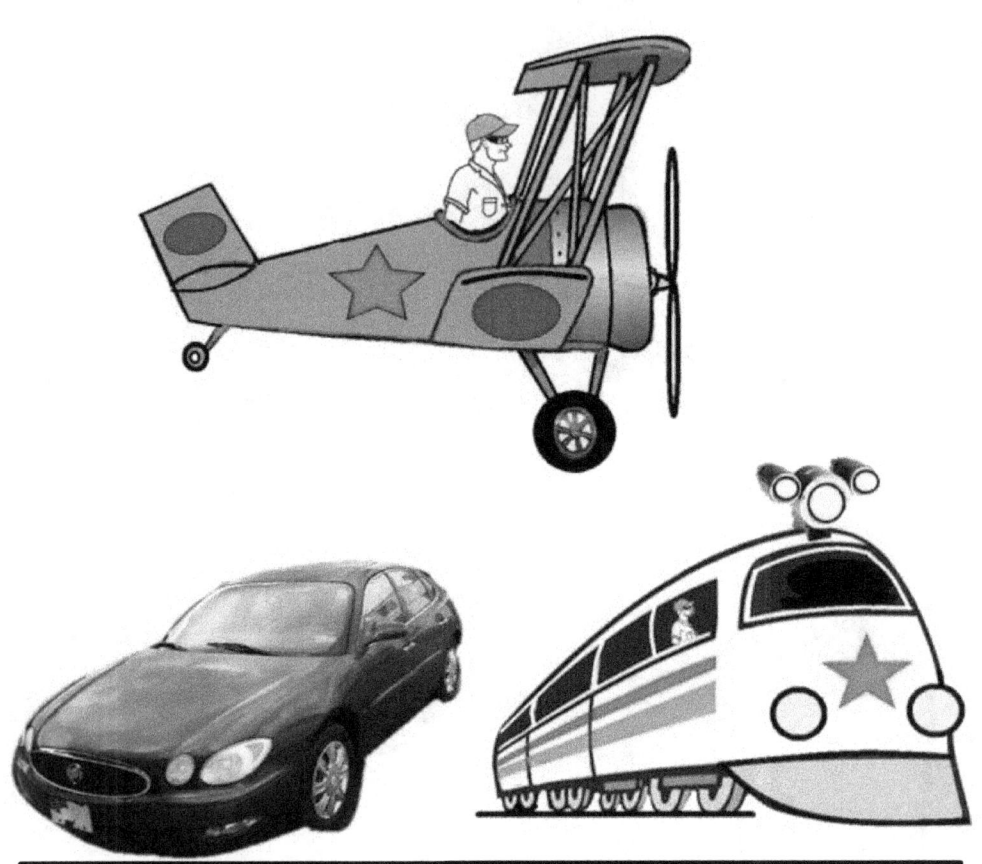

CONSEJO #16

CUANDO VAYAS A REALIZAR UN VIAJE DURANTE EL CUAL VAS A ESTAR SENTADA POR VARIAS HORAS, REALIZA ALGUNA DE LAS SIGUIENTES RECOMENDACIONES:
1) INCLINA LOS PIES EN LA PUNTA DE LOS ZAPATOS, LEVANTANDO LOS TALONES 15 VECES CADA MEDIA HORA; 2) LEVÁNTATE A CAMINAR CADA HORA; 3) RESPIRA PROFUNDAMENTE UNAS 20 VECES CADA HORA; 4) USA MEDIAS ELÁSTICAS POR DEBAJO DE LA RODILLA, PARA EVITAR LA FORMACIÓN DE UN COAGULO (TROMBOSIS) EN ALGUNA DE LAS VENAS DE TUS PIERNAS.

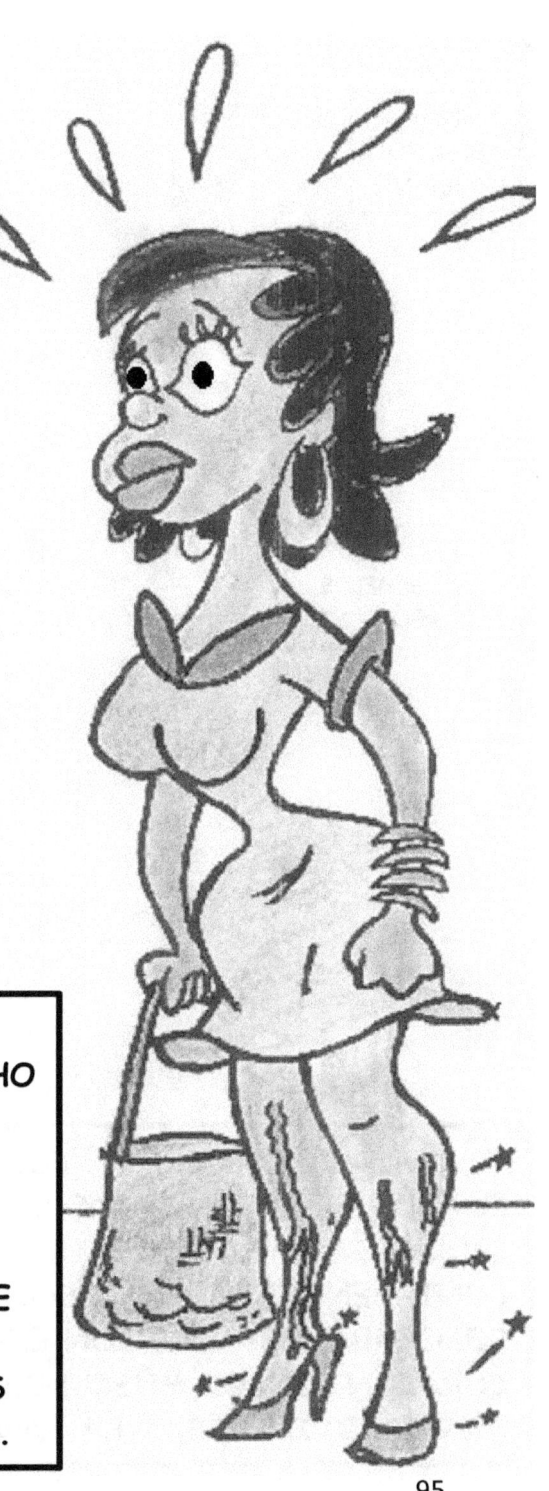

CONSEJO #17
NO PERMANEZCA MUCHO
TIEMPO DE PIE.
ESTAR EN POSICIÓN
ERGUIDA SIN MOVER
LAS PIERNAS, PUEDE
ELEVAR LA PRESIÓN DE
LA SANGRE EN LAS
VENAS DILATÁNDOLAS
Y FORMANDO VÁRICES.

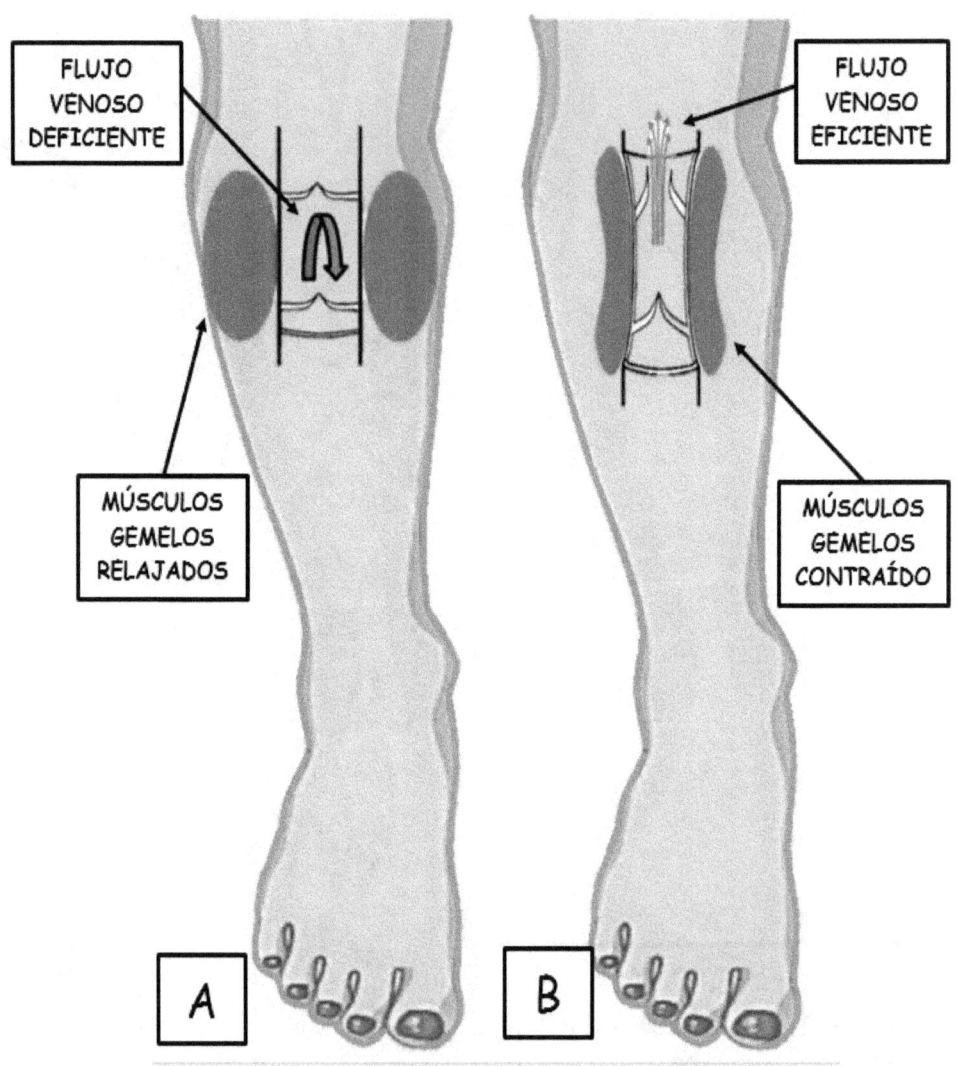

FLUJO VENOSO DEFICIENTE

FLUJO VENOSO EFICIENTE

MÚSCULOS GEMELOS RELAJADOS

MÚSCULOS GEMELOS CONTRAÍDO

A

B

CONSEJO #17. CONTINUACIÓN.
CUANDO SE ESTÁ PARADO UN TIEMPO
PROLONGADO, LOS MÚSCULOS DE LA PIERNA NO SE
CONTRAEN (FIGURA A) Y SON INCAPACES DE
BOMBEAR LA SANGRE CON EFICIENCIA HACIA EL
CORAZÓN. SI LOS MÚSCULOS SE CONTRAEN
(FIGURA B) IMPULSAN LA SANGRE CON FUERZA.

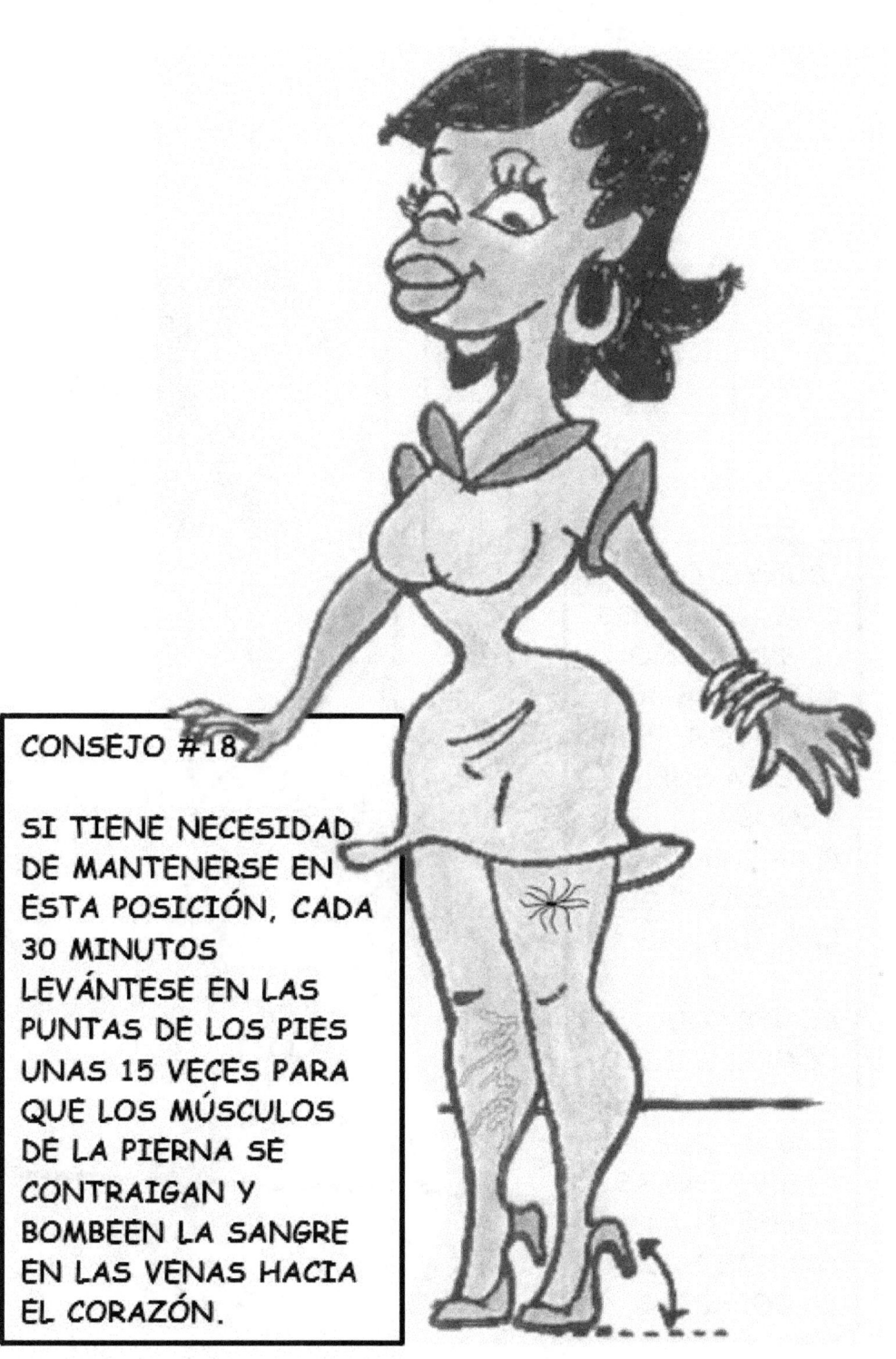

CONSEJO #18

SI TIENE NECESIDAD
DE MANTENERSE EN
ESTA POSICIÓN, CADA
30 MINUTOS
LEVÁNTESE EN LAS
PUNTAS DE LOS PIES
UNAS 15 VECES PARA
QUE LOS MÚSCULOS
DE LA PIERNA SE
CONTRAIGAN Y
BOMBEEN LA SANGRE
EN LAS VENAS HACIA
EL CORAZÓN.

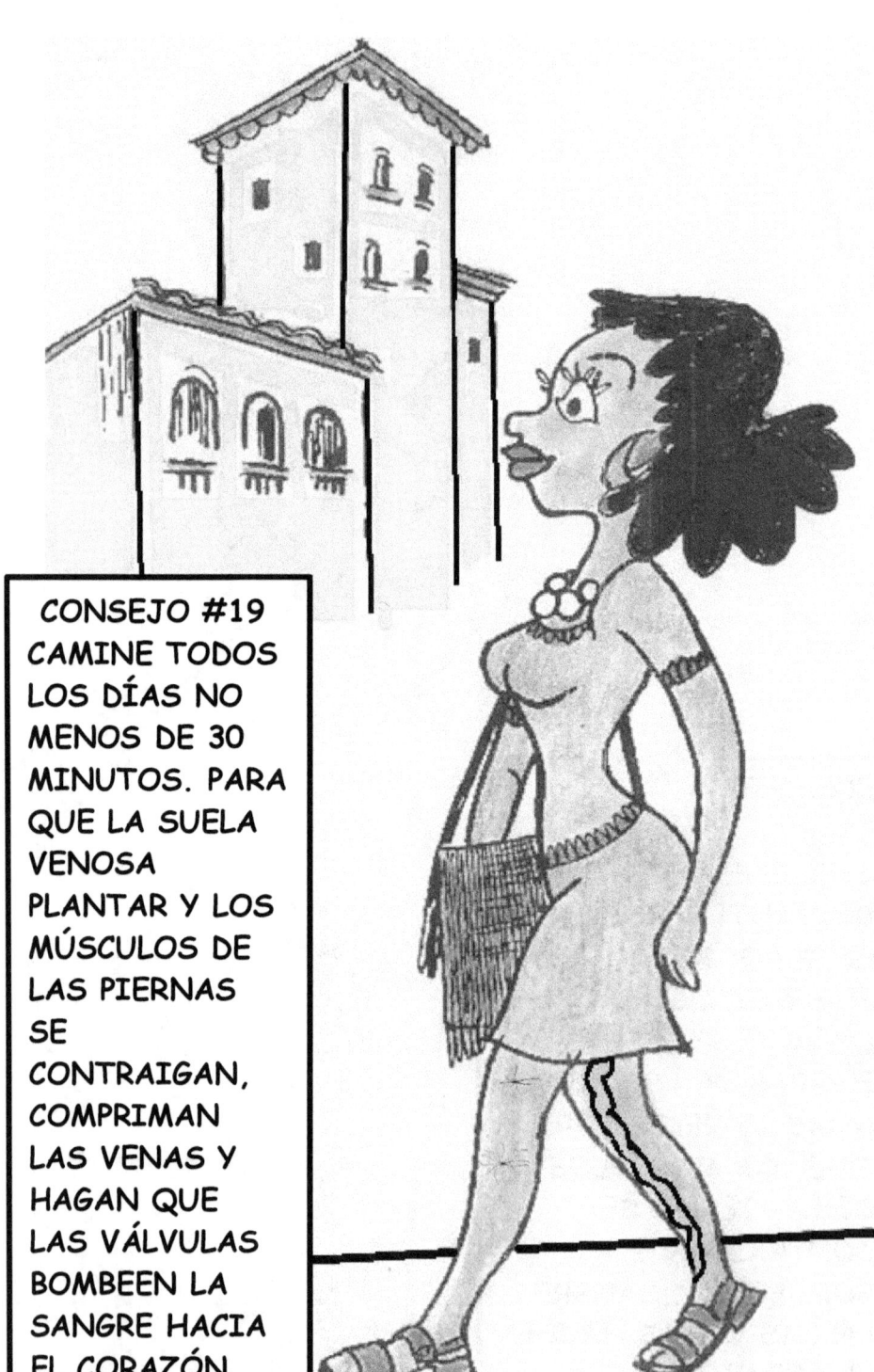

CONSEJO #19 CAMINE TODOS LOS DÍAS NO MENOS DE 30 MINUTOS. PARA QUE LA SUELA VENOSA PLANTAR Y LOS MÚSCULOS DE LAS PIERNAS SE CONTRAIGAN, COMPRIMAN LAS VENAS Y HAGAN QUE LAS VÁLVULAS BOMBEEN LA SANGRE HACIA EL CORAZÓN.

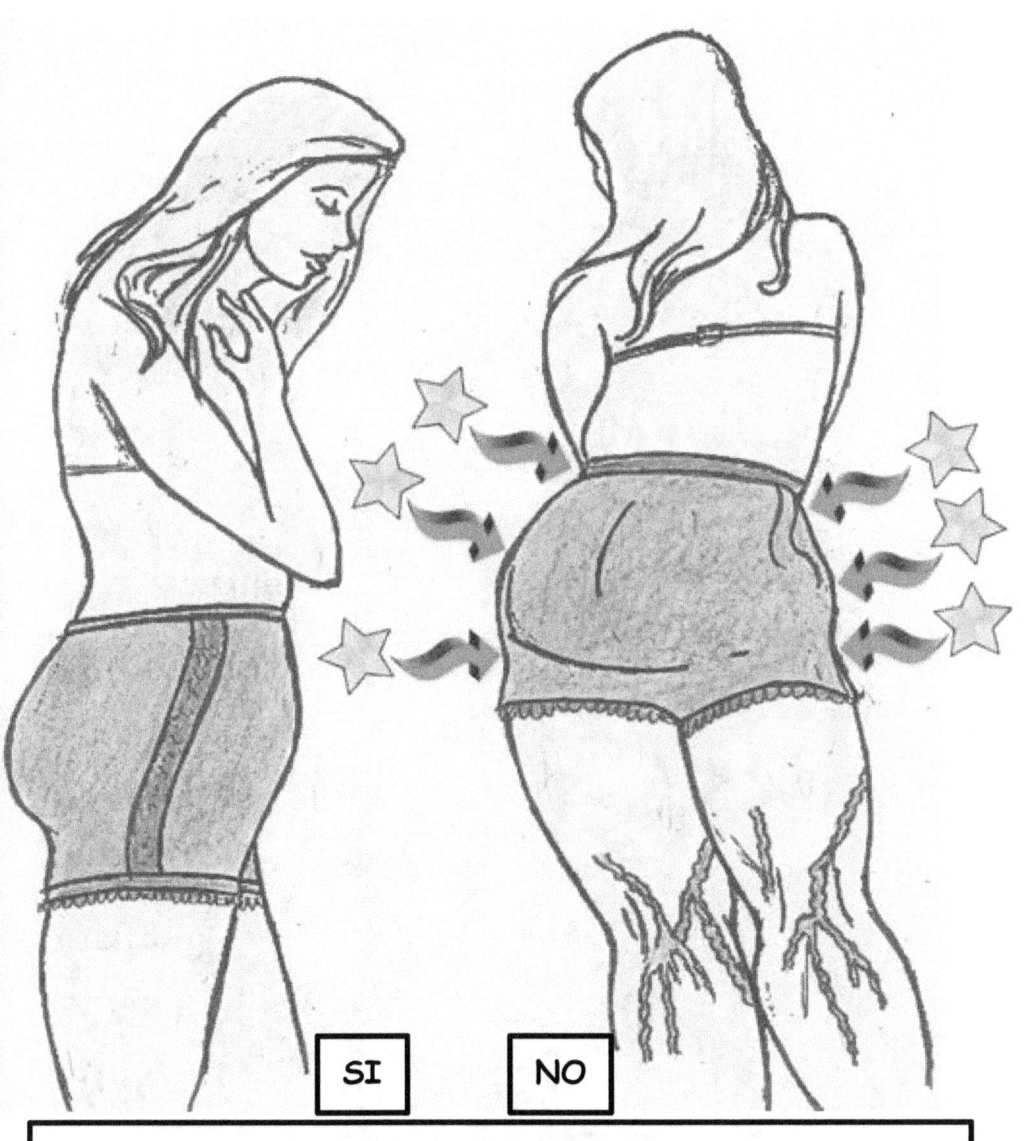

SI　NO

CONSEJO #20
NO USE FAJAS QUE LE APRIETEN DEMASIADO.
ESTA COMPRESIÓN DIFICULTA EL FLUJO DE
SANGRE ASCENDENTE EN EL SISTEMA VENOSO
SUPERFICIAL PROMOVIENDO LA FORMACIÓN DE
VÁRICES Y DILATANDO LAS QUE YA EXISTEN.

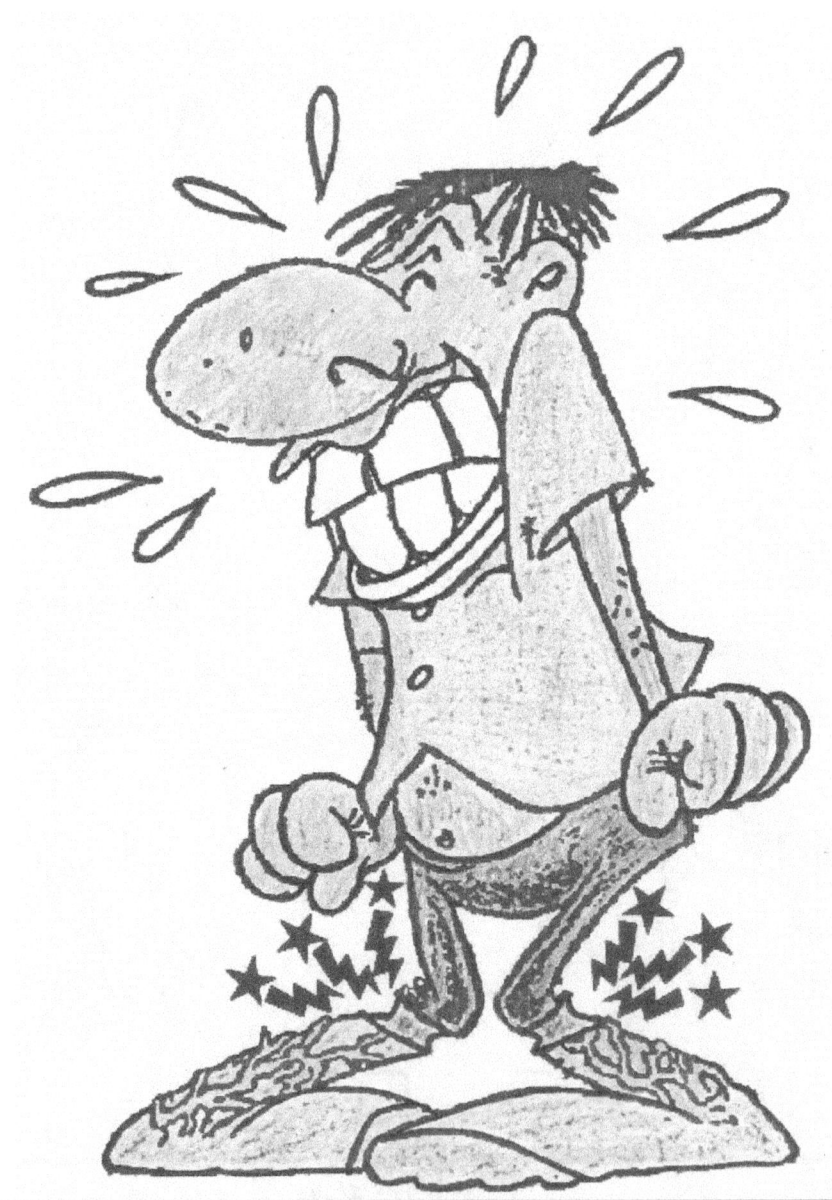

CONSEJO #21
NO USAR MEDIAS QUE LE OPRIMAN LA PIEL DE LAS PIERNAS Y LE PRESENTEN UN OBSTÁCULO A LA CIRCULACIÓN VENOSA, CREÁNDOLE VÁRICES O DILATANDO MÁS LAS QUE YA TIENE.

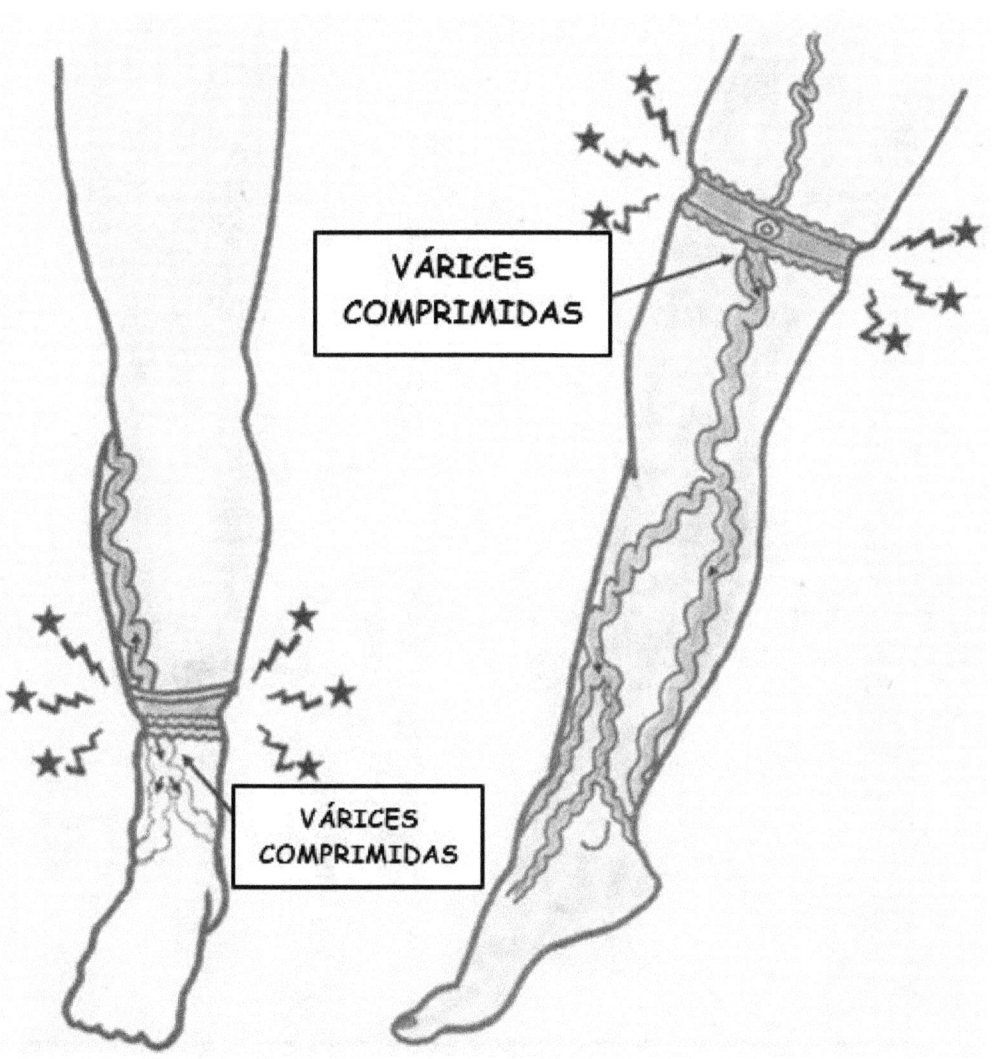

VÁRICES
COMPRIMIDAS

VÁRICES
COMPRIMIDAS

CONSEJO #22
NO USE LIGAS NI MEDIAS CON ELÁSTICOS QUE LE
APRIETEN LOS TEJIDOS Y LE DIFICULTEN LA
CIRCULACIÓN QUE DRENA LA SANGRE VENOSA DE
LOS PIES EN EL CORAZÓN Y LE FACILITE LA
APARICIÓN DE UNA COMPLICACIÓN.

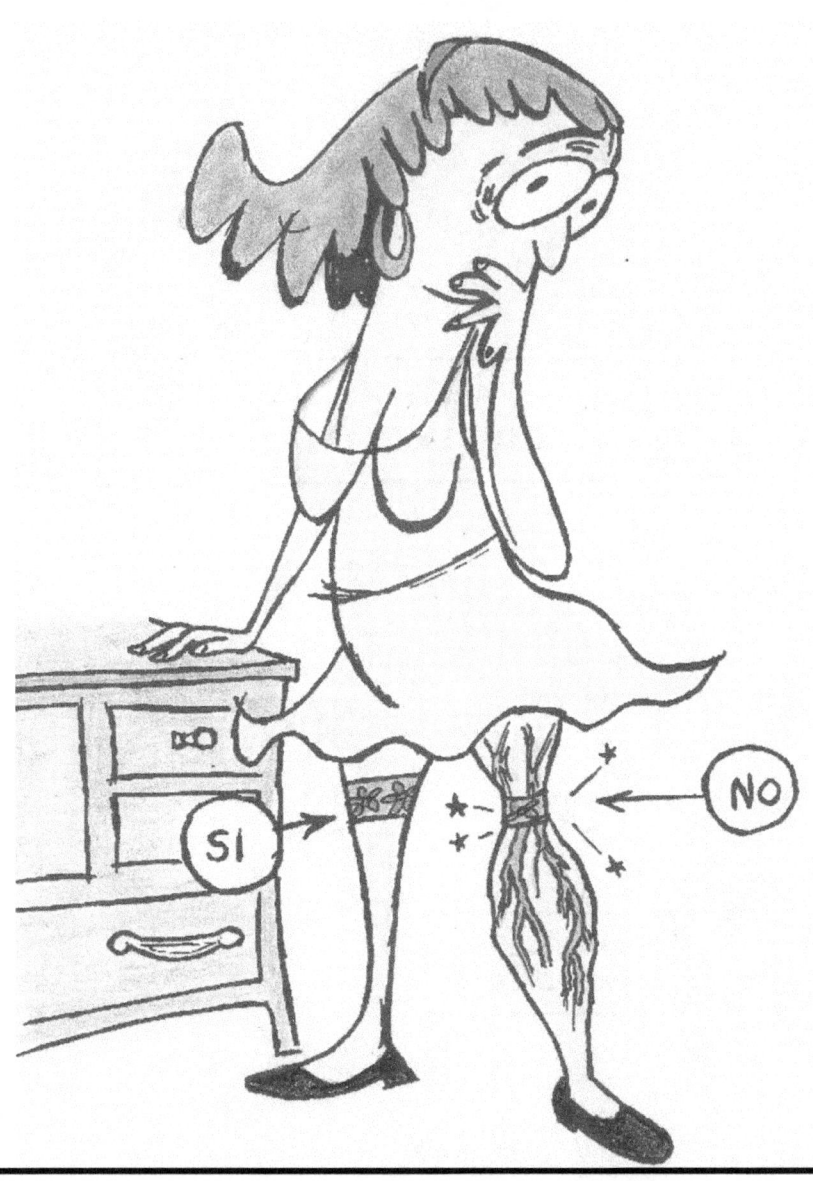

CONSEJO #22. CONTINUACIÓN.
LAS LIGAS Y MEDIAS CON ELÁSTICOS APRIETAN
LOS TEJIDOS MÁS EXTERNOS QUE SON LOS
TERRITORIOS DONDE ESTÁN SITUADOS EL
SISTEMA VENOSO SUPERFICIAL Y LAS VÁRICES,
PERTURBANDO SUS DRENAJES Y PROMOVIENDO LA
DILATACIÓN DE AMBAS.

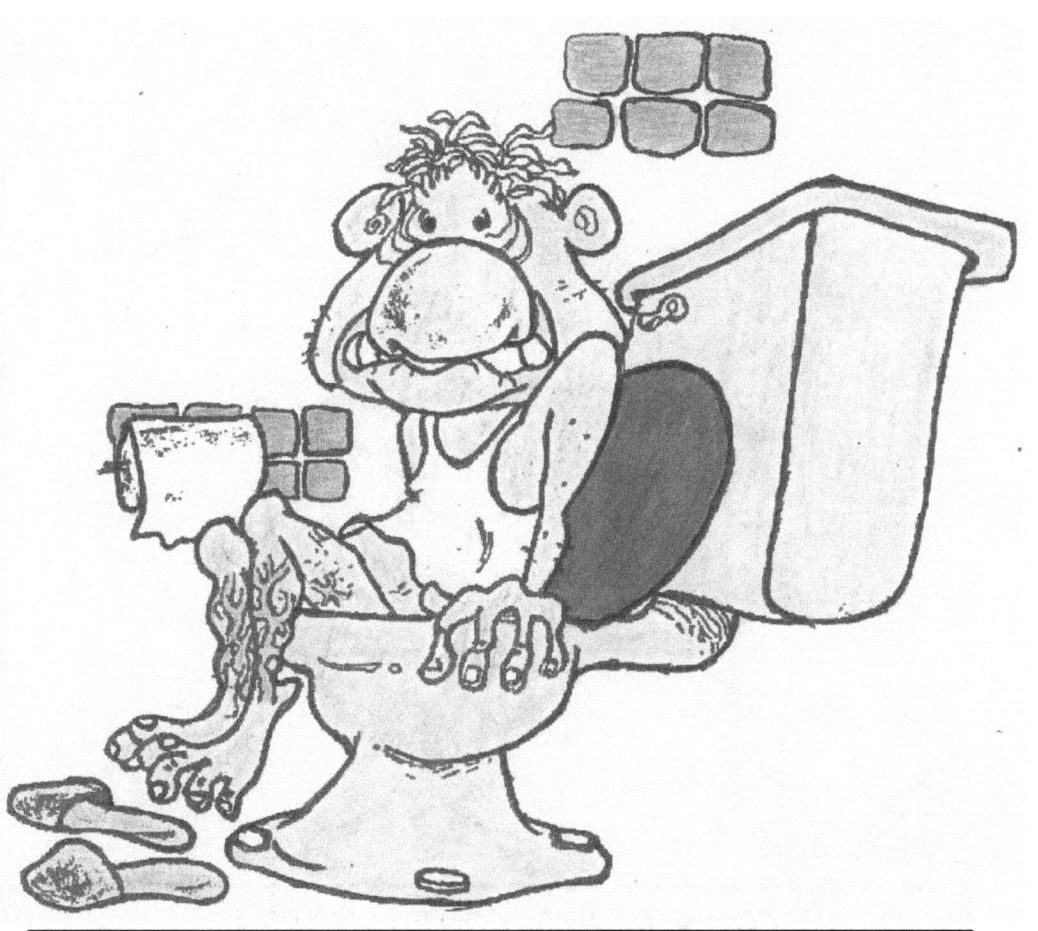

CONSEJO #23

MANTENGA EL VIENTRE AL CORRIENTE. EL
ESTREÑIMIENTO Y LOS PUJOS DESPLAZAN LA
SANGRE DE LA VENA CAVA INFERIOR DEL ABDOMEN
HACIA LAS PIERNAS Y PUEDEN HACER
INSUFICIENTES LAS VÁLVULAS DEL SISTEMA
VENOSO SUPERFICIAL Y PROVOCAR VÁRICES O
AGRAVAR LAS QUE YA EXISTEN.

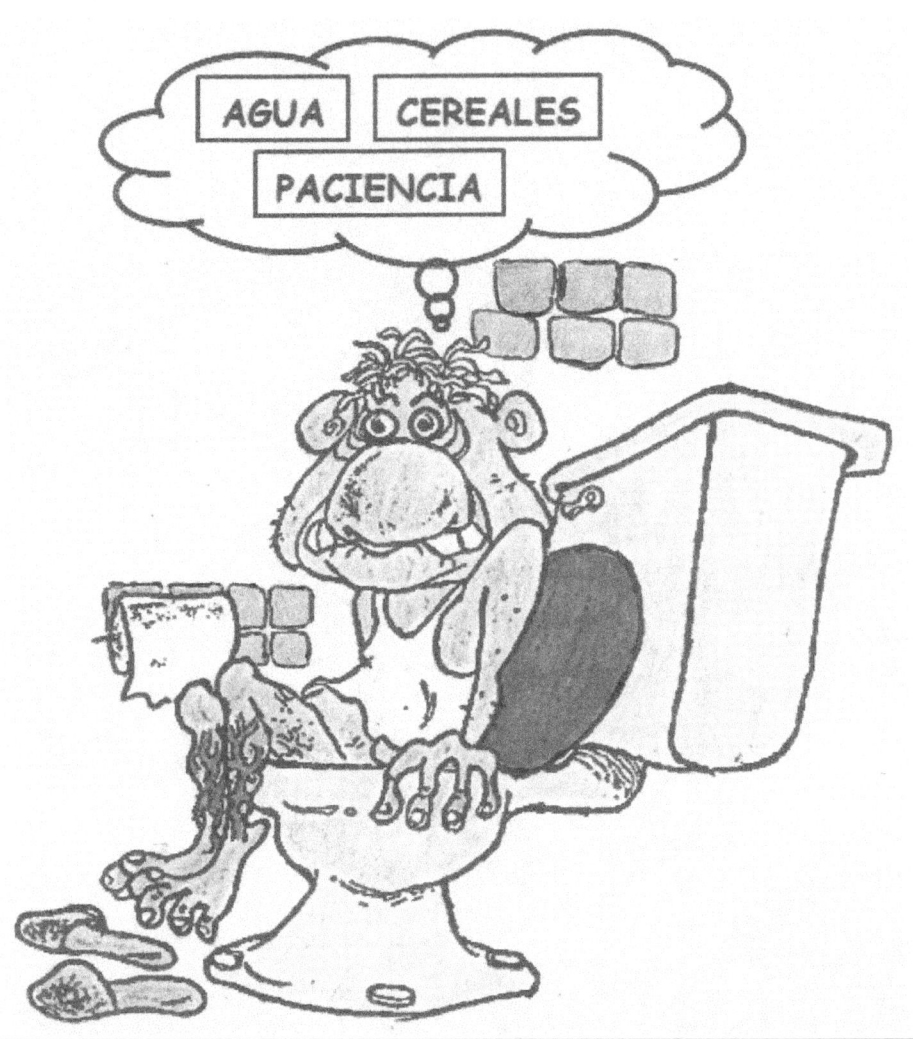

CONSEJO #23. CONTINUACIÓN.
USTED ESTÁ ESTREÑIDA CUANDO NO EXPULSA LAS
HECES FECALES CON LA FRECUENCIA HABITUAL Y
AL HACERLO TIENE QUE EJERCER UN ESFUERZO
ABDOMINAL INTENSO.
PARA EVITAR ESTA CAUSA DE APARICIÓN DE
VÁRICES O AGRAVAMIENTO DE LAS EXISTENTES,
SOLICITE UN TURNO CON EL ESPECIALISTA DE
VÁRICES PARA QUE LA ENVÍE AL DIETISTA.

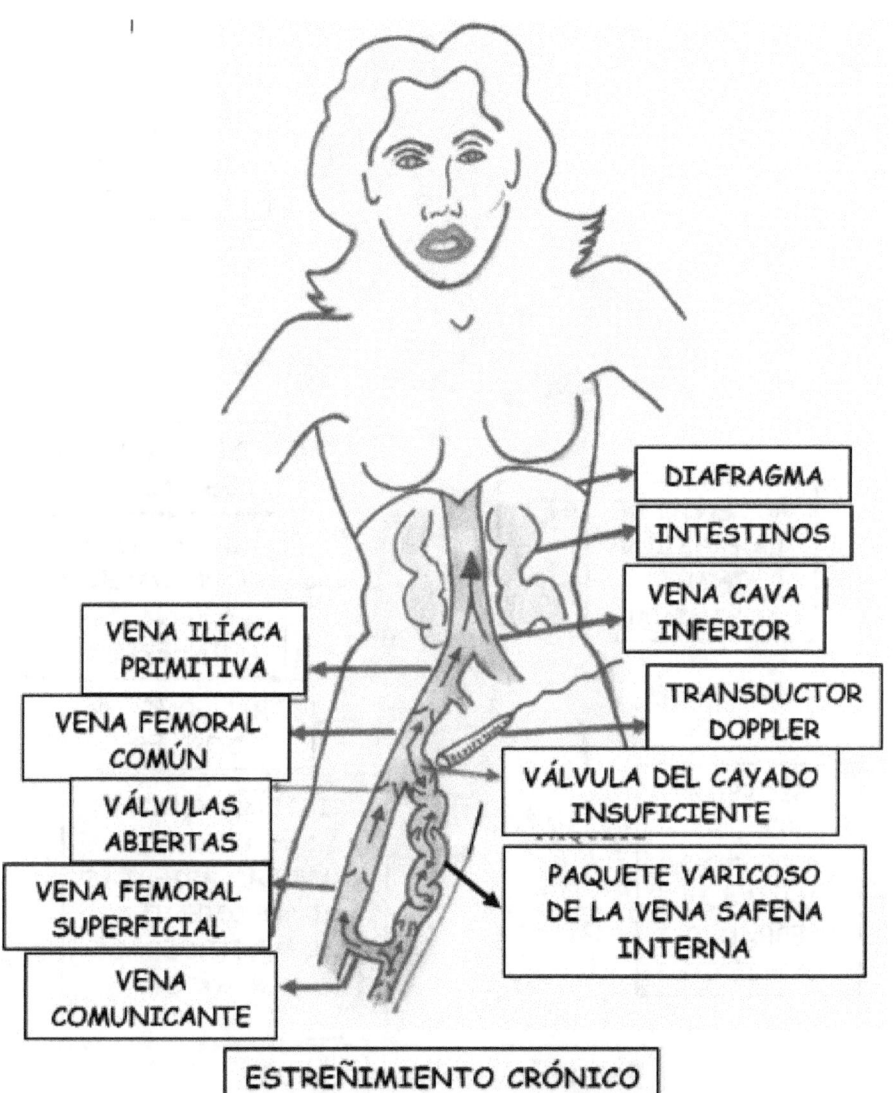

DIAFRAGMA

INTESTINOS

VENA CAVA INFERIOR

VENA ILÍACA PRIMITIVA

VENA FEMORAL COMÚN

VÁLVULAS ABIERTAS

VENA FEMORAL SUPERFICIAL

VENA COMUNICANTE

TRANSDUCTOR DOPPLER

VÁLVULA DEL CAYADO INSUFICIENTE

PAQUETE VARICOSO DE LA VENA SAFENA INTERNA

ESTREÑIMIENTO CRÓNICO

PACIENTE QUE PADECE DE ESTREÑIMIENTO CRÓNICO Y VÁRICES EN LA VENA SAFENA INTERNA DERECHA POR INSUFICIENCIA DE LA VÁLVULA DEL CAYADO.
OBSERVE QUE LOS INTESTINOS NO COMPRIMEN LA VENA CAVA INFERIOR.

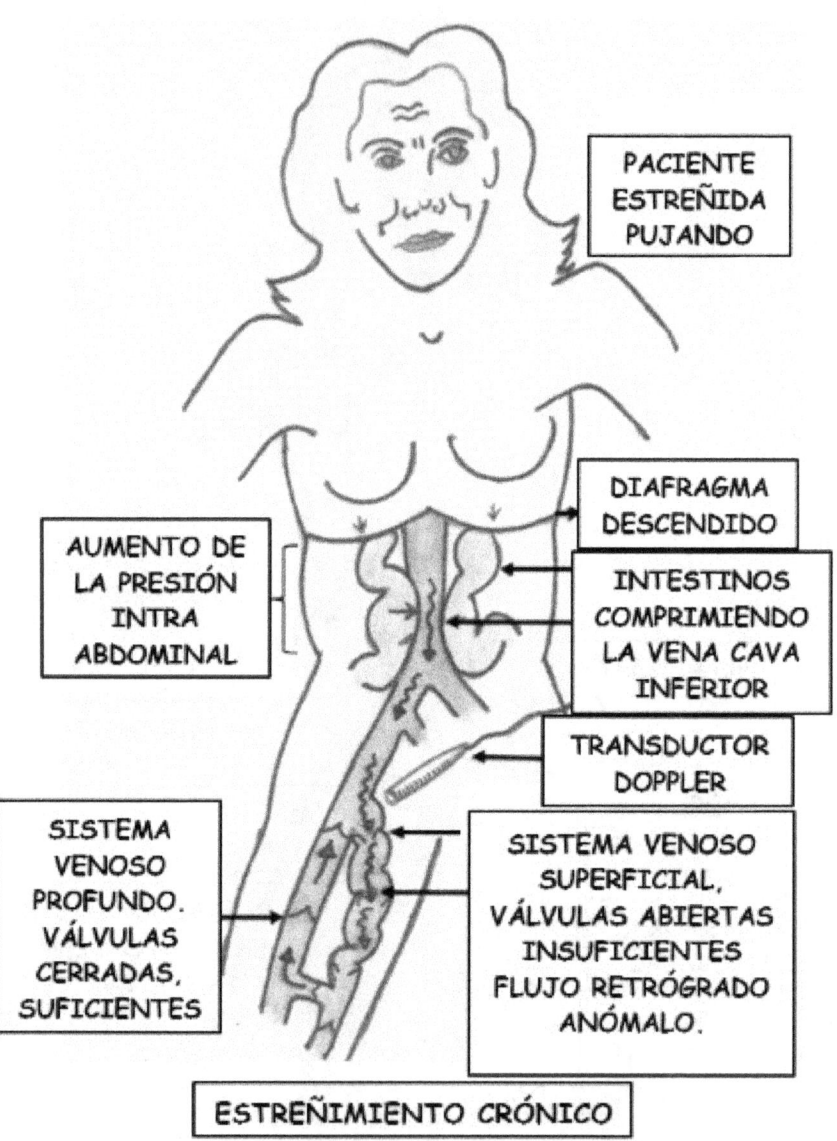

PACIENTE
ESTREÑIDA
PUJANDO

DIAFRAGMA
DESCENDIDO

INTESTINOS
COMPRIMIENDO
LA VENA CAVA
INFERIOR

AUMENTO DE
LA PRESIÓN
INTRA
ABDOMINAL

TRANSDUCTOR
DOPPLER

SISTEMA
VENOSO
PROFUNDO.
VÁLVULAS
CERRADAS,
SUFICIENTES

SISTEMA VENOSO
SUPERFICIAL,
VÁLVULAS ABIERTAS
INSUFICIENTES
FLUJO RETRÓGRADO
ANÓMALO.

ESTREÑIMIENTO CRÓNICO

PACIENTE CON ESTREÑIMIENTO CRÓNICO,
PUJANDO, AUMENTA LA PRESIÓN ABDOMINAL Y
LOS INTESTINOS COMPRIMEN LA VENA CAVA
INFERIOR HACIENDO RETROCEDER LA SANGRE (VER
LA FLECHA) HACIA LAS PIERNAS, DILATANDO AÚN
MÁS LAS VÁRICES.

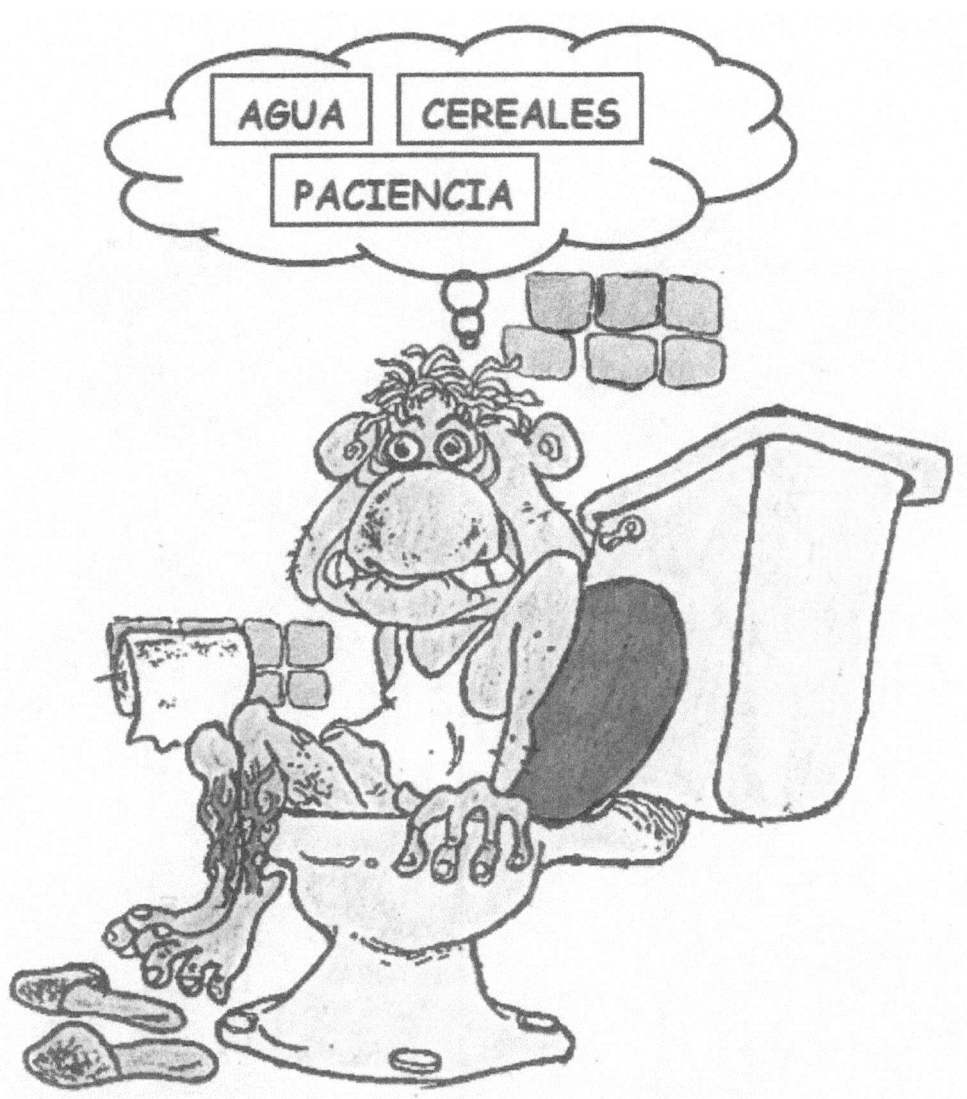

CONSEJO #23. CONTINUACIÓN.

Y MIENTRAS TANTO:

1. NO DEJE DE IR AL SERVICIO CUANDO TENGA DESEOS DE DEFECAR.

2. CUANDO VAYA AL SERVICIO, TÓMESE EL TIEMPO NECESARIO, NO SE APURE.

3. Y TOME MUCHA AGUA.

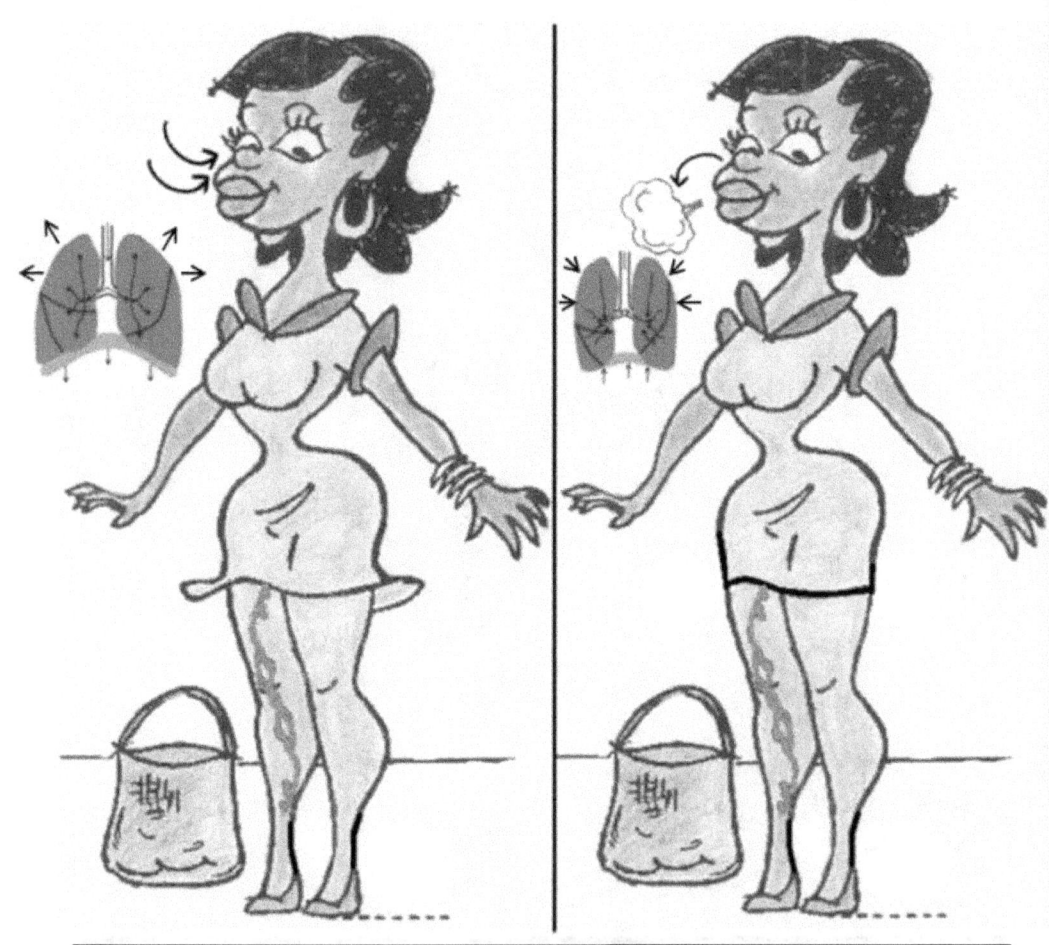

CONSEJO #24

INSPIRE PROFUNDAMENTE 15 VECES NO MENOS DE TRES VECES AL DÍA. LAS CONTRACCIONES DEL DIAFRAGMA DURANTE LA RESPIRACIÓN CREAN UNA DISMINUCIÓN DE PRESIÓN EN EL TÓRAX, FAVORECIENDO EL CURSO DE LA SANGRE HACIA EL CORAZÓN.

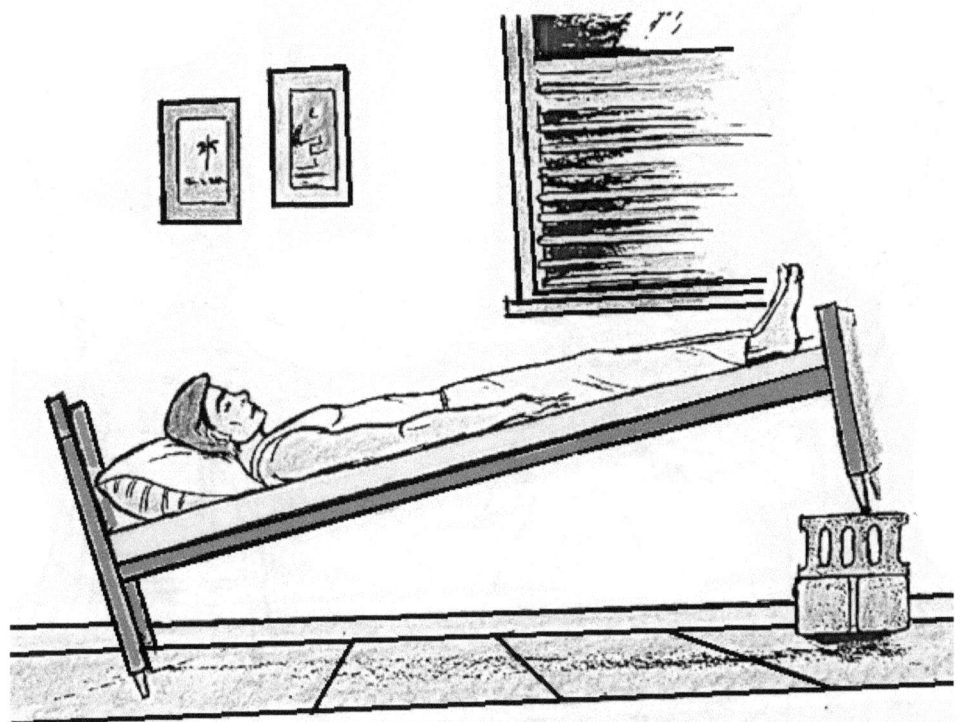

CONSEJO #25

DUERMA CON LA CAMA ELEVADA POR LOS PIES
COLOCÁNDOLE DOS TACOS DEBAJO DE LAS PATAS
DISTALES PARA VACIAR DE SANGRE LAS VÁRICES
DE LAS PIERNAS.

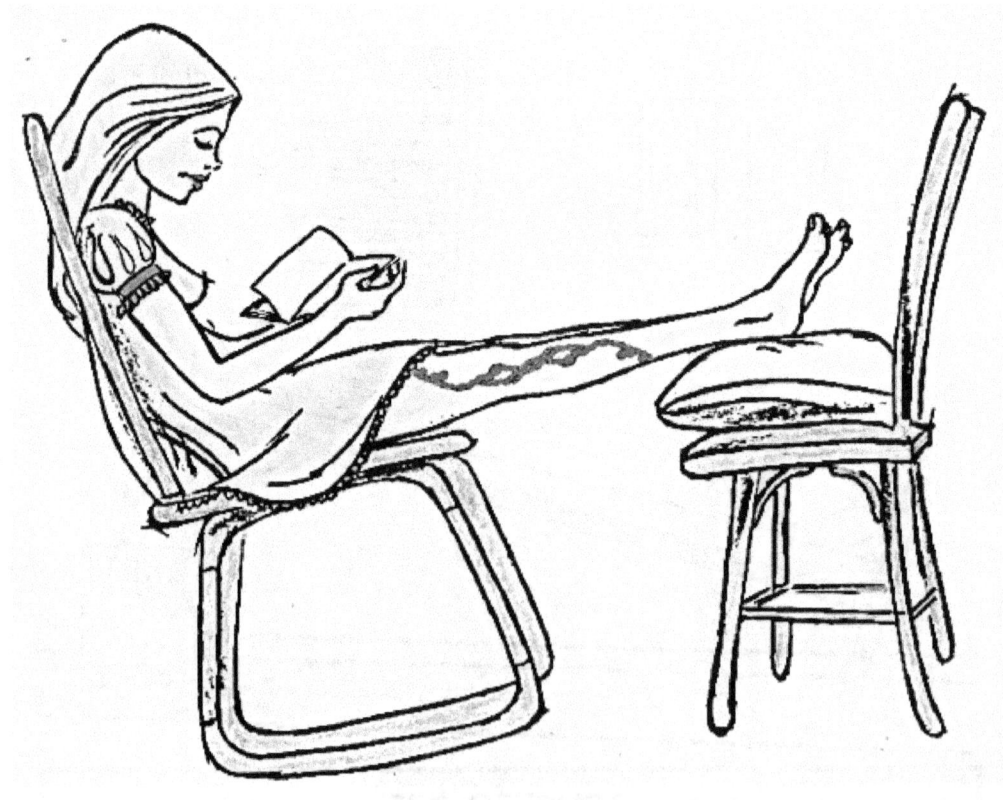

CONSEJO #26
CUANDO PERMANEZCA SENTADA, SI LE ES POSIBLE, ACOSTÚMBRESE A LEVANTAR LOS PIES SOBRE UNA BANQUETA PARA FACILITAR EL DRENAJE VENOSO.

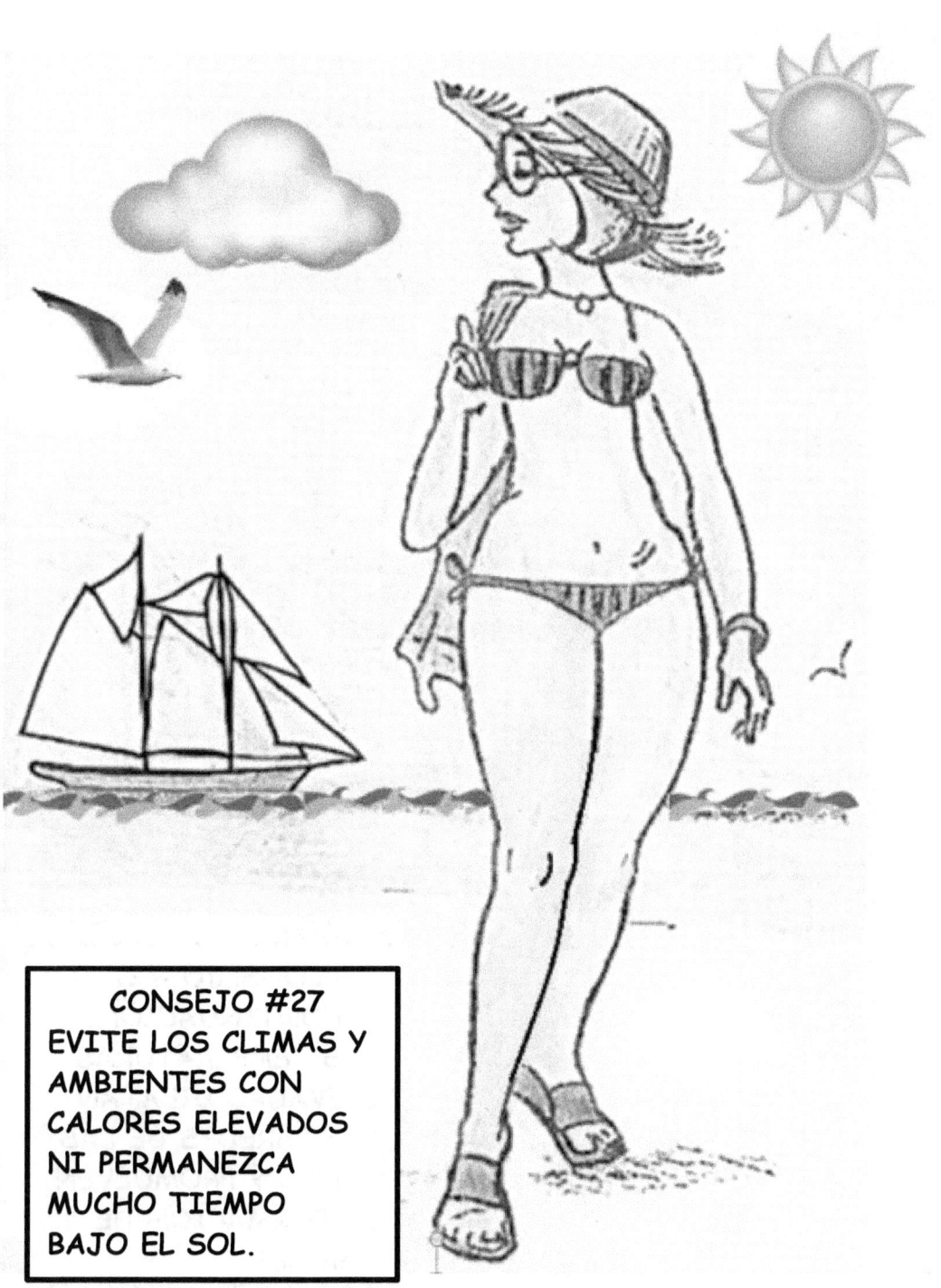

CONSEJO #27
EVITE LOS CLIMAS Y
AMBIENTES CON
CALORES ELEVADOS
NI PERMANEZCA
MUCHO TIEMPO
BAJO EL SOL.

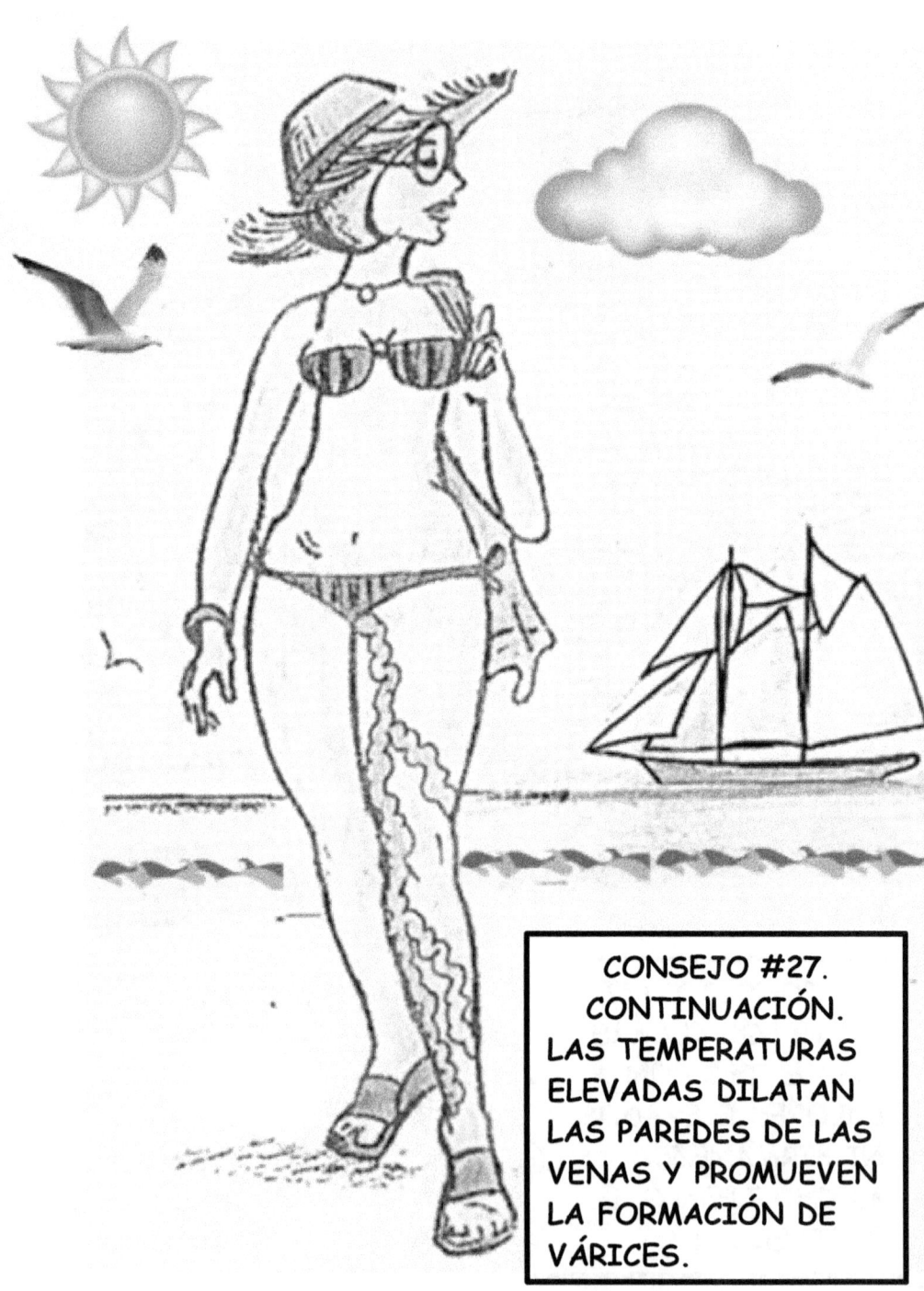

CONSEJO #27.
CONTINUACIÓN.
LAS TEMPERATURAS
ELEVADAS DILATAN
LAS PAREDES DE LAS
VENAS Y PROMUEVEN
LA FORMACIÓN DE
VÁRICES.

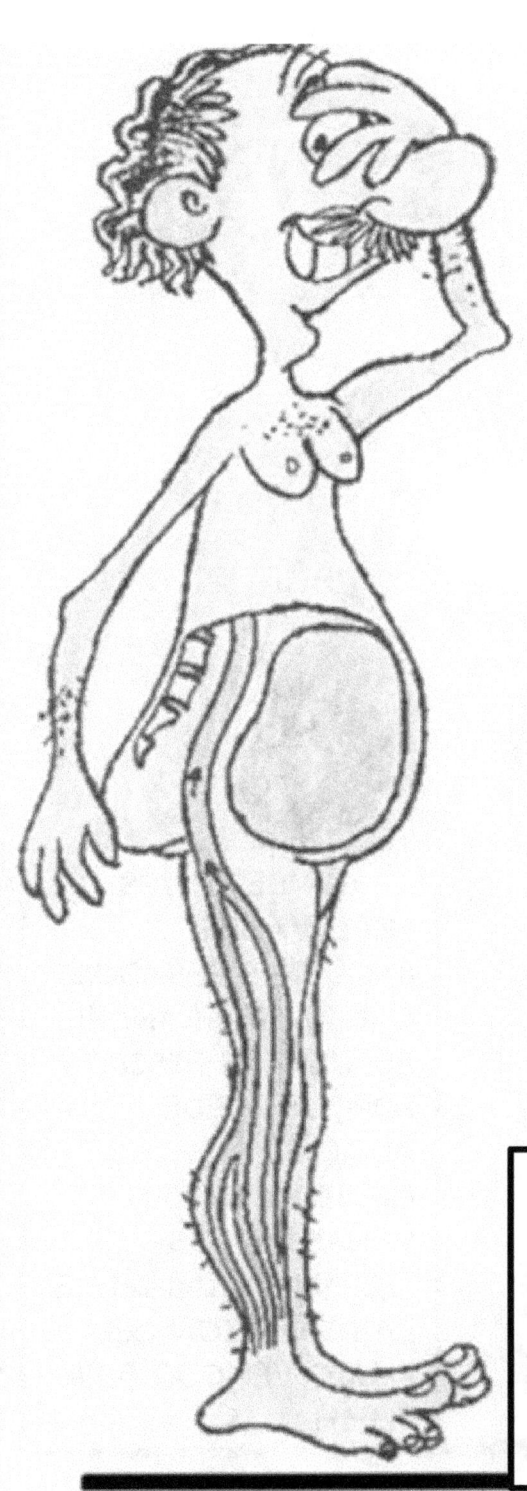

CONSEJO #28
CIRCULACIÓN NORMAL
EN LAS VENAS DE LAS
PIERNAS Y DEL
ABDOMEN SIN
REALIZAR ESFUERZOS
FÍSICOS.

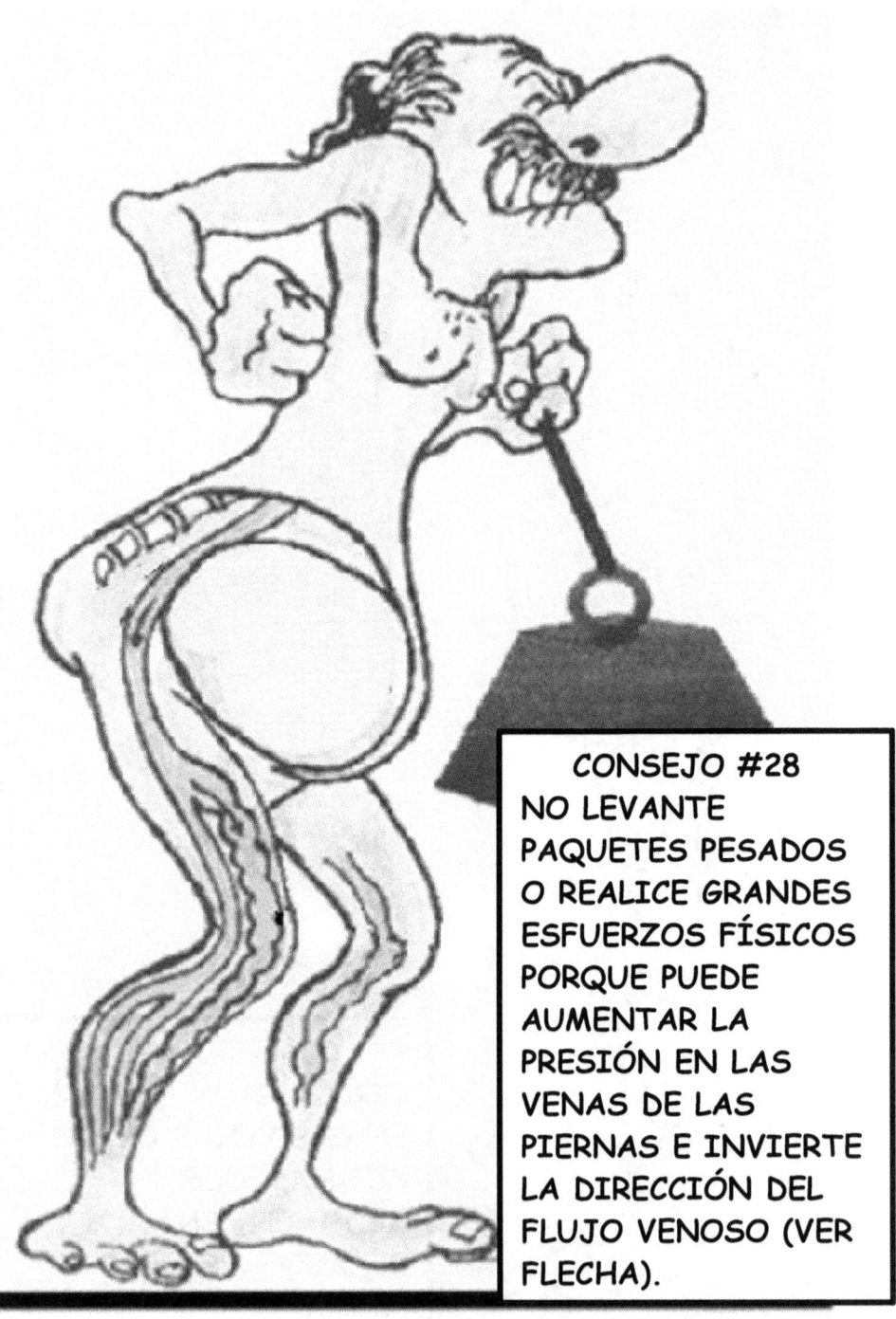

CONSEJO #28
NO LEVANTE
PAQUETES PESADOS
O REALICE GRANDES
ESFUERZOS FÍSICOS
PORQUE PUEDE
AUMENTAR LA
PRESIÓN EN LAS
VENAS DE LAS
PIERNAS E INVIERTE
LA DIRECCIÓN DEL
FLUJO VENOSO (VER
FLECHA).

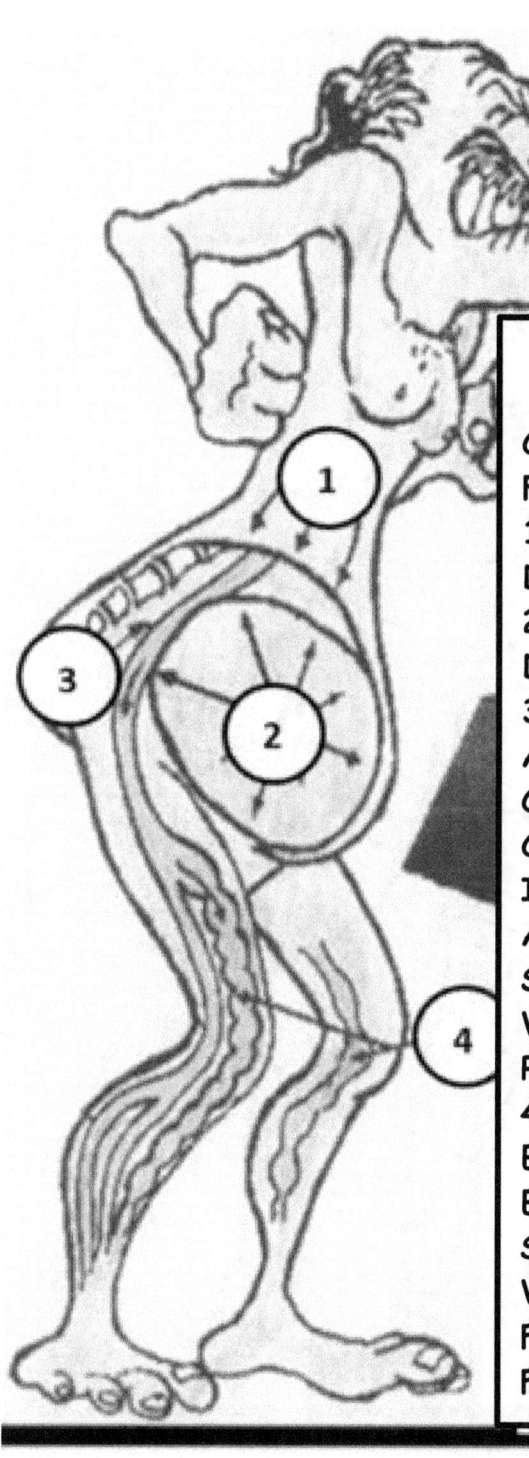

CONSEJO #28.
CONTINUACIÓN.
CUANDO USTED HACE
FUERZAS:
1. EL DIAFRAGMA
DESCIENDE.
2. EL ABDOMEN SE
DILATA.
3. LAS VÍSCERAS
ABDOMINALES
COMPRIMEN LA VENA
CAVA INFERIOR
IMPIDIENDO EL
ASCENSO DE LA
SANGRE EN LAS
VENAS DE LAS
PIERNAS.
4. LA SANGRE VENOSA
EN LAS PIERNAS SE
ESTANCA, LAS VENAS
SE DILATAN, LAS
VÁLVULAS NO
FUNCIONAN Y SE
FORMAN VÁRICES.

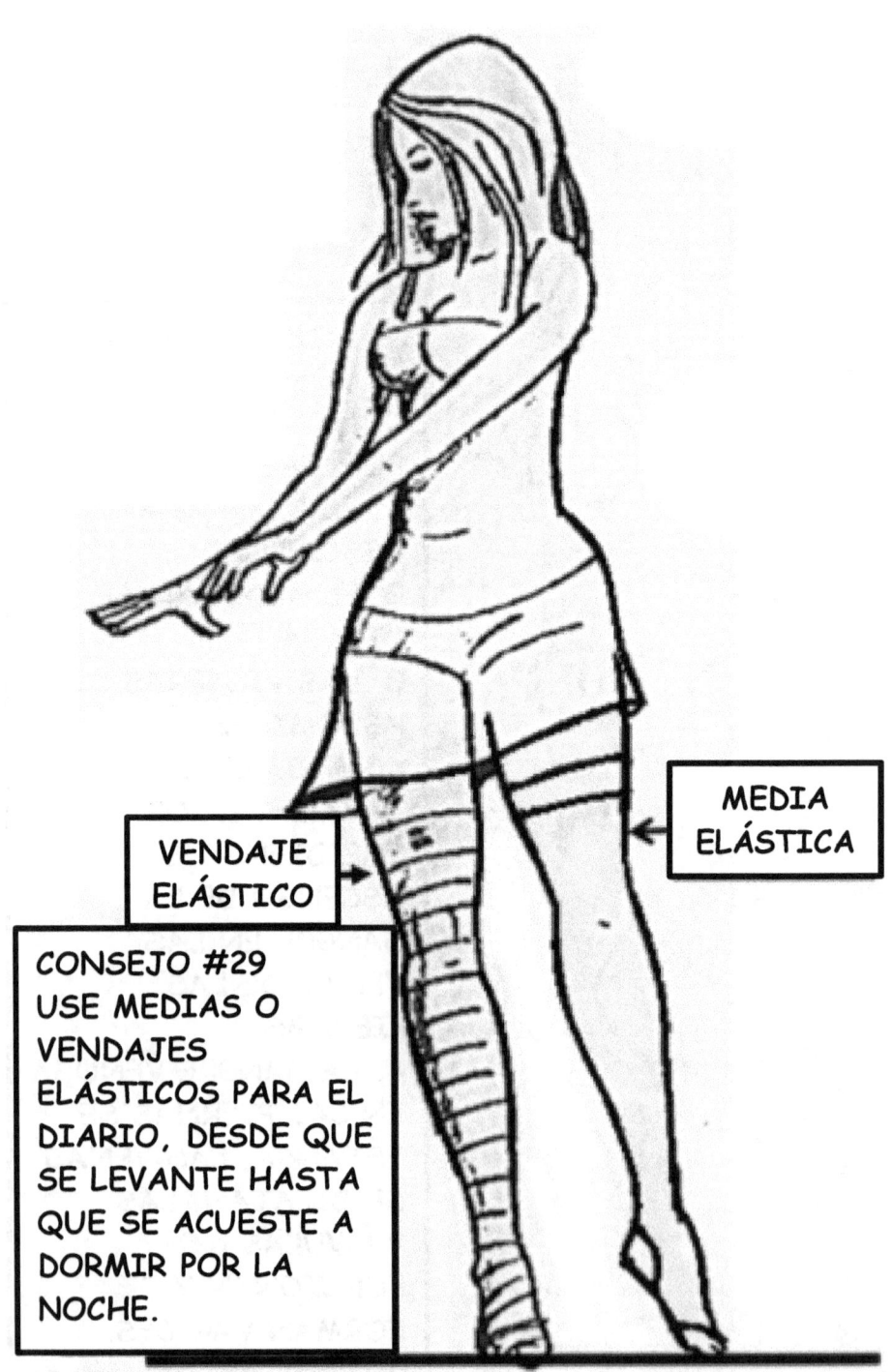

MEDIA ELÁSTICA

VENDAJE ELÁSTICO

CONSEJO #29 USE MEDIAS O VENDAJES ELÁSTICOS PARA EL DIARIO, DESDE QUE SE LEVANTE HASTA QUE SE ACUESTE A DORMIR POR LA NOCHE.

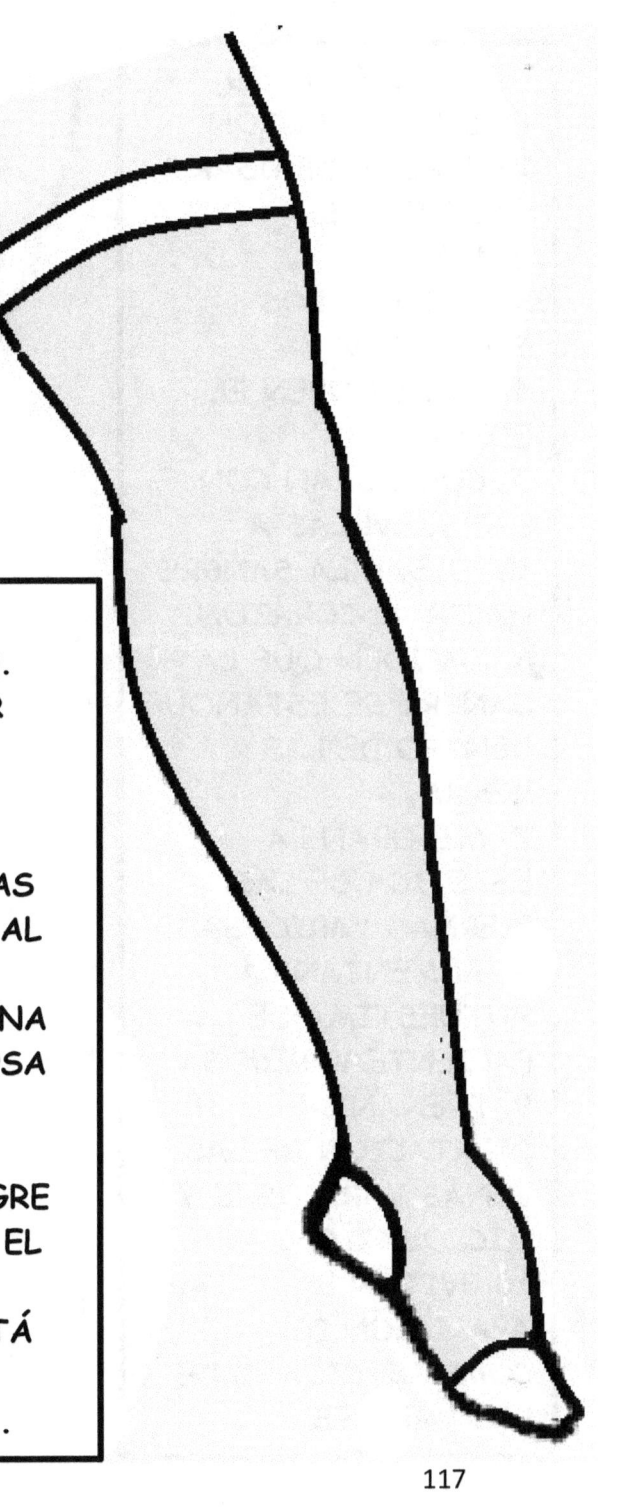

CONSEJO #29.
CONTINUACIÓN.
VENTAJAS DE USAR
LAS MEDIAS
ELÁSTICAS:
1. IMPIDEN EL
CRECIMIENTO DE LAS
VENAS VARICOSAS AL
COMPRIMIRLAS.
2. SUMINISTRAN UNA
PRESIÓN PROVECHOSA
A LAS VÁRICES
SUPERFICIALES,
ENVIANDO LA SANGRE
ESTANCADA HACIA EL
SISTEMA VENOSO
PROFUNDO QUE ESTÁ
FUNCIONANDO DE
MANERA ADECUADA.

117

CONSEJO #29,
CONTINUACIÓN.
VENTAJAS DE USAR
LAS MEDIAS
ELÁSTICAS:
3. ALIVIAN LOS
SÍNTOMAS.
4. DISMINUYEN EL
EDEMA.
5. COLABORAN CON
LAS VÁLVULAS A
IMPULSAR LA SANGRE
HACIA EL CORAZÓN.
6. IMPIDEN QUE LA
SANGRE SE ESTANQUE
DENTRO DE LAS
VENAS.
7. MEJORAN LA
ESTÉTICA DE LAS
PIERNAS VARICOSAS.
8. AUMENTAN LA
AUTOESTIMA DE LA
PACIENTE VARICOSA.
9. FRENAN LA
DILATACIÓN DE LAS
VENAS VARICOSAS Y
MICROVÁRICES.
10.EVITAN LA
APARICIÓN DE
COMPLICACIONES DE
LAS VÁRICES.

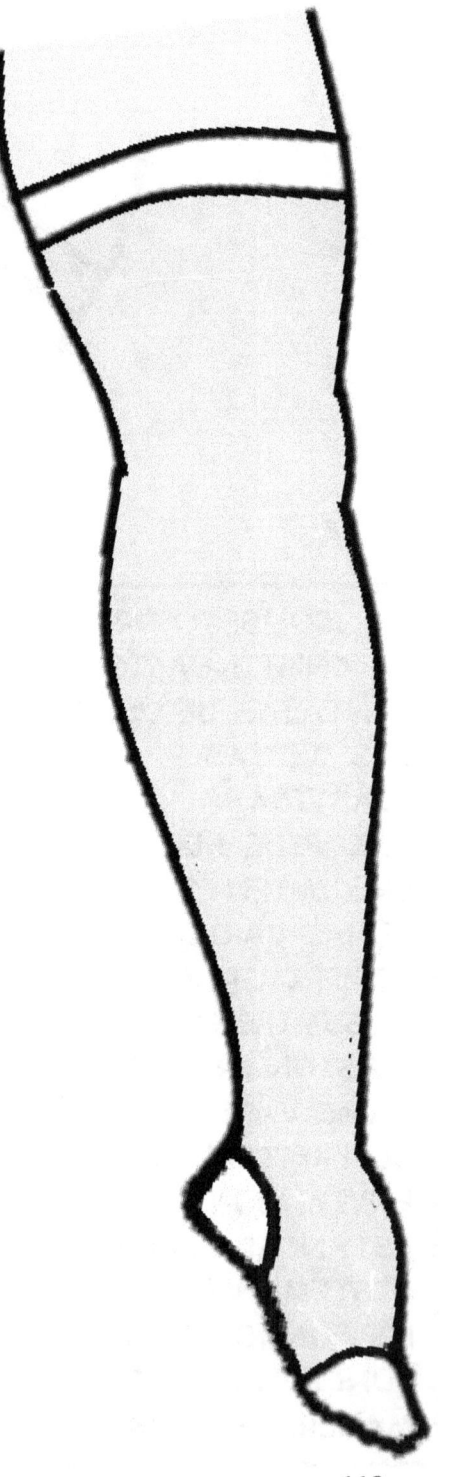

CONSEJO #29.
CONTINUACIÓN.
COMO PONERSE LA MEDIA
ELÁSTICA COMPRESIVA.
1. SIÉNTESE EN UN LUGAR
CÓMODO Y APROPIADO QUE LE
FACILITE LOS MOVIMIENTOS
PARA PONÉRSELA.
2. DESPÓJESE DE JOYAS,
ANILLOS, PULSOS Y RELOJ
QUE PUEDAN DAÑARLA.
3. ASEGÚRESE QUE LAS UÑAS
DEL PIE Y LAS MANOS ESTÉN
CORTAS Y SIN FILOS NI
PUNTAS.
4. APLÍQUESE TALCO EN TODA
LA PIERNA.
5. ENRÓLLELA DE ARRIBA
HACIA ABAJO HASTA DONDE
PUEDA
6. INTRODUZCA PRIMERO EL
PIE HASTA QUE PERCIBA QUE
ESTÁ BIEN ADENTRO Y
CÓMODO.
7. DESENRÓLLELA ESTIRANDO
HACÍA ARRIBA EL RESTO DE
LA MEDIA SOBRE LA
SUPERFICIE DE LA PIERNA CON
TALCO. SI SE SIENTE MÁS
CÓMODA PUEDE UTILIZAR
GUANTES DE GOMA PARA
REALIZAR ESTA MANIOBRA.

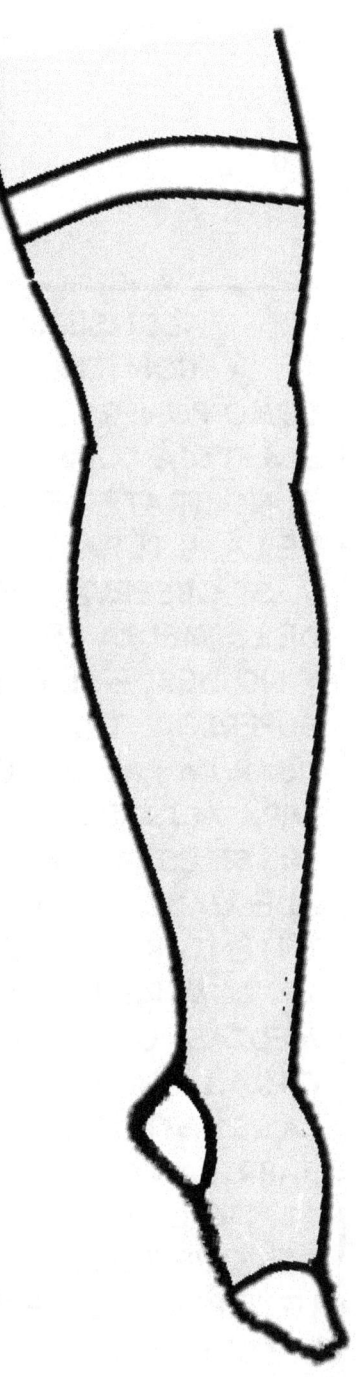

CONSEJO #29.

CONTINUACIÓN.

COMO PONERSE LA MEDIA ELÁSTICA COMPRESIVA.

8. NO TRATE DE SUBIRLA MÁS DE LA ALTURA QUE TIENE.

9. SI OBSERVA ARRUGAS TIRE DE LA MEDIA CERCA DE ELLAS Y NO DESDE EL BORDE SUPERIOR. TAMBIÉN PUEDE USAR LA PALMA DE LA MANO PARA ALISARLA.

10. SI ESTA TORCIDA, LO MÁS ADECUADO ES QUITÁRSELA E INTENTAR DE NUEVO.

10. CÓMPRESE DOS PARES DE MEDIAS, UNA USÁNDOLA, LA OTRA LAVÁNDOLA, SIGUIENDO LAS INSTRUCCIONES DEL FABRICANTE.

11. NO LA USE MÁS TIEMPO DEL QUE TIENEN DE VIDA ÚTIL PORQUE PIERDEN SU ELASTICIDAD.

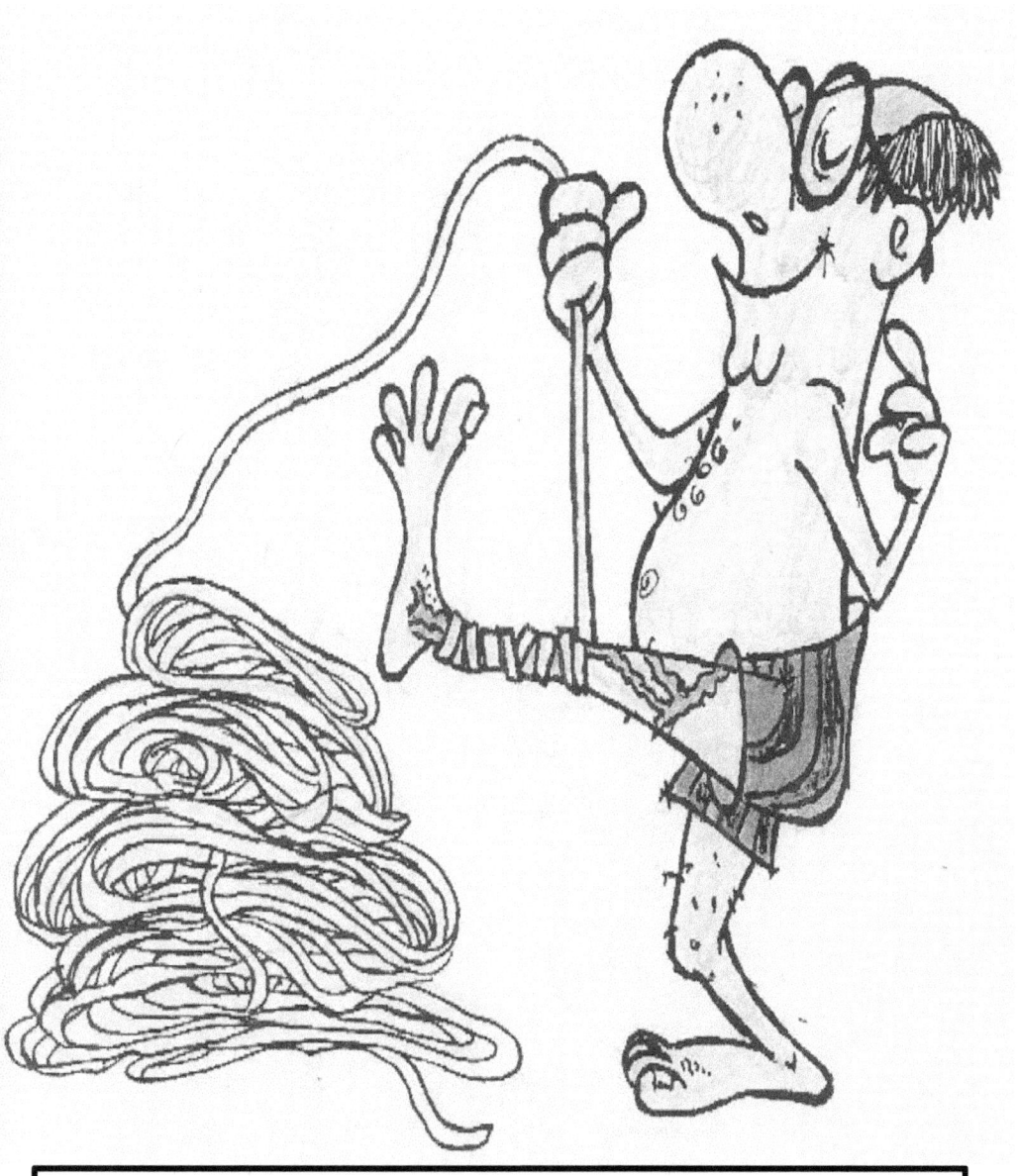

CONSEJO #30
APRENDA A COLOCARSE CORRECTAMENTE LOS
VENDAJES ELÁSTICOS, PUEDEN HACER MÁS DAÑO
QUE BENEFICIOS SI SE USAN DE MANERA
INADECUADA.

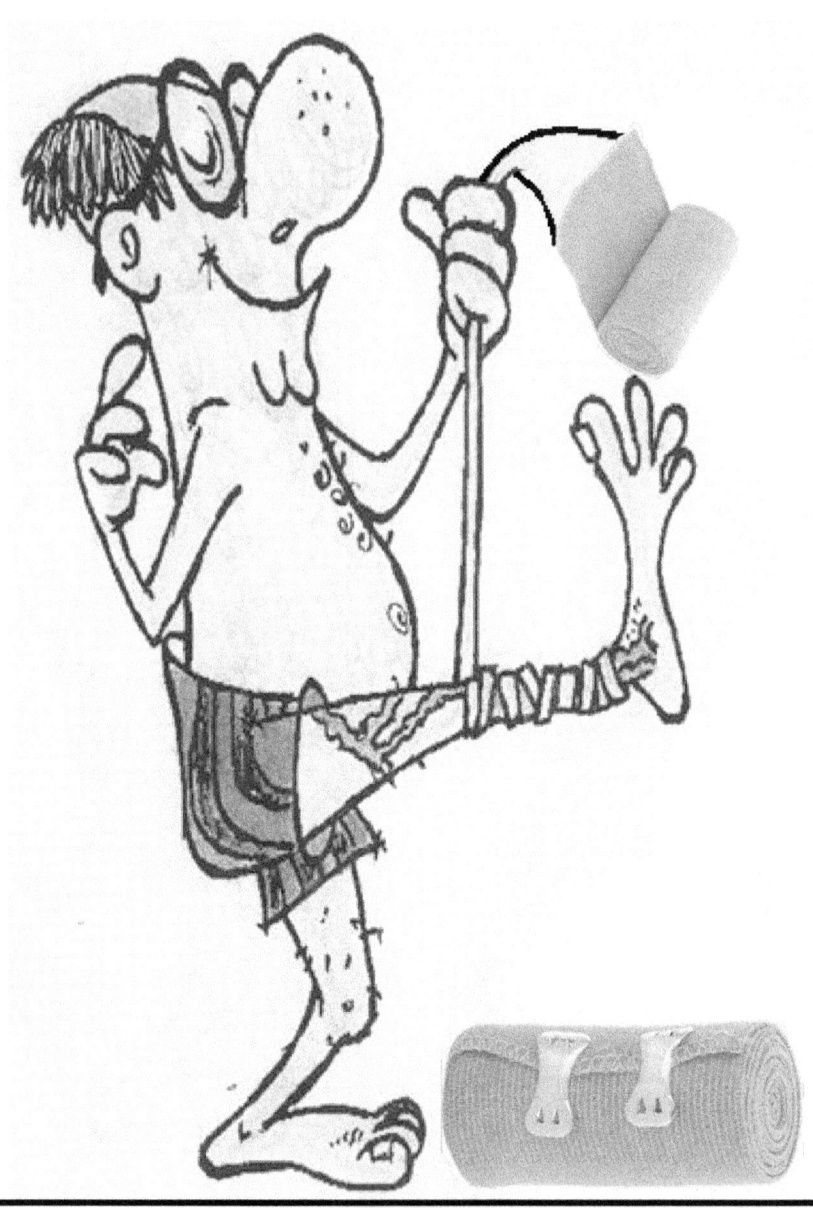

CONSEJO #31
USE EL VENDAJE ELÁSTICO DEL TAMAÑO
APROPIADO INDICADO POR EL ESPECIALISTA EN
VÁRICES, DE ACUERDO CON EL GROSOR DE PIERNA
Y TAMAÑO CORPORAL.

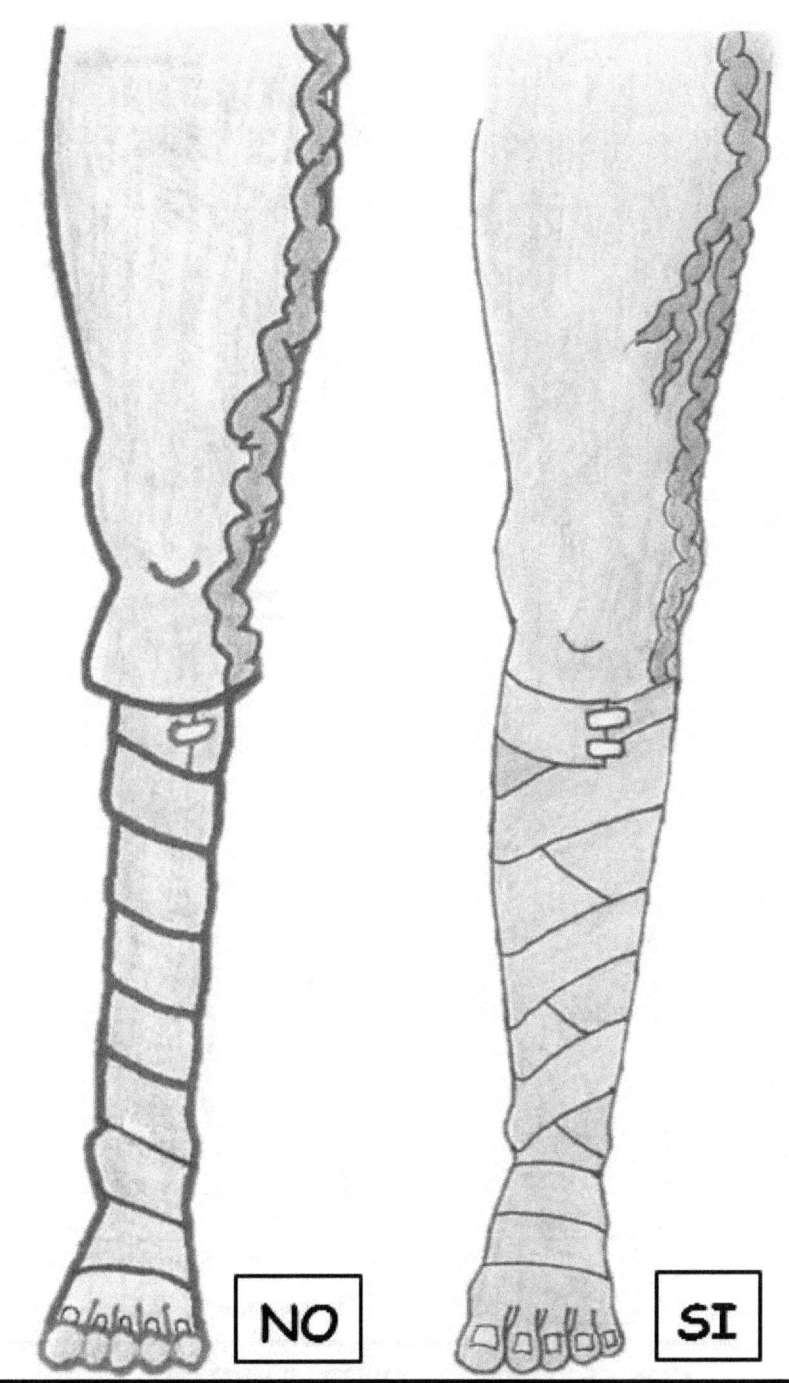

NO

SI

CONSEJO #31. CONTINUACIÓN.
VENDAJE ELÁSTICO DEMASIADO APRETADO.

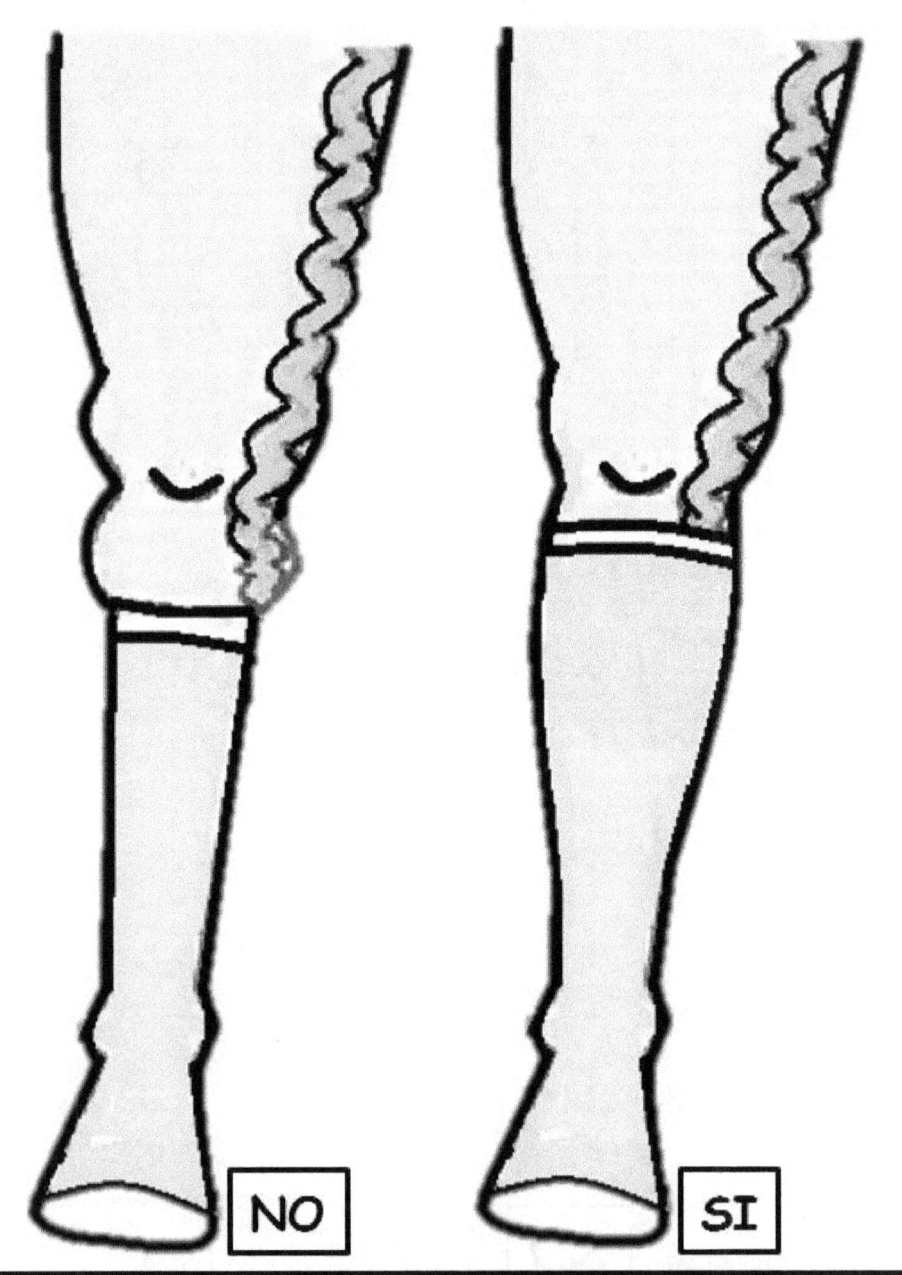

NO

SI

CONSEJO #31. CONTINUACIÓN.
MEDIA ELÁSTICO DEMASIADO APRETADO EN EL
LADO IZQUIERDO, CORRECTA A LA DERECHA.

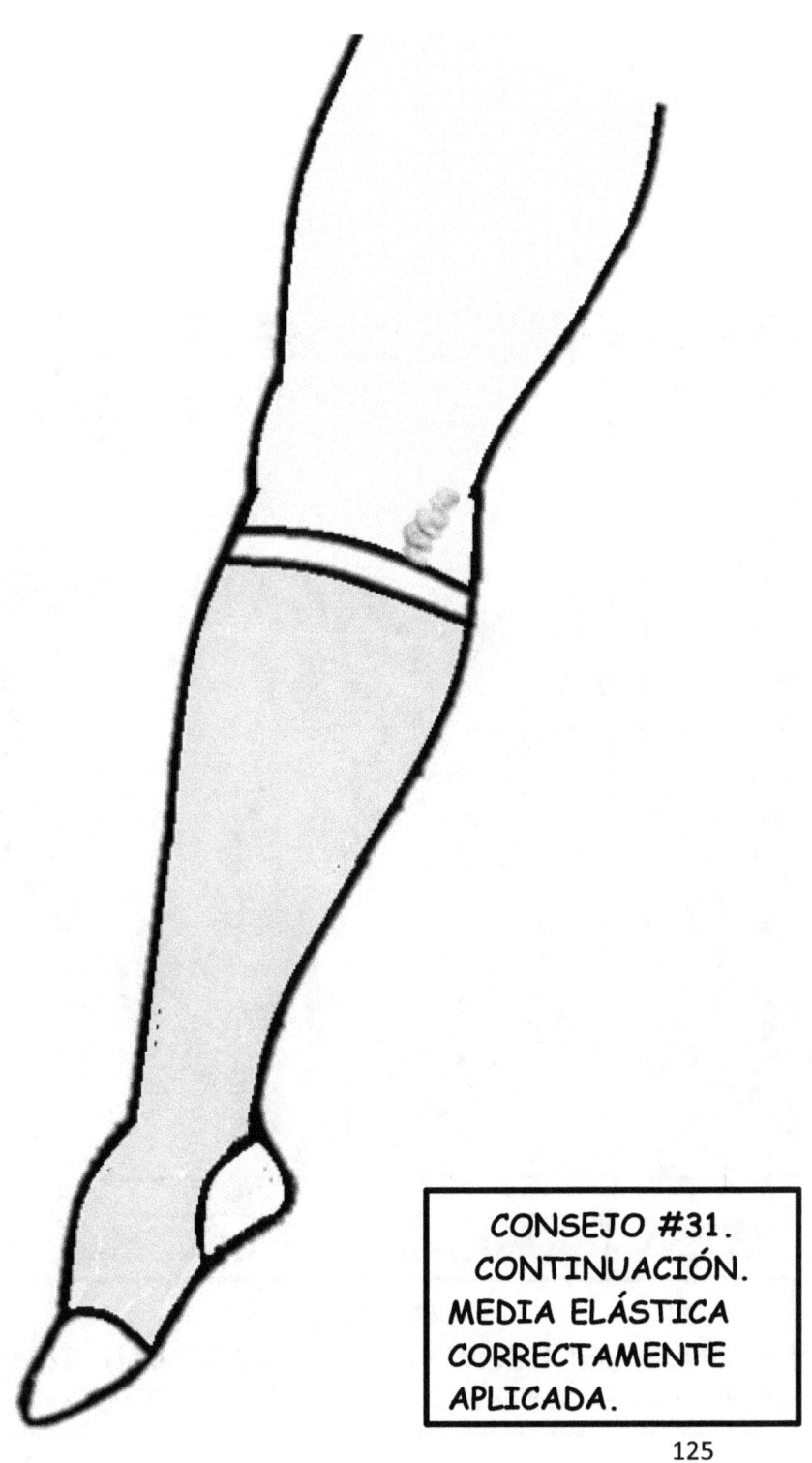

CONSEJO #31.
CONTINUACIÓN.
MEDIA ELÁSTICA
CORRECTAMENTE
APLICADA.

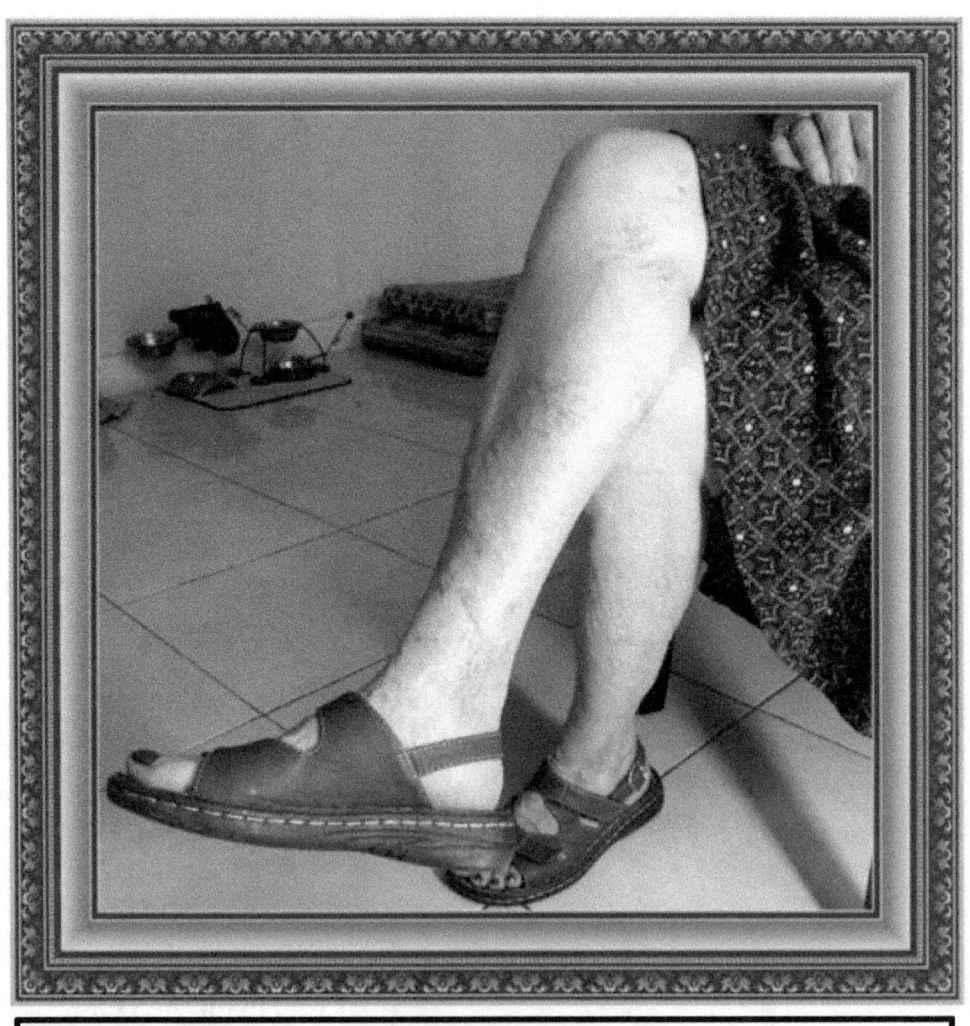

CONSEJO #32
CUANDO ESTA SENTADA, NO CRUCE LAS PIERNAS
POR UN PERÍODO PROLONGADO DE TIEMPO.

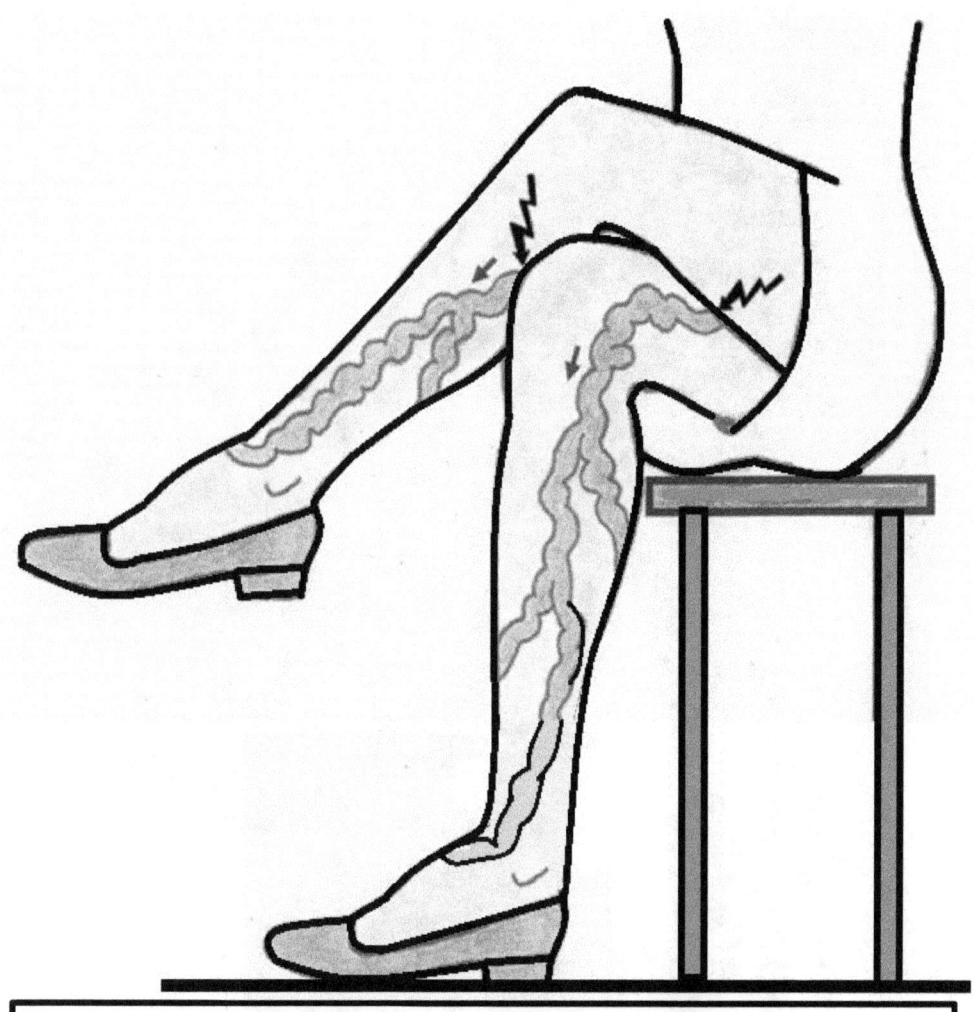

CONSEJO 32. CONTINUACIÓN.
ESTA POSICIÓN ENTORPECE LA CIRCULACIÓN
VENOSA EN LAS PIERNAS Y PIES, FAVORECIENDO
UNA COMPLICACIÓN.
COMO PUEDE OBSERVAR, HEMOS SEÑALADO LOS
SITIOS ANATÓMICOS DE POSIBLE MÁXIMA
COMPRESIÓN DE LAS VÁRICES.

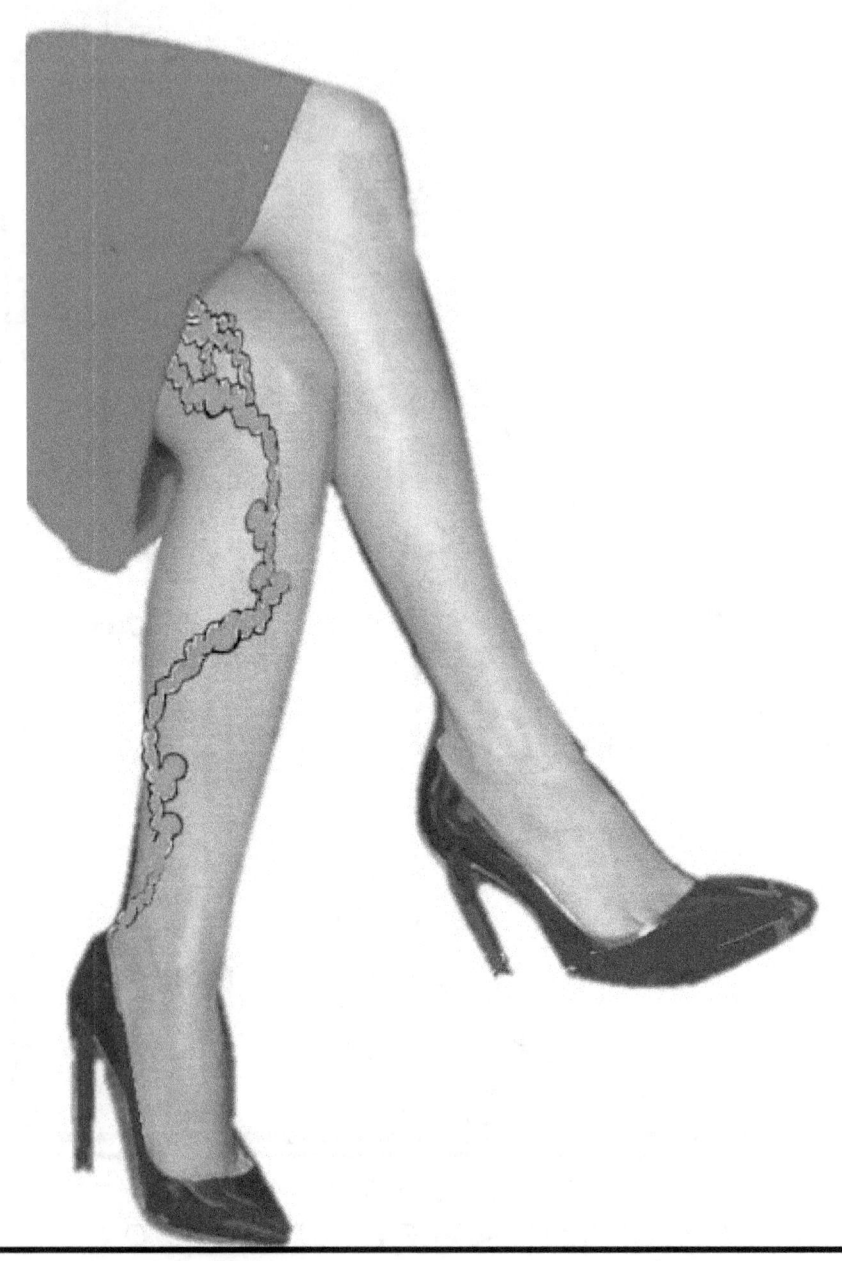

CONSEJO #32. CONTINUACIÓN.
CRUZAR LAS PIERNAS, ALTERA LA ANATOMÍA DE LA
CIRCULACIÓN SUPERFICIAL VENOSA DE RETORNO
AL CORAZÓN. NO PERMANEZCA UN TIEMPO
PROLONGADO EN ESTA POSICIÓN.

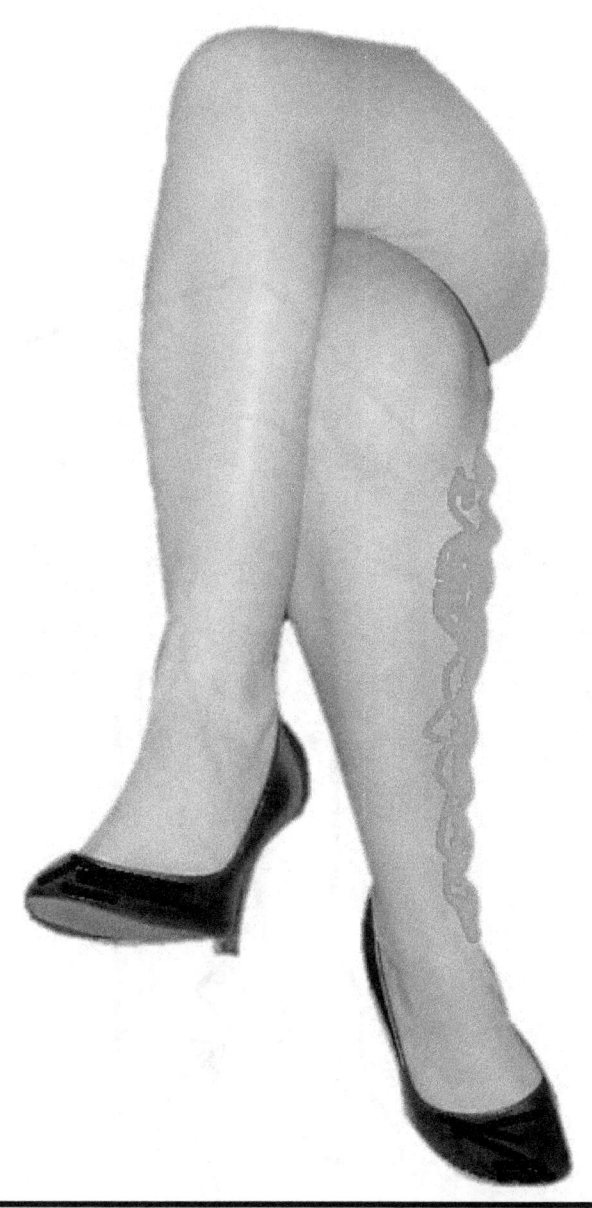

CONSEJO 32. CONTINUACIÓN.
EVITE ESTA POSICIÓN, PUEDE PROVOCAR LA
APARICIÓN DE VÁRICES Y EL INCREMENTO DE LAS
QUE YA TIENE.

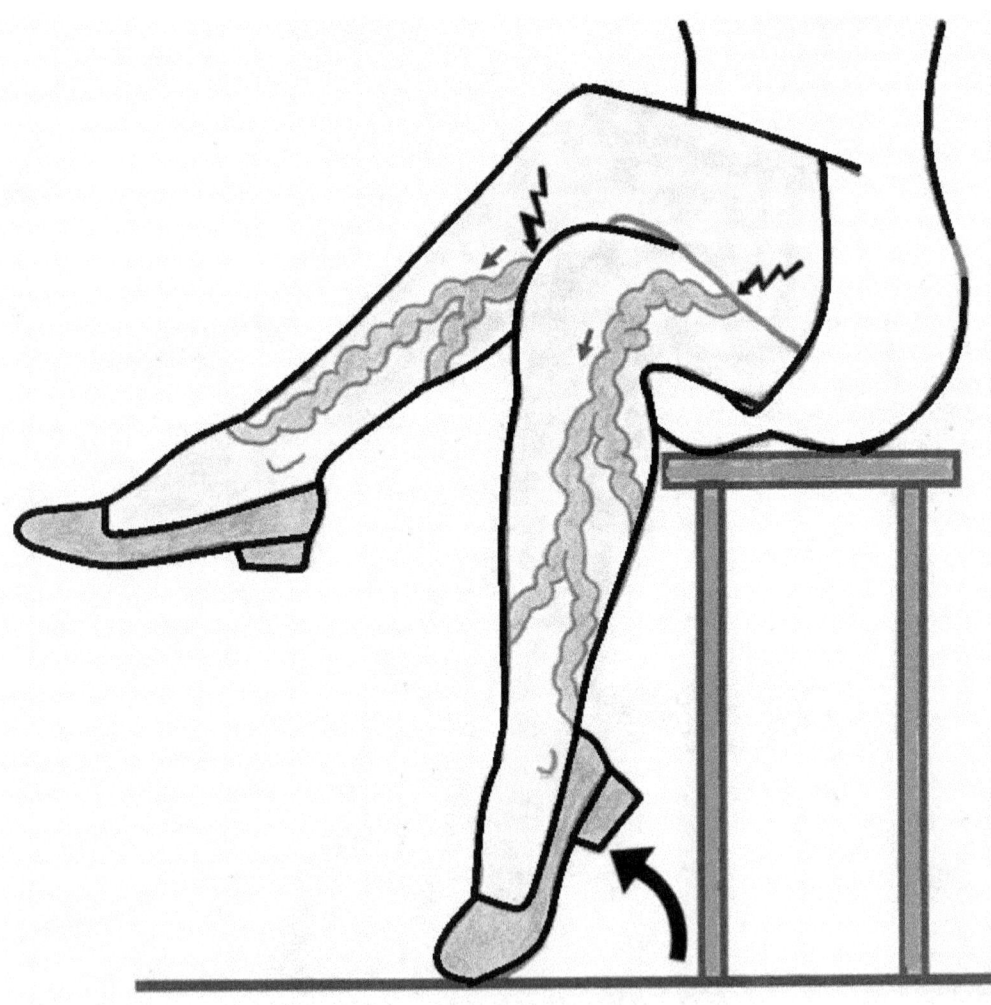

CONSEJO #32. CONTINUACIÓN.
SI TIENE NECESIDAD DE ESTAR EN ESTA
POSICIÓN, CADA 30 MINUTOS LEVANTE LAS
PIERNAS EN LA PUNTA DEL PIE UNAS 15 VECES.

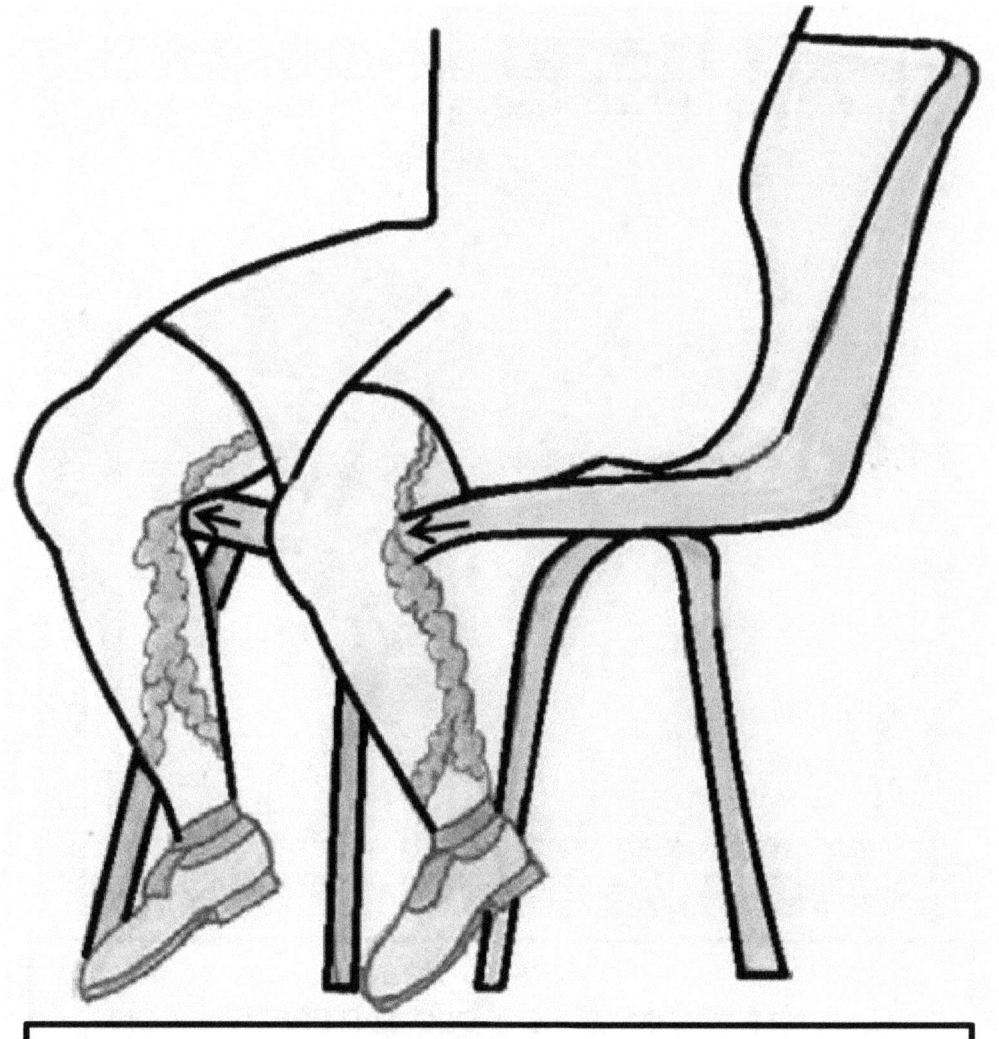

CONSEJO #33.
CUANDO SE SIENTE, TOME LA PRECAUCIÓN DE NO
COMPRIMIRSE LA PARTE POSTERIOR DE SUS
PIERNAS CON EL BORDE ANTERIOR DE LA SILLA.

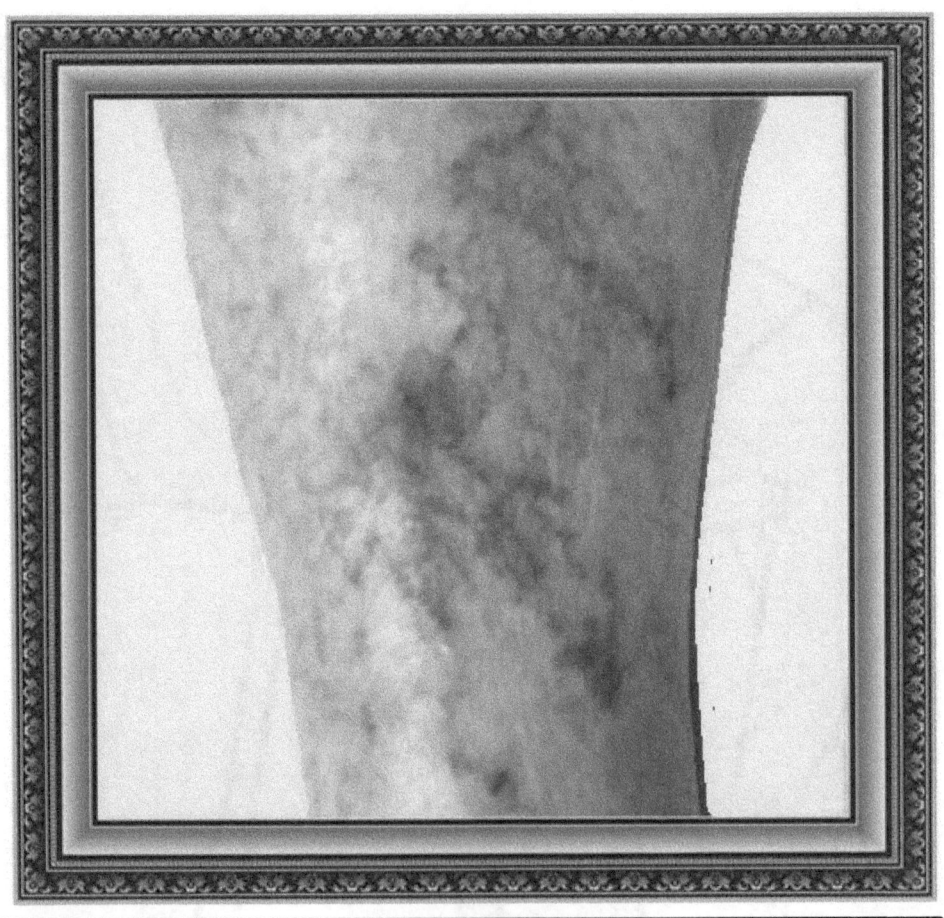

CONSEJO #33
CRUZAR LAS PIERNAS NO SÓLO INTERFIERE CON
LAS VARICES DE GRAN TAMAÑO, SINO TAMBIÉN Y
CON CONSECUENCIAS MÁS GRAVES, CON LAS DE
MEDIANO TAMAÑO Y LAS MICROVÁRICES QUE SON
MÁS SUPERFICIALES.

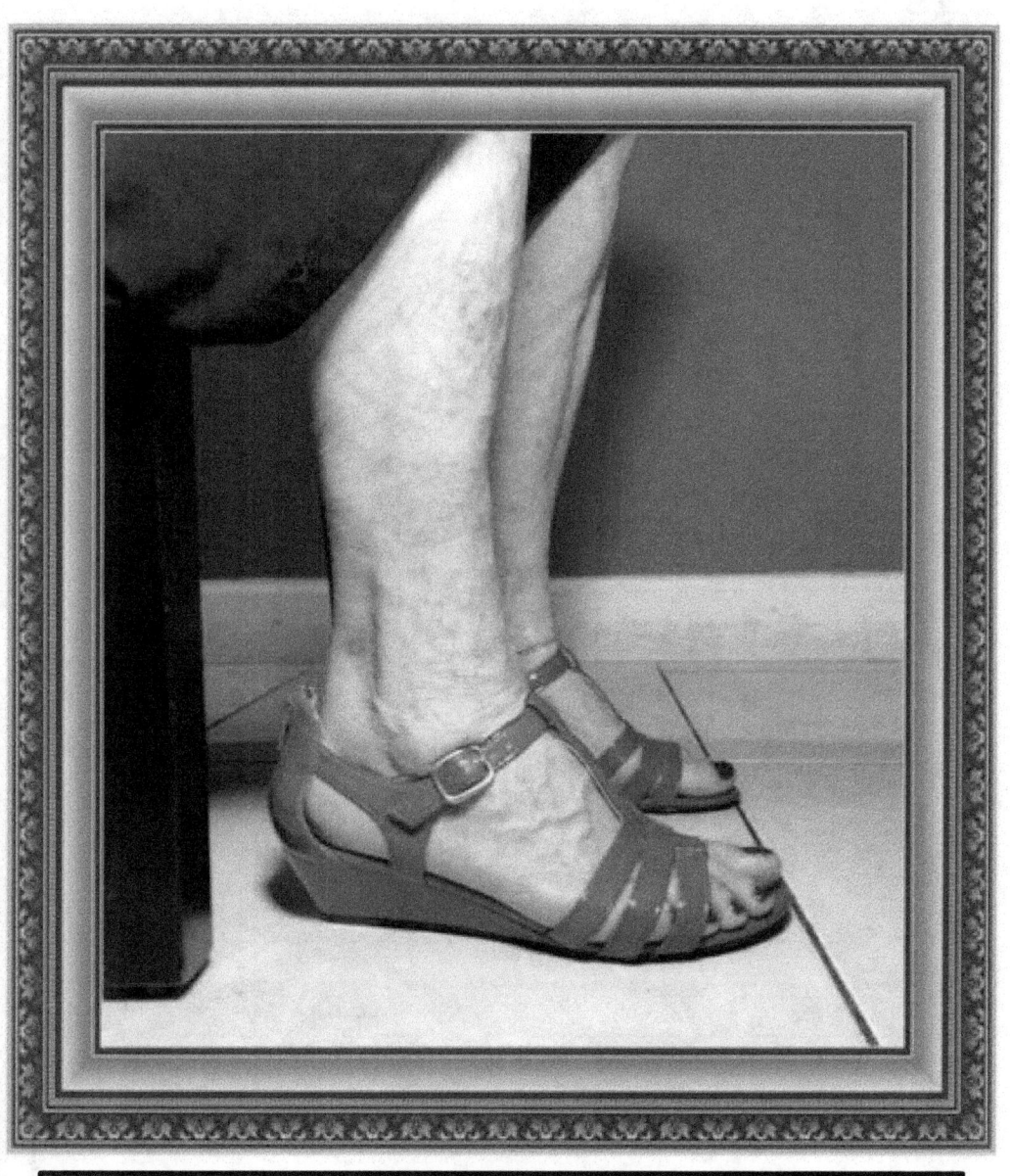

CONSEJO #34
SI TRABAJA SENTADA DURANTE 8 HORAS AL DÍA

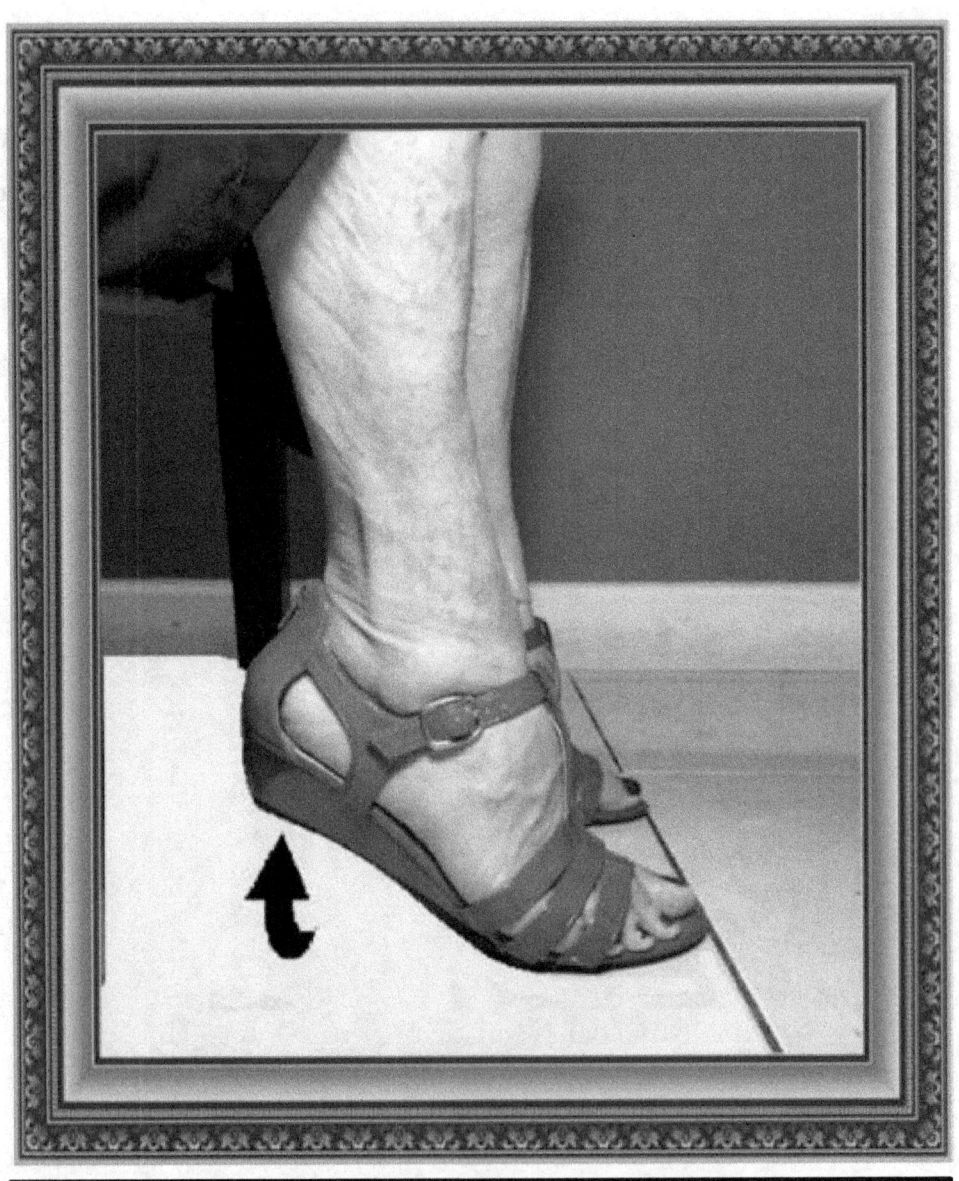

CONSEJO #34. CONTINUACIÓN.
LEVANTE LOS PIES SOBRE LA PORCIÓN ANTERIOR
DE LOS ZAPATOS HACIENDO FIRME COMPRESIÓN
SOBRE EL PISO, UNAS 15 VECES CADA 30
MINUTOS.

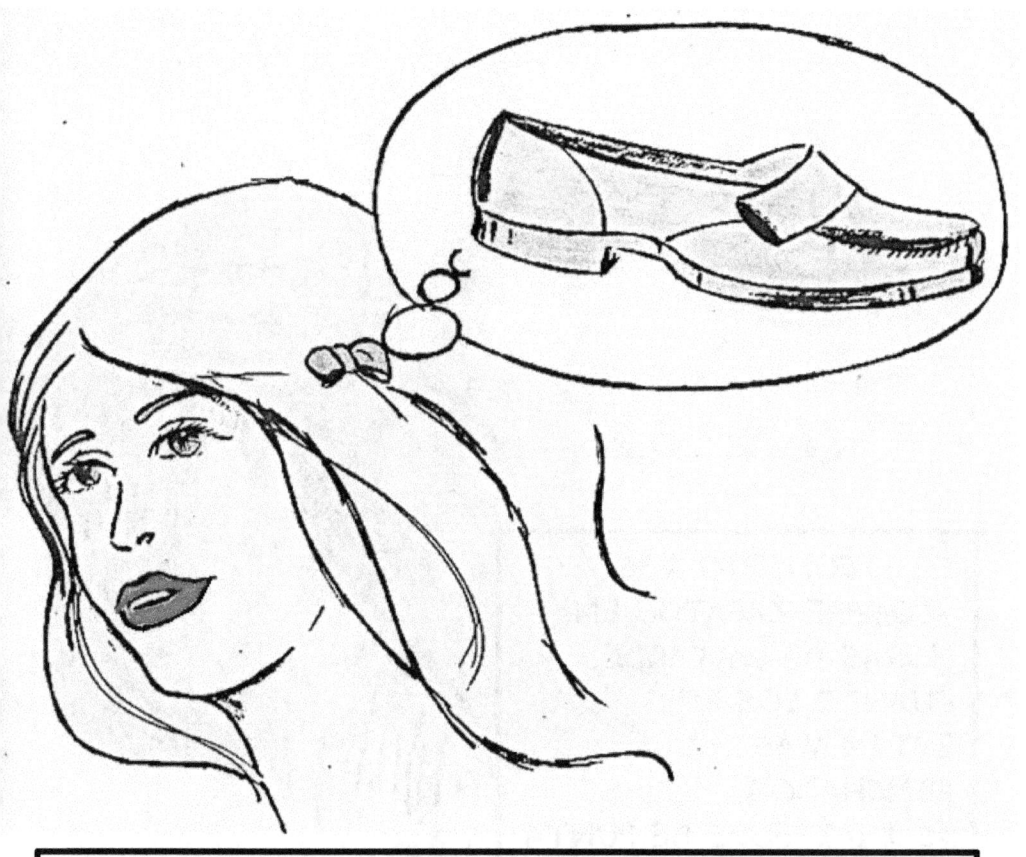

CONSEJO #35

SEA CUIDADOSA A LA HORA DE COMPRARSE ZAPATOS, NO SE GUIE POR SUS GUSTOS, SINO POR SUS NECESIDADES. LOS ZAPATOS ADECUADOS AYUDAN A EFECTUAR UNA PISADA CORRECTA Y BOMBEAR LA SANGRE HACIA EL CORAZÓN.

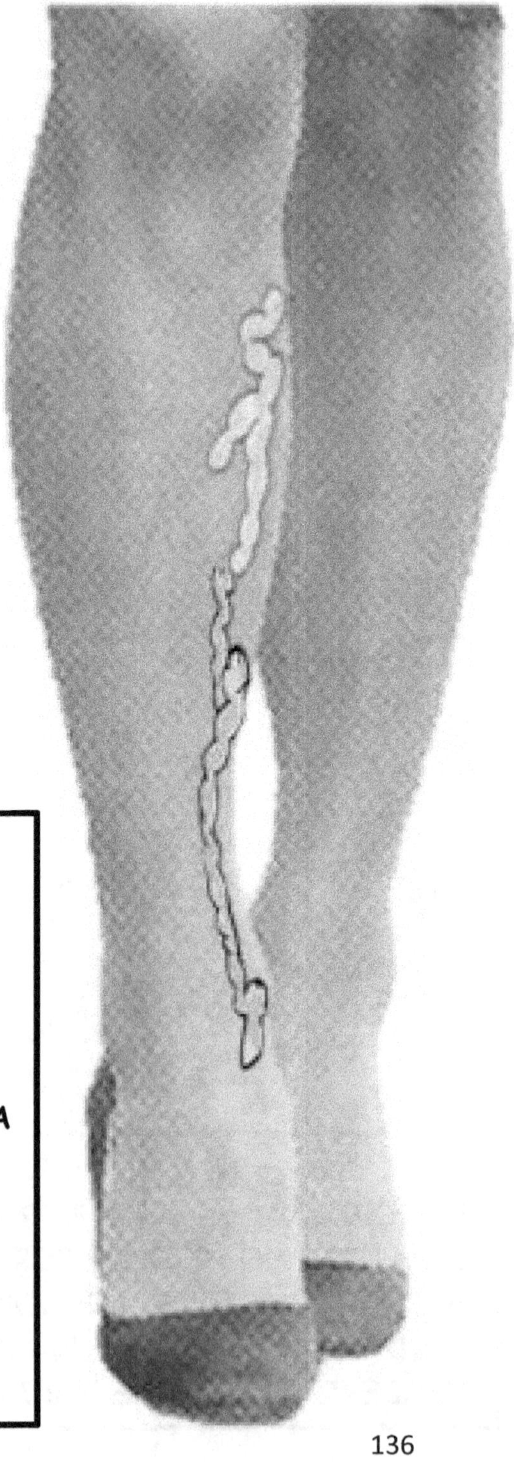

CONSEJO #36
>COMPRE ZAPATOS EN
HORAS DE LA TARDE,
CUANDO LOS PIES
ESTÁN MÁS
HINCHADOS.
>SOLICÍTELOS DE PUNTA
ANCHA Y PIEL BLANDA.
>SI USA SOPORTES,
LLÉVELOS A LA TIENDA
Y PRUÉBESE LOS
ZAPATOS CON ELLOS
ADENTRO.

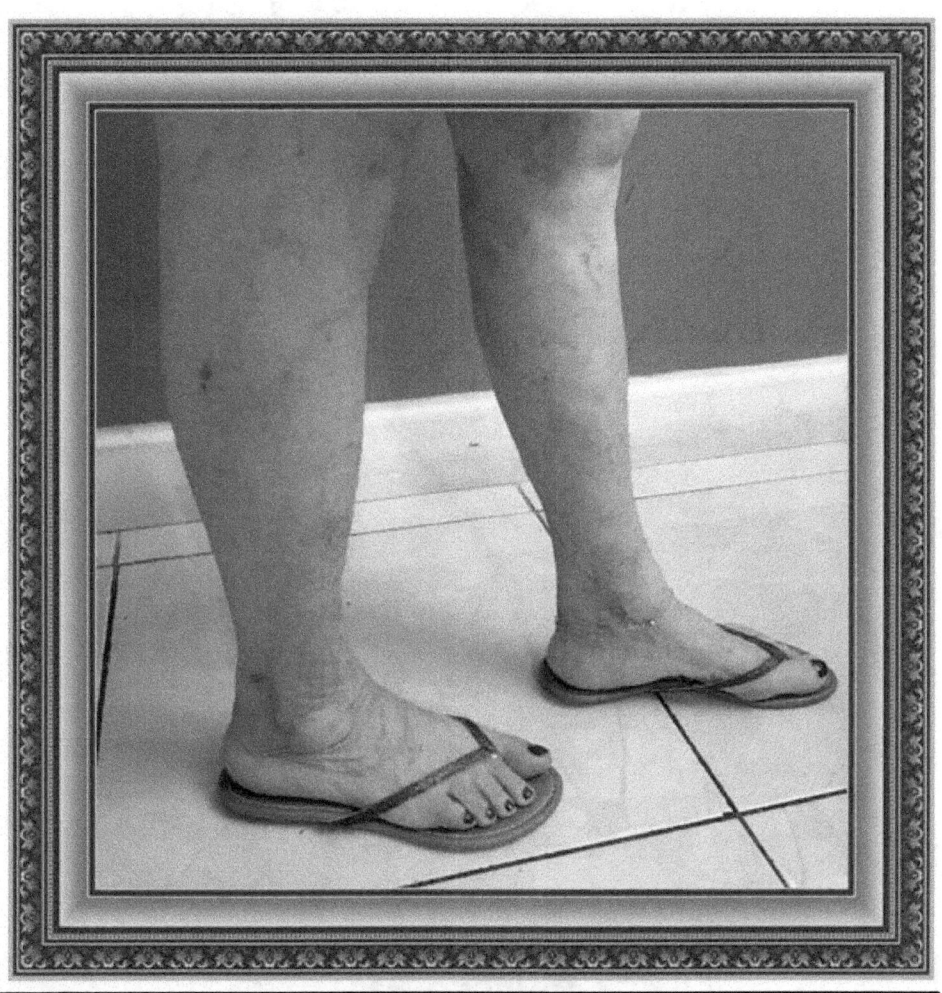

CONSEJO #37

EVITE USAR ZAPATOS SIN TACONES, NO LE
PERMITEN REALIZAR A LOS PIES UNA FLEXIÓN
CORRECTA AL CAMINAR Y LAS VENAS PLANTARES
NO SON COMPRIMIDAS DE MANERA ADECUADA, NO
PERMITIENDO REALIZAR SU FUNCIÓN DE BOMBA
VENOSA PARA IMPULSAR LA SANGRE HACIA LAS
PIERNAS.

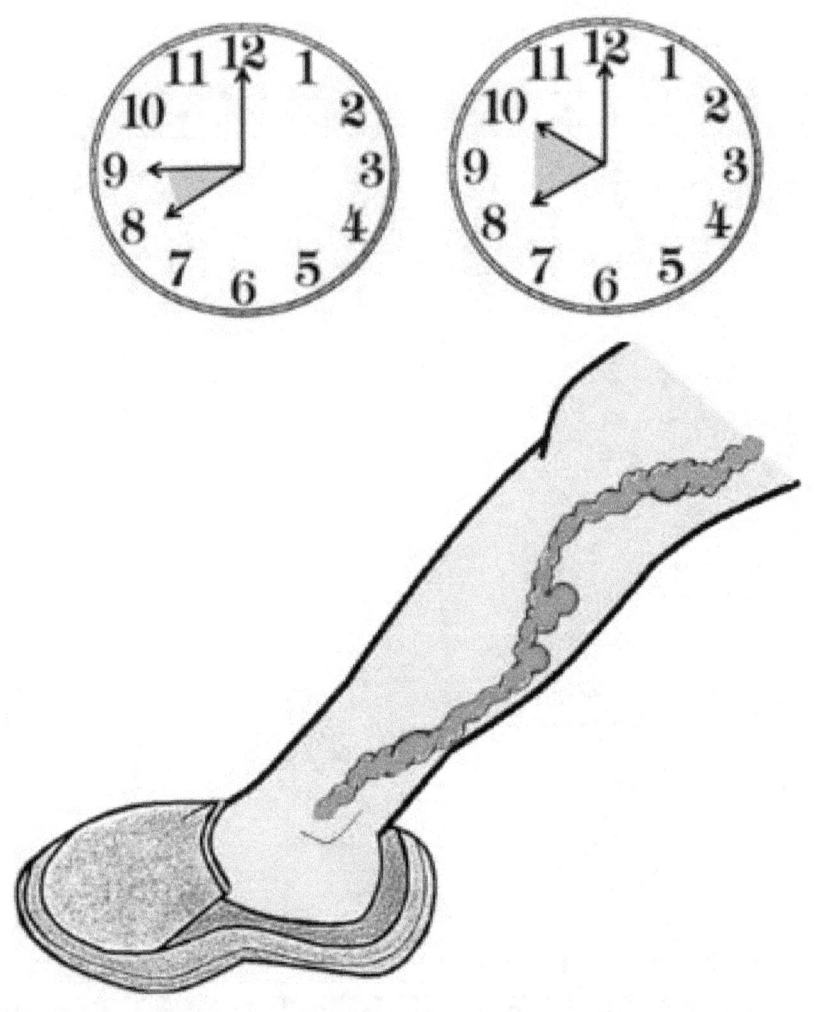

CONSEJO #38

USE LOS ZAPATOS NUEVOS SÓLO 1 A 2 HORAS LOS PRIMEROS DÍAS Y AUMENTE MEDIA HORA CADA TRES DÍAS, SI NO LE HAN CAUSADO PROBLEMAS. SU USO INDISCRIMINADO PUEDE ORIGINARLE UNA LESIÓN EN EL PIE QUE SEA LA PUERTA DE ENTRADA DE GÉRMENES QUE LE PROVOQUEN UNA LINFANGITIS EN UNA PIERNA CON TEJIDOS DEBILITADOS POR LAS VÁRICES.

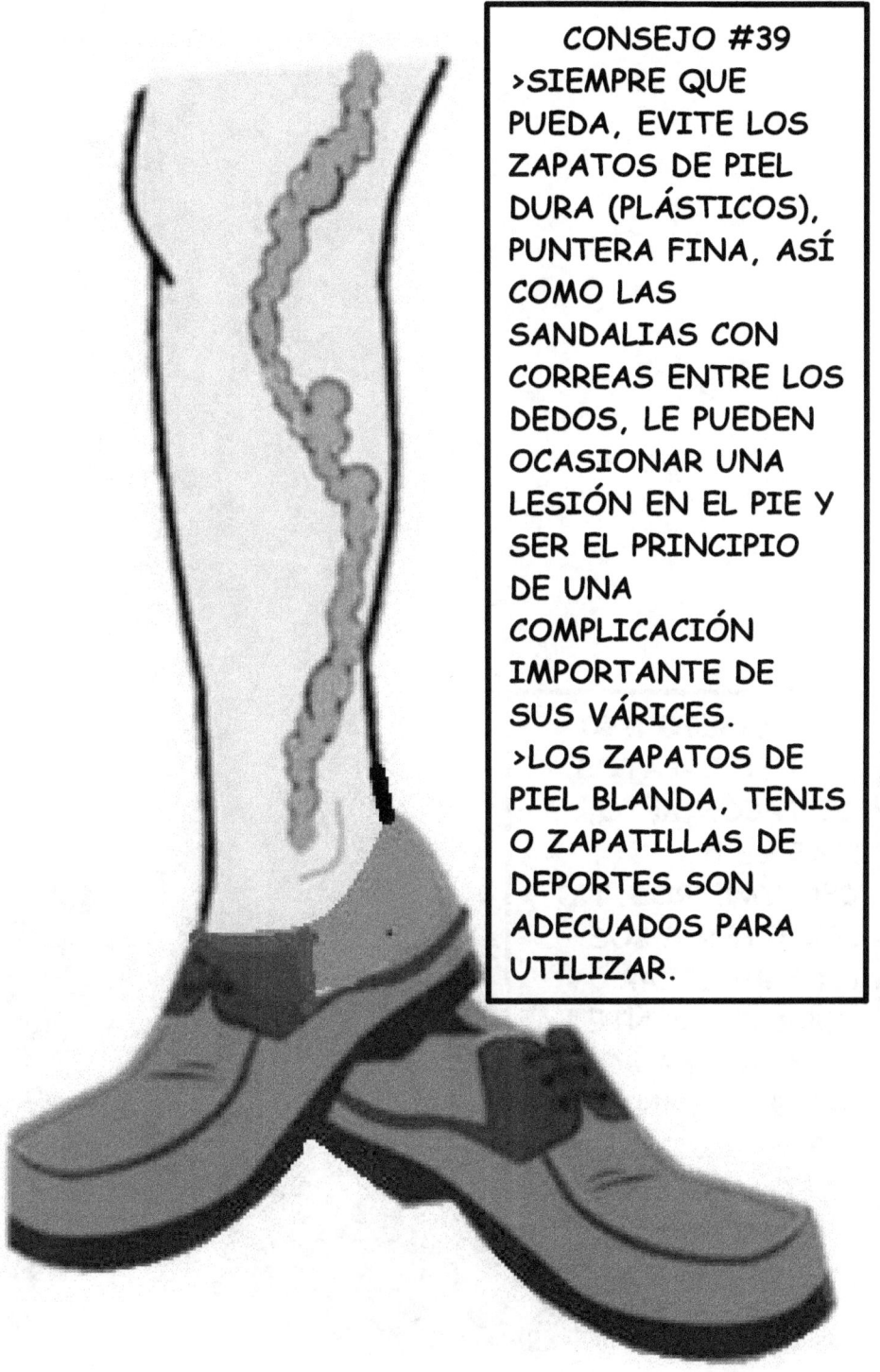

CONSEJO #39

>SIEMPRE QUE PUEDA, EVITE LOS ZAPATOS DE PIEL DURA (PLÁSTICOS), PUNTERA FINA, ASÍ COMO LAS SANDALIAS CON CORREAS ENTRE LOS DEDOS, LE PUEDEN OCASIONAR UNA LESIÓN EN EL PIE Y SER EL PRINCIPIO DE UNA COMPLICACIÓN IMPORTANTE DE SUS VÁRICES.

>LOS ZAPATOS DE PIEL BLANDA, TENIS O ZAPATILLAS DE DEPORTES SON ADECUADOS PARA UTILIZAR.

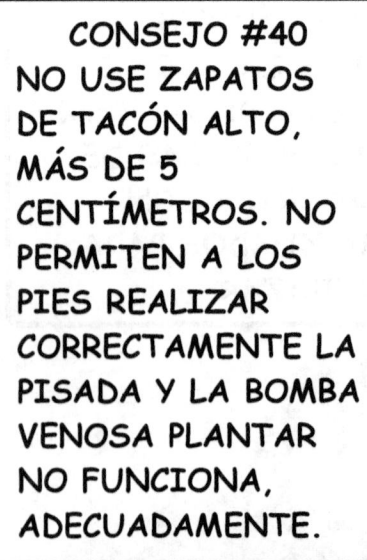

CONSEJO #40
NO USE ZAPATOS
DE TACÓN ALTO,
MÁS DE 5
CENTÍMETROS. NO
PERMITEN A LOS
PIES REALIZAR
CORRECTAMENTE LA
PISADA Y LA BOMBA
VENOSA PLANTAR
NO FUNCIONA,
ADECUADAMENTE.

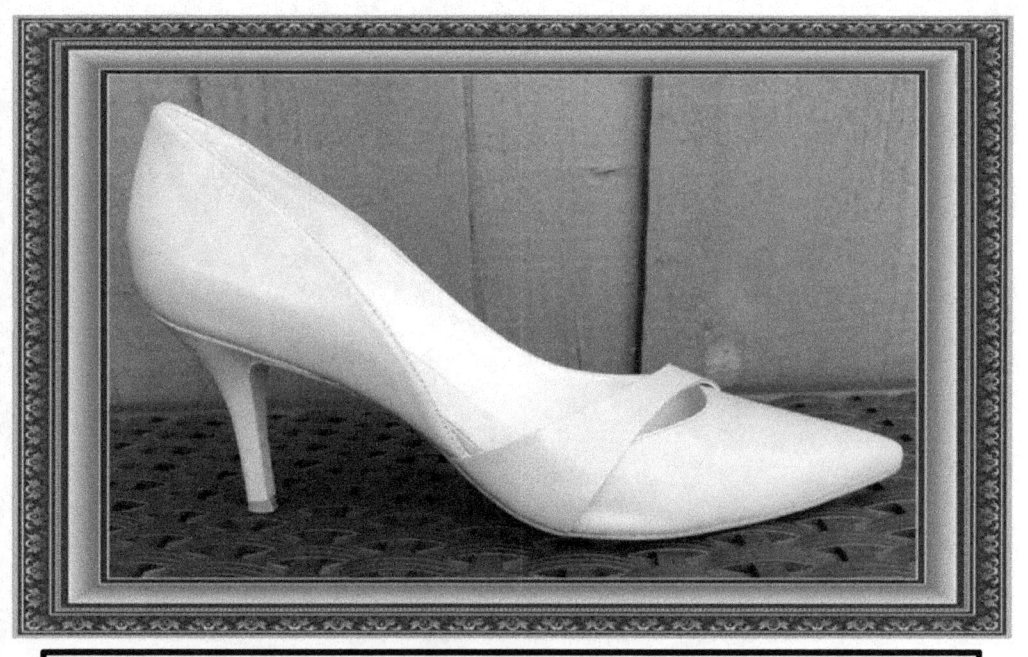

CONSEJO #41

EVITE EL USO PROLONGADO Y FRECUENTE DE
ZAPATOS CON TACÓN ELEVADO. LOS PIES NO
PUEDEN LLEVAR A CABO UNA PISADA CON
CALIDAD, LA FLEXIÓN DEL PIE SE INHIBE, LAS
MASAS MUSCULARES DE LA PIERNA NO SE
CONTRAEN ESTANCÁNDOSE LA SANGRE Y
DILATANDO EL SISTEMA VENOSO SUPERFICIAL,
AGRAVANDO LAS VÁRICES EXISTENTES Y
PROMOVIENDO LA FORMACIÓN DE NUEVAS VENAS
VARICOSAS Y MICROVÁRICES.

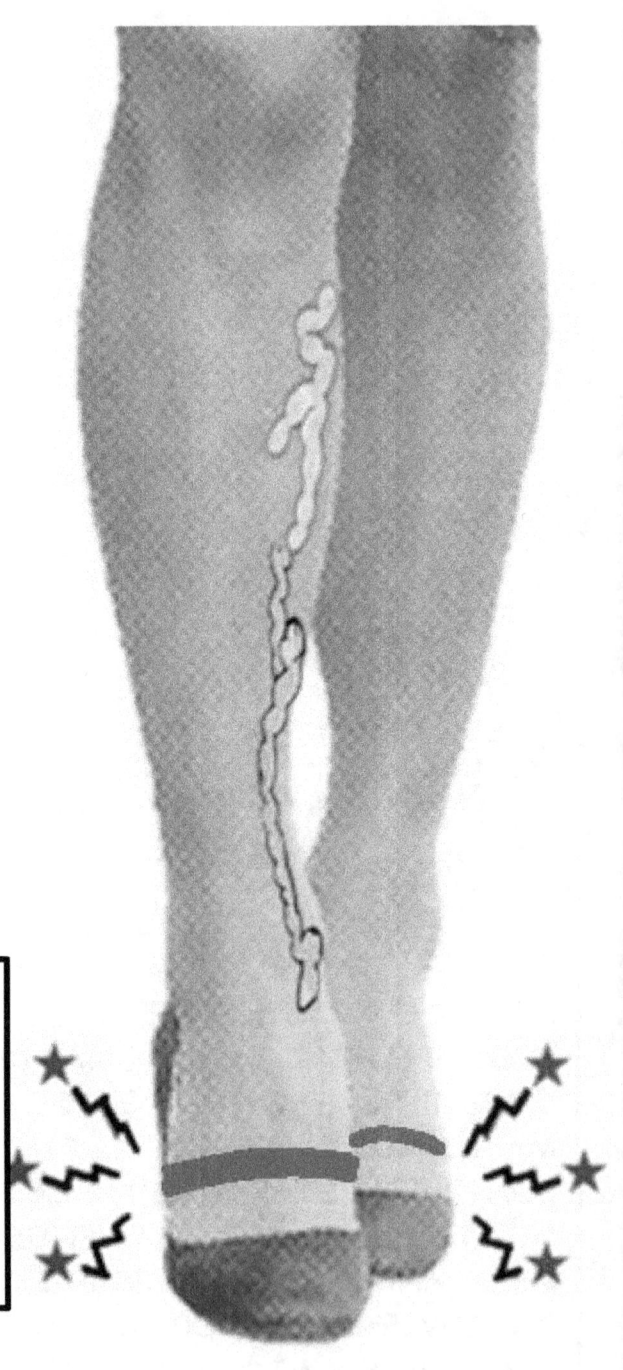

CONSEJO #42
NO USE ZAPATOS
APRETADOS NI
QUE TENGAN
CORREAS QUE LE
ROCEN O APRIETE
LA PIEL.

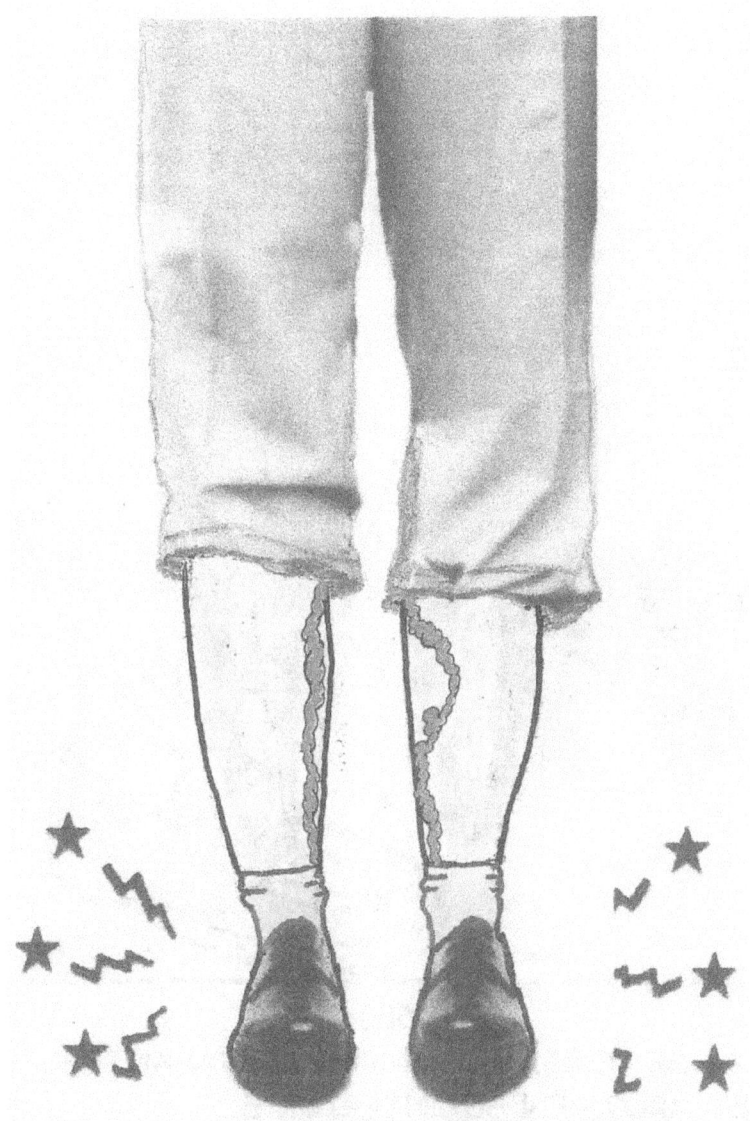

CONSEJO #43
EVITE PONERSE ZAPATOS SIN USAR MEDIAS, LE
PUEDEN PROVOCAR AMPOLLAS O LESIONES EN LOS
PIES.
>NO UTILICE ZAPATOS DEMASIADO HOLGADOS QUE
LE BAMBOLEEN EN EL PIE CUANDO CAMINA.

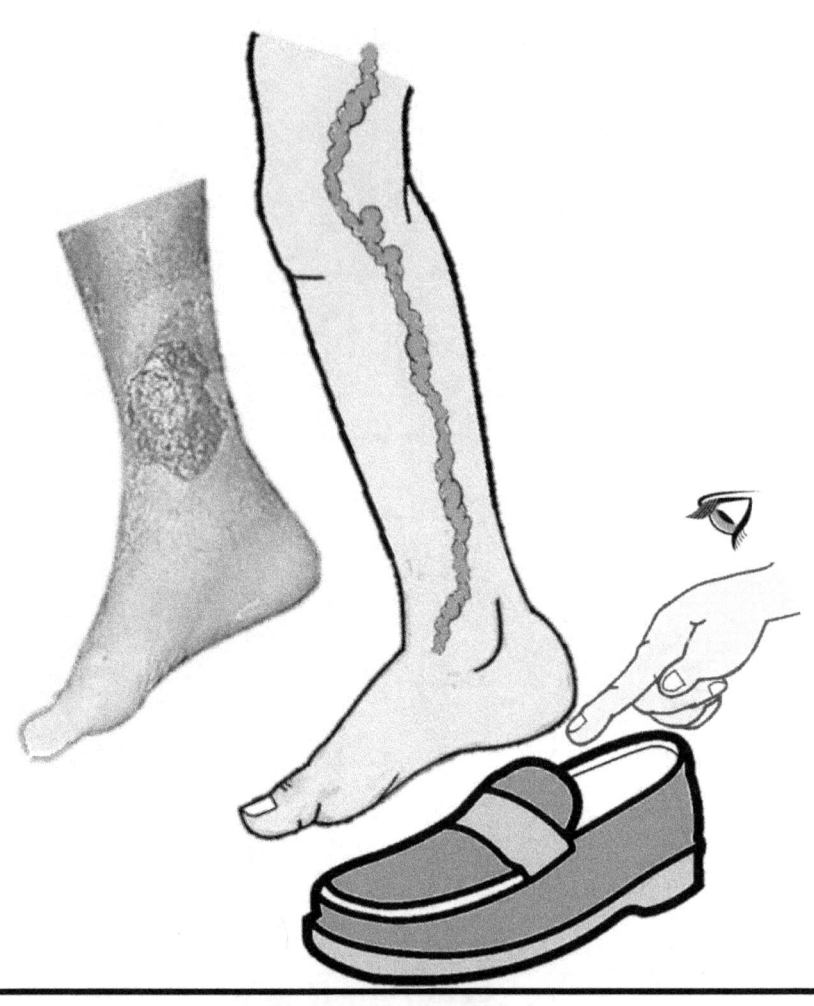

CONSEJO #44

NUNCA SE PONGA LOS ZAPATOS SIN ANTES OBSERVARLOS EN SU INTERIOR E INSPECCIONARLOS CON LOS DEDOS POR DENTRO. INVESTIGUE LA PRESENCIA DE ALGÚN OBJETO PUNZANTE, PIEDRECITA, ARRUGA EN LA SUELA INTERNA O BORDE PRONUNCIADO DE UNA COSTURA QUE LE PUEDAN CAUSAR UNA LESIÓN EN EL PIE DE LA PIERNA CON VÁRICES Y DESENCADENARLE UNA COMPLICACIÓN IMPORTANTE.

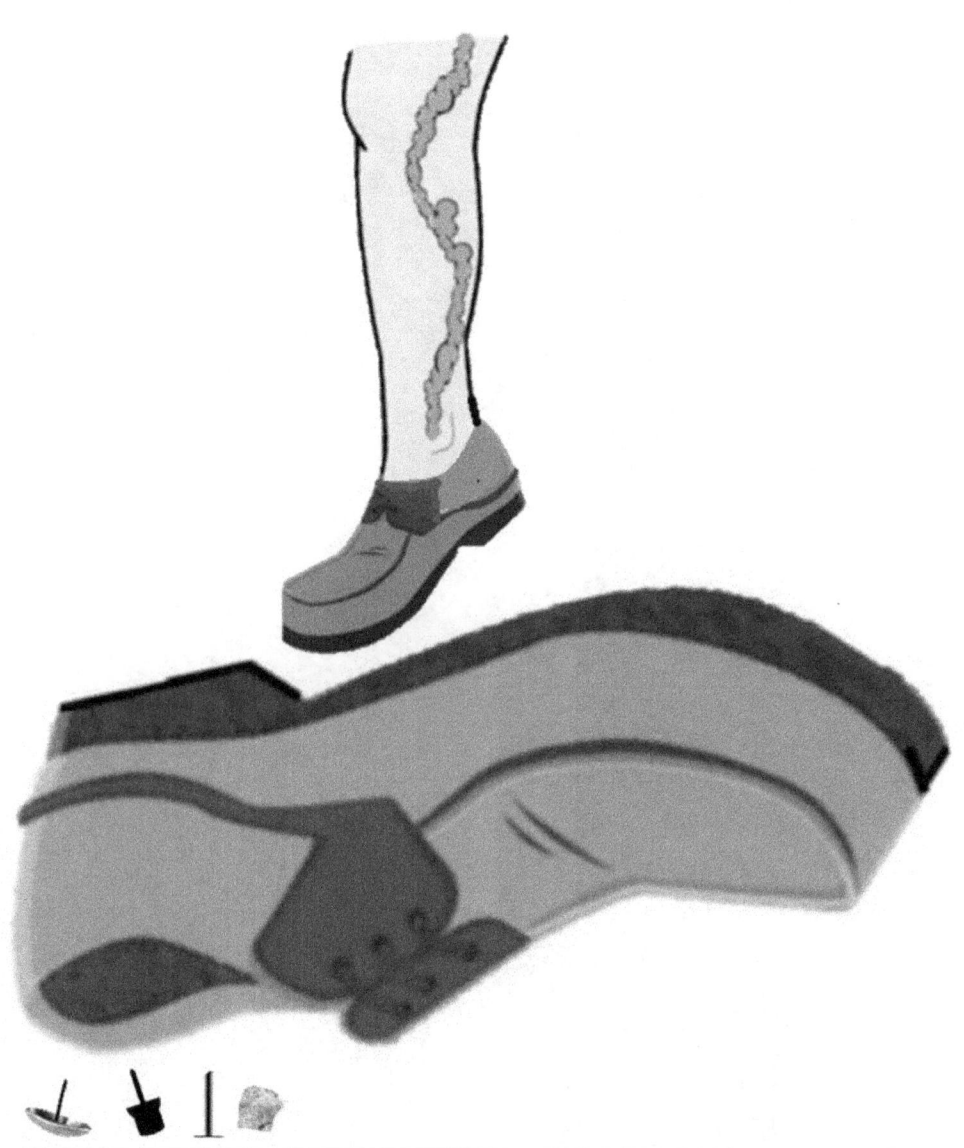

CONSEJO #45

ANTES DE PONÉRSELOS, COLOQUE LOS ZAPATOS EN POSICIÓN INVERTIDA Y SACÚDALOS VARIAS VECES INTENTANDO EXPULSAR ALGÚN CUERPO EXTRAÑO QUE PUDIERA ESTAR EN SU INTERIOR Y PROVOCARLE UNA LESIÓN QUE SEA EL ORIGEN DE UNA COMPLICACIÓN DE SUS VÁRICES.

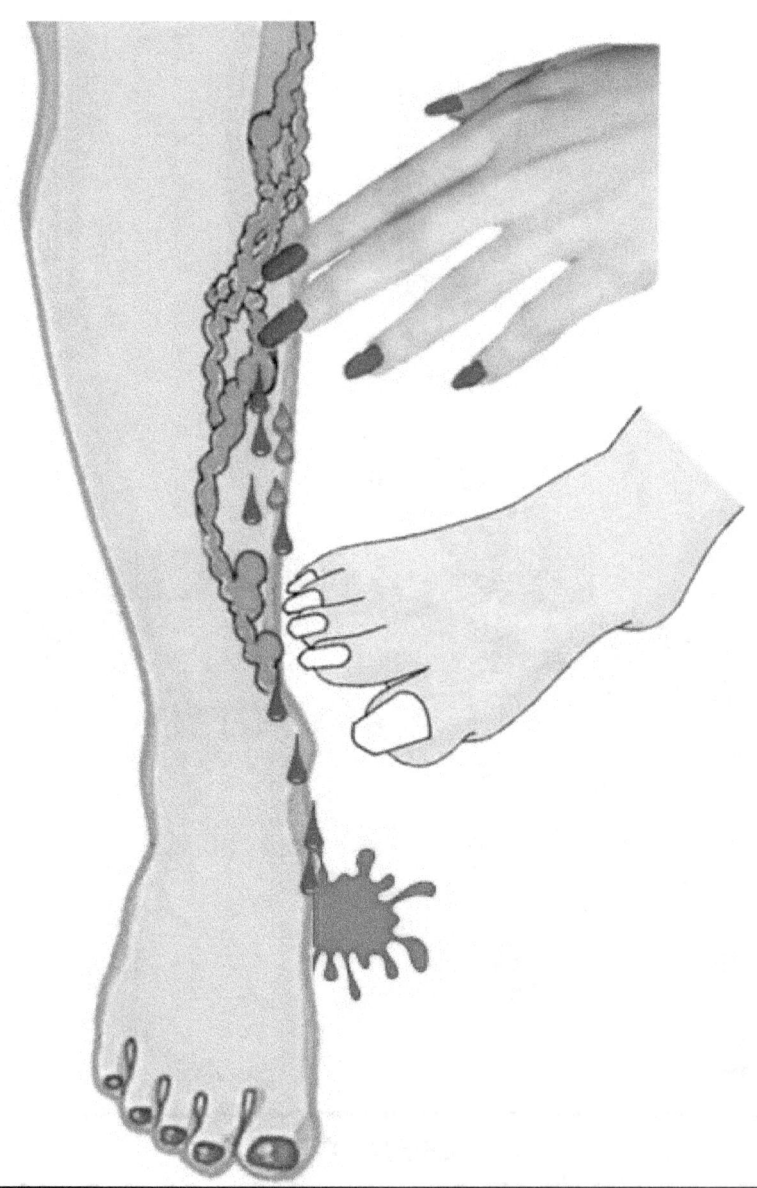

CONSEJO #46

SI TIENE VÁRICES, NO DEJE CRECER MUY LARGAS LAS UÑAS DE LOS PIES NI DE LAS MANOS PORQUE SE PUEDEN LESIONAR LAS VENAS DILATADAS CON PAREDES DÉBILES Y PROVOCAR UNA HEMORRAGIA.

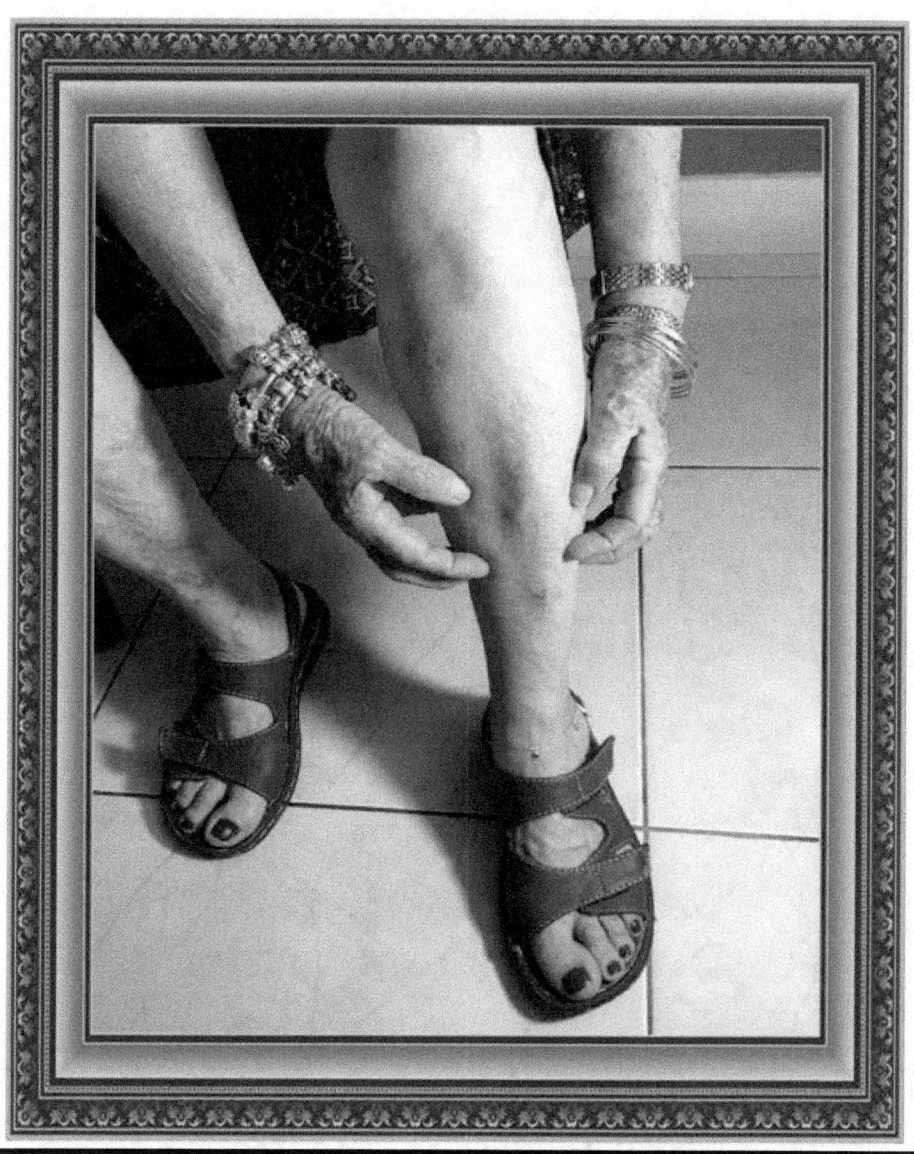

CONSEJO #46. CONTINUACIÓN,
DENTRO DE LOS SÍNTOMAS QUE PRODUCEN LAS
VÁRICES ESTA LA PICAZÓN (PRURITO) Y USTED
TIENE TENDENCIA A RASCARSE.

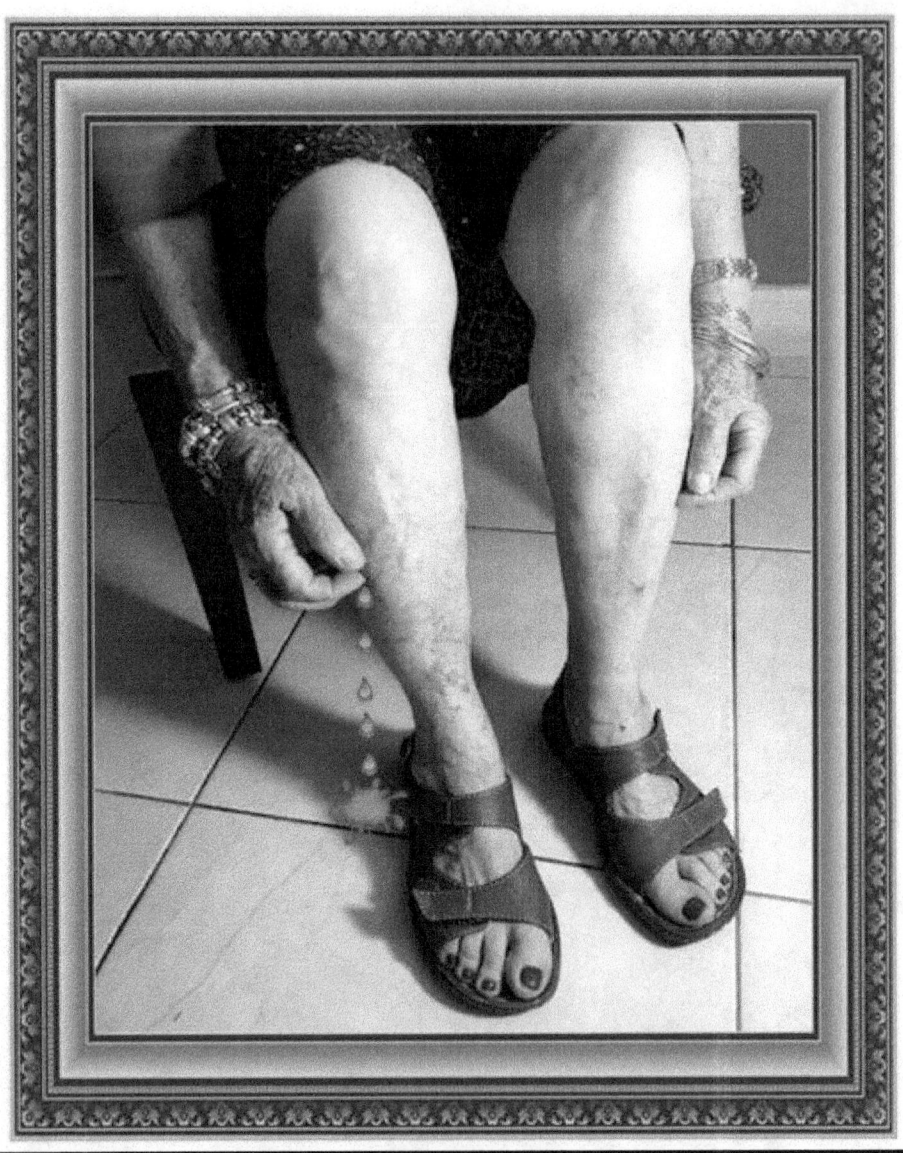

CONSEJO #47

NO SE RASQUE LAS PIERNAS, LAS VÁRICES Y MICROVÁRICES TIENEN LAS PAREDES MUY FINAS POR LA DILATACIÓN QUE ADQUIEREN HACIÉNDOLAS FRÁGILES PERMITIENDO A LAS UÑAS RASGARLAS Y OCASIONAR UN SANGRAMIENTO (VARICORRAGIA).

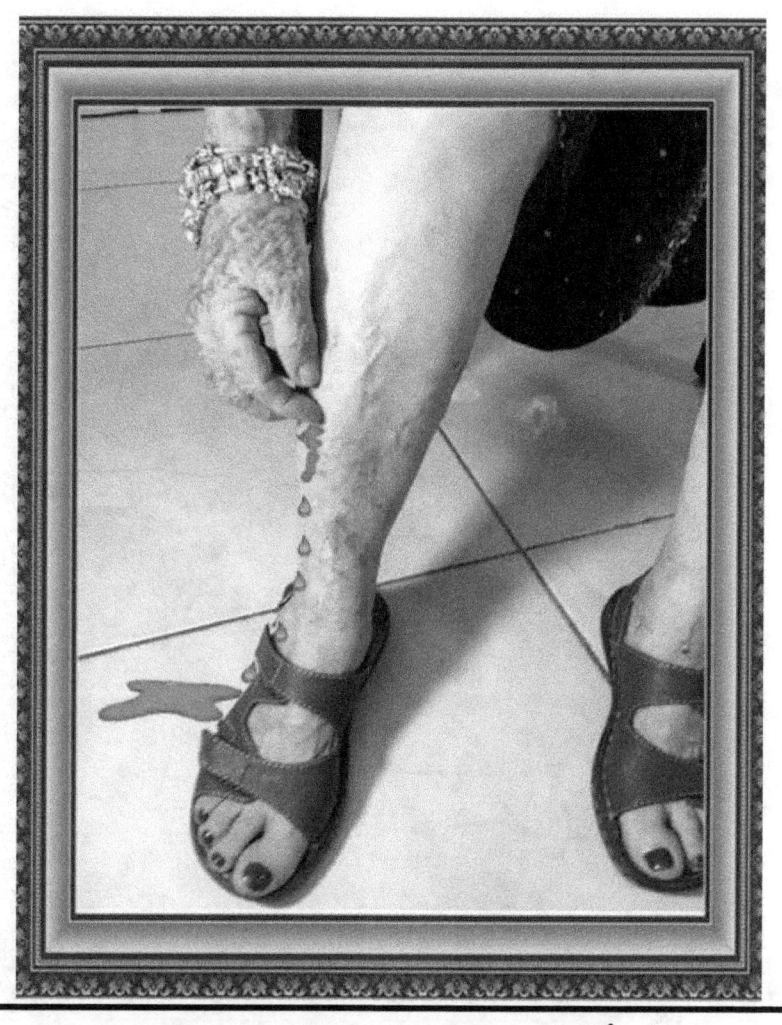

CONSEJO #47. CONTINUACIÓN.
LAS VÁRICES SON VENAS VISIBLES, SUPERFICIALES EN LAS QUE LAS VÁLVULAS NO FUNCIONAN, NO PUEDEN DESHACERSE DE LA SANGRE Y ESTA SE ESTANCA, DILATAN Y DEBILITAN LAS PAREDES DE TAL MANERA QUE SE LES LLAMA EN "CÁSCARA DE CEBOLLA" POR ESTE MOTIVO ES FÁCIL ROMPERLAS CON LAS UÑAS DEL OTRO PIE O DE LAS MANOS Y PROVOCAR UNA HEMORRAGIA. NO SE RASQUE.

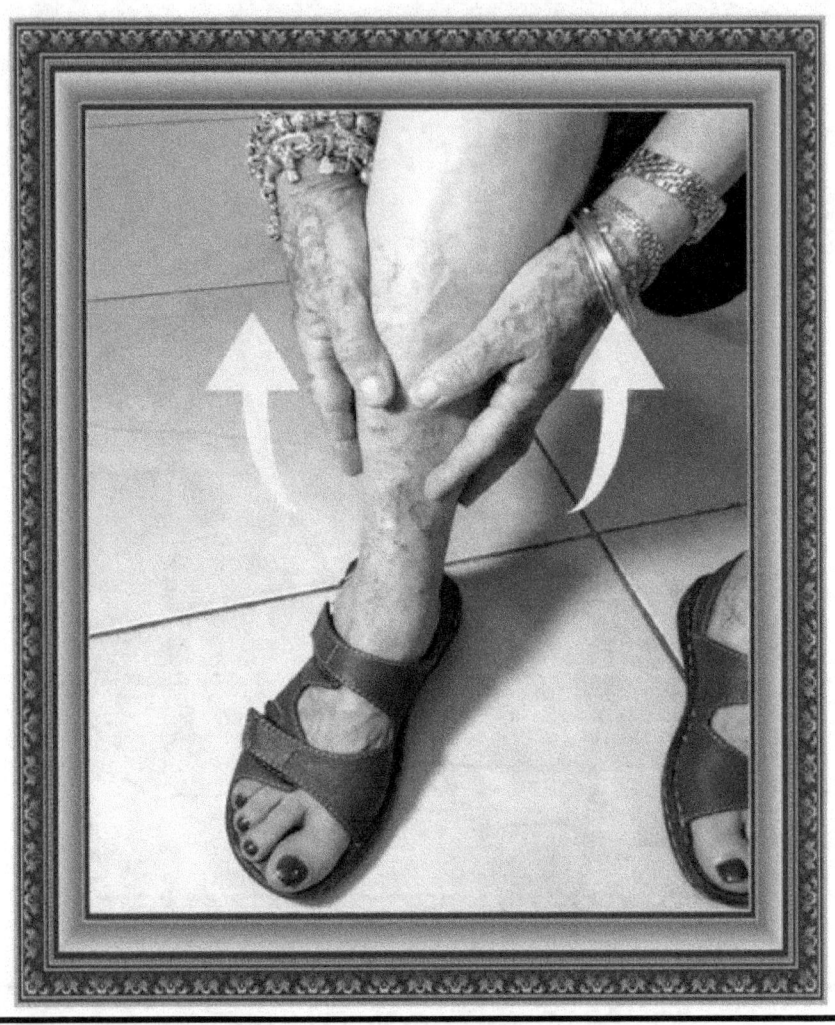

CONSEJO #48

DESE MASAJES EN LAS PIERNAS DEL TOBILLO
HASTA LA RODILLA, DE ABAJO HACIA ARRIBA,
UTILIZANDO LA PALMA DE LAS MANOS Y LOS
DEDOS, HACIENDO DISCRETA COMPRESIÓN. PUEDE
USAR CREMA DE LA PIEL PARA FACILITARLE LOS
MOVIMIENTOS.
CUÍDESE DE NO USAR ANILLOS, NI PULSOS Y
TENER LAS UÑAS CORTAS.

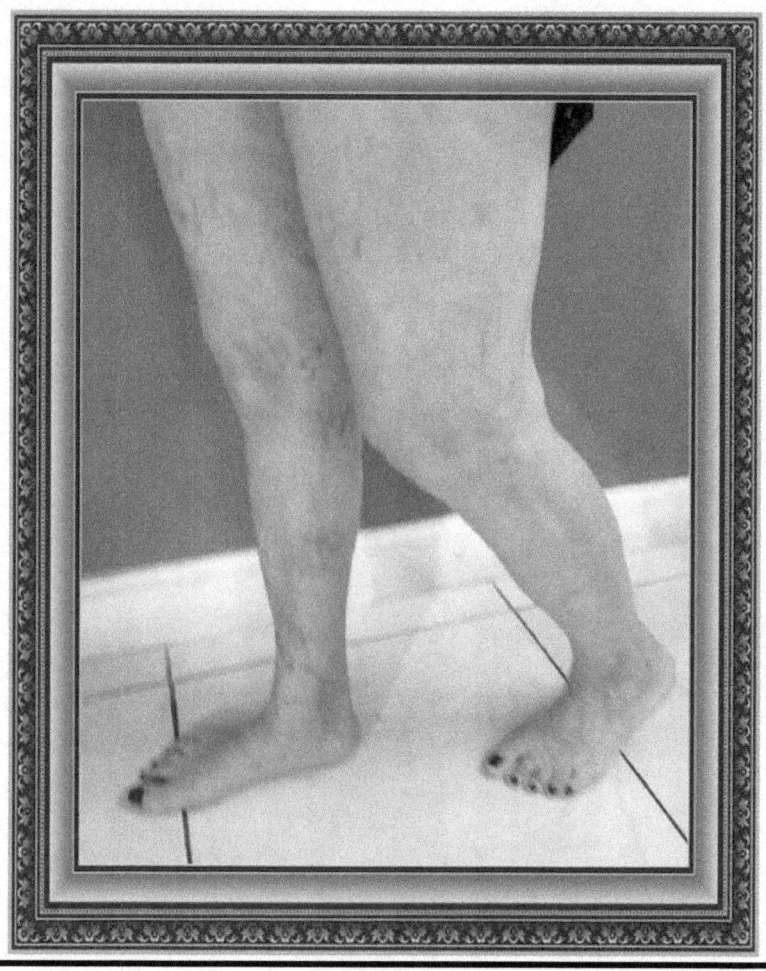

CONSEJO #49

CUANDO ESTE EN LA CASA CAMINE DESCALZA, ES LA MEJOR MANERA DE EFECTUAR UNA PISADA CORRECTA Y BOMBEAR LA SANGRE HACIA EL CORAZÓN.

EL ÚNICO INCONVENIENTE QUE TIENE ES QUE DEBE SER MUY CUIDADOSA DE NO RECIBIR UN TRAUMATISMO EN SUS PIES Y PIERNAS, PARA LO CUAL DEBE CREAR CON ANTICIPACIÓN LAS CONDICIONES EN SU CASA LIBERANDO SUS CAMINOS DE CUALQUIER OBSTÁCULO PELIGROSO.

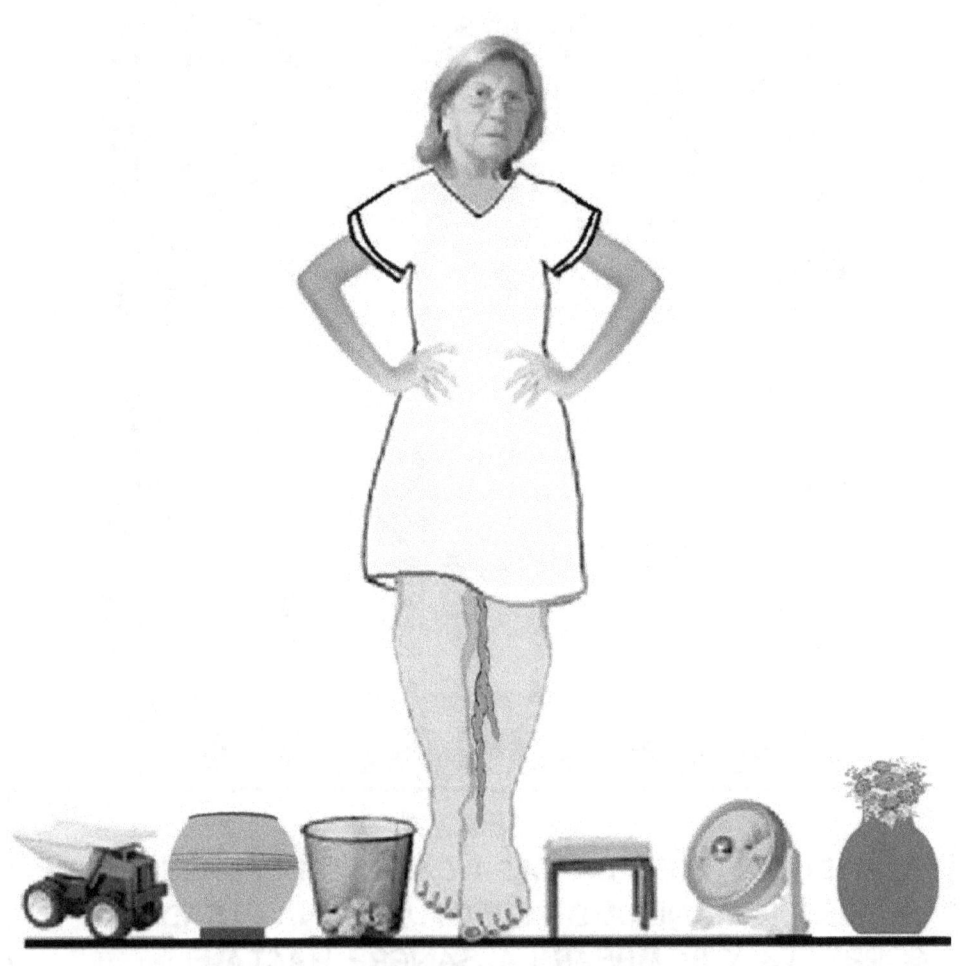

CONSEJO #50
NO DEJE EN LOS TRAYECTOS POR LOS QUE USTED
TRANSITA EN LA CASA OBJETOS SÓLIDOS CON
LOS QUE PUEDAN TROPEZAR SUS PIERNAS CON
VÁRICES: MUEBLES, LATONCITOS DE BASURA,
JARRONES, VENTILADORES, JUGUETES, ETC. Y DAR
INICIO A UNA COMPLICACIÓN.

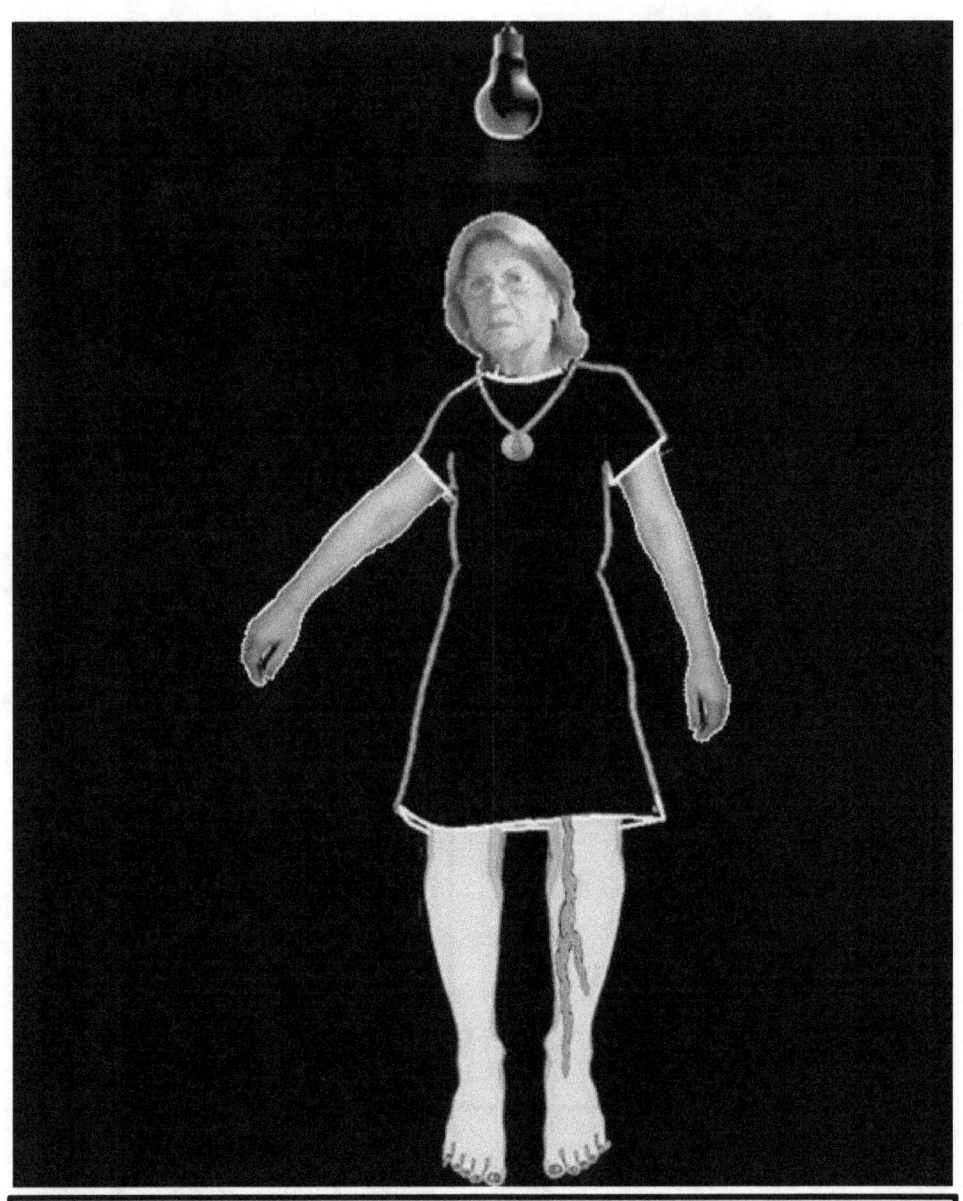

CONSEJO #51
>NO CAMINE EN LA CASA CON LAS LUCES
APAGADAS, PUEDE RECIBIR UN TRAUMATISMO EN
LA PIERNA VARICOSA Y PROVOCAR EL COMIENZO DE
UNA COMPLICACIÓN.

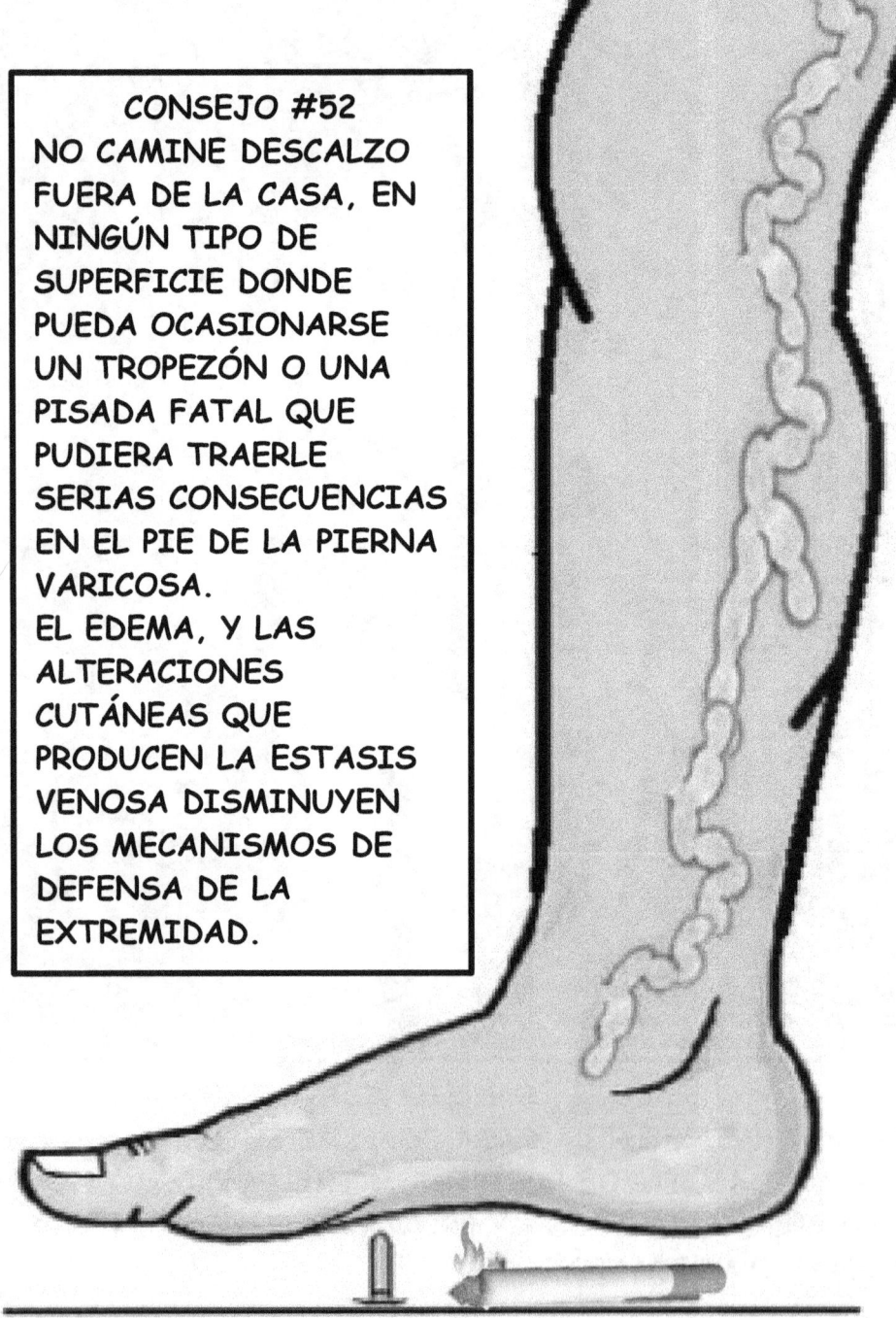

CONSEJO #52
NO CAMINE DESCALZO
FUERA DE LA CASA, EN
NINGÚN TIPO DE
SUPERFICIE DONDE
PUEDA OCASIONARSE
UN TROPEZÓN O UNA
PISADA FATAL QUE
PUDIERA TRAERLE
SERIAS CONSECUENCIAS
EN EL PIE DE LA PIERNA
VARICOSA.
EL EDEMA, Y LAS
ALTERACIONES
CUTÁNEAS QUE
PRODUCEN LA ESTASIS
VENOSA DISMINUYEN
LOS MECANISMOS DE
DEFENSA DE LA
EXTREMIDAD.

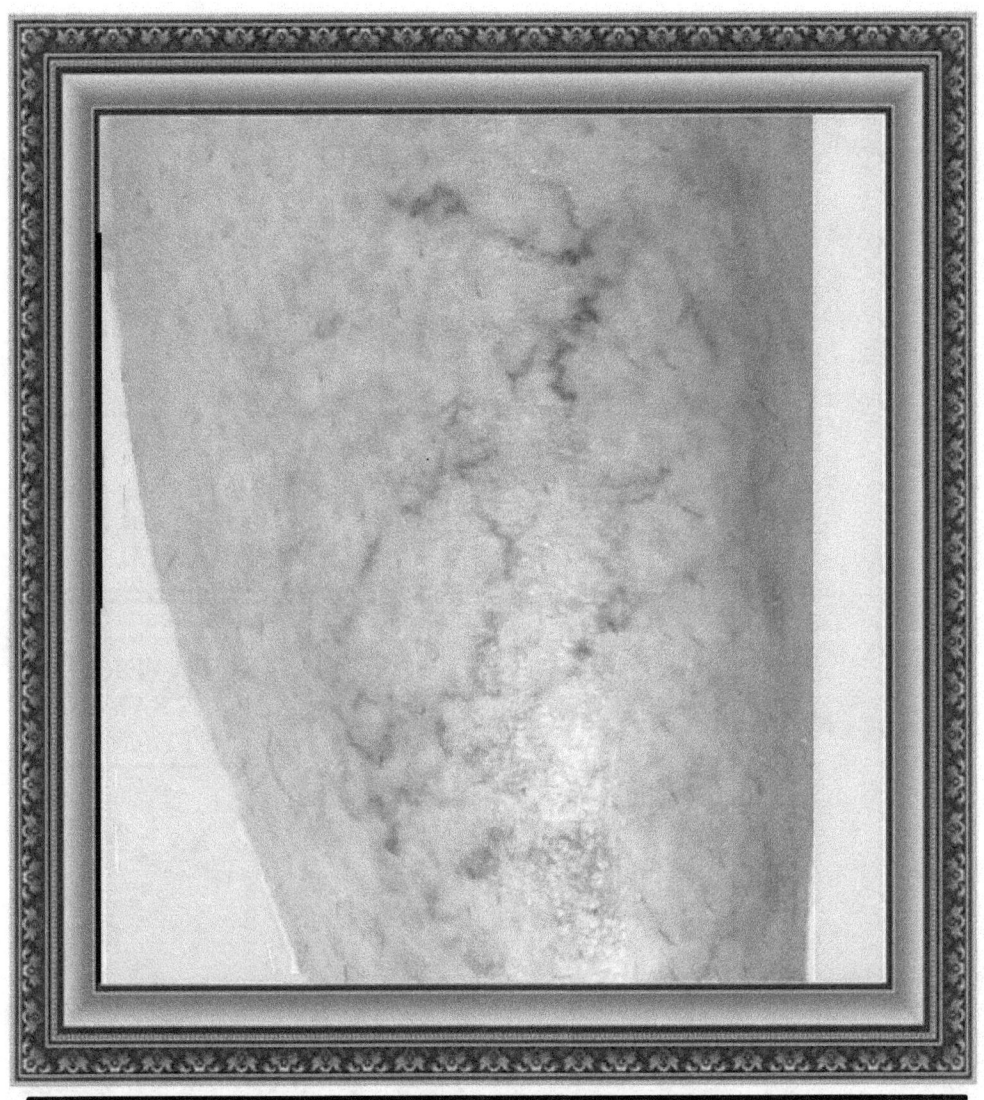

CONSEJO #53

NO MENOSPRECIE LA EXISTENCIA DE LAS MICROVÁRICES, ELLAS SON LA CONSECUENCIA DE UN TRASTORNO HEMODINÁMICO VENOSO MÁS PROFUNDO. ACUDA AL ESPECIALISTA EN VENAS PARA QUE LE APLIQUE EL TRATAMIENTO APROPIADO.

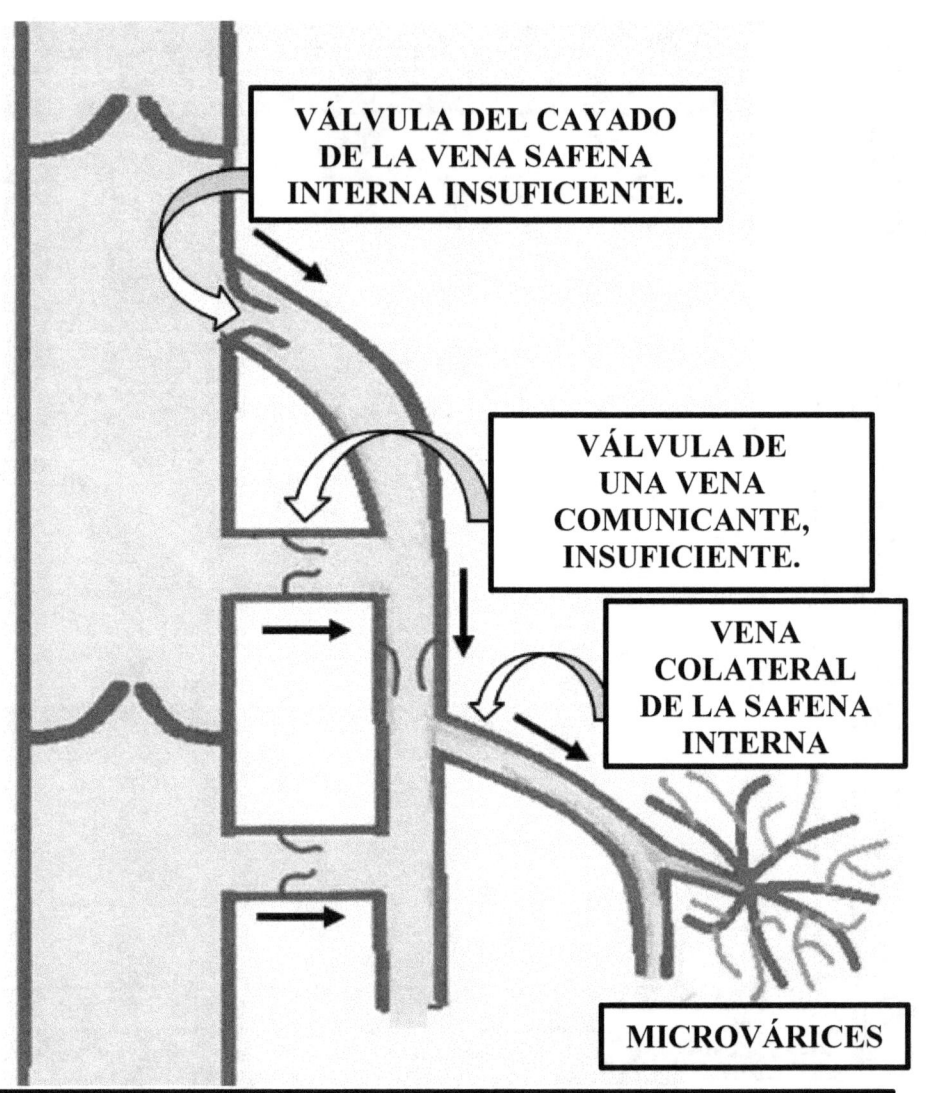

VÁLVULA DEL CAYADO DE LA VENA SAFENA INTERNA INSUFICIENTE.

VÁLVULA DE UNA VENA COMUNICANTE, INSUFICIENTE.

VENA COLATERAL DE LA SAFENA INTERNA

MICROVÁRICES

CONSEJO #53. CONTINUACIÓN.
LAS MICROVÁRICES PUEDEN SER DEBIDAS A INSUFICIENCIA DE LAS VÁLVULAS DEL CAYADO DE LA SAFENA INTERNA Y DE LAS VENAS COMUNICANTES POR LO QUE PUEDEN NECESITAR UN TRATAMIENTO DE ESTAS VENAS ANTES DE SER ESCLEROSADAS.

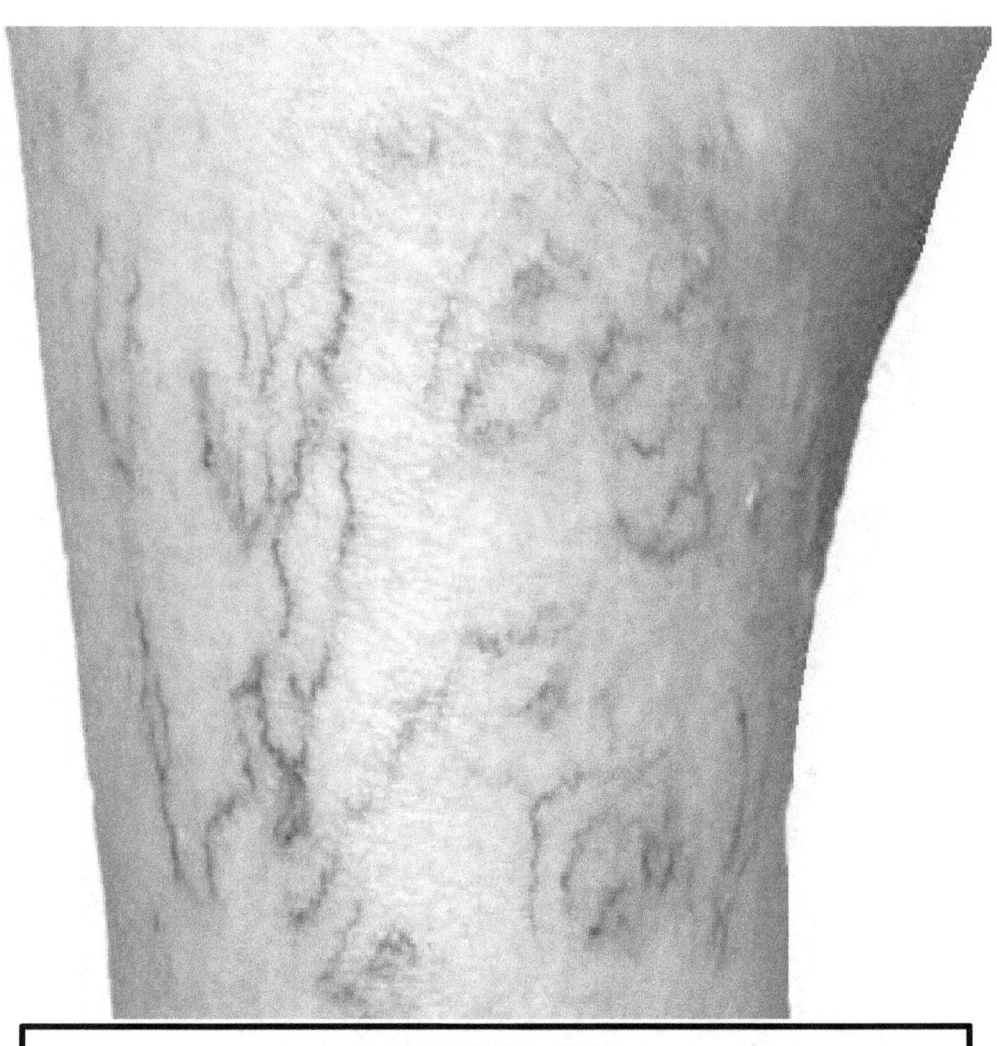

CONSEJO #54
SI USTED PRESENTA MICROVÁRICES Y NO TIENE
SÍNTOMAS, PERO SE NOTA FEAS LAS PERNAS,
ACUDA AL ESPECIALISTA DE VÁRICES PORQUE
PUEDEN TENER SOLUCIÓN: LOCAL (ESCLEROSARLAS,
MEDIAS ELÁSTICAS U OPERAR) Y GENERAL (SEGUIR
ESTOS CONSEJOS Y FLEBOTÓNICOS ORALES).

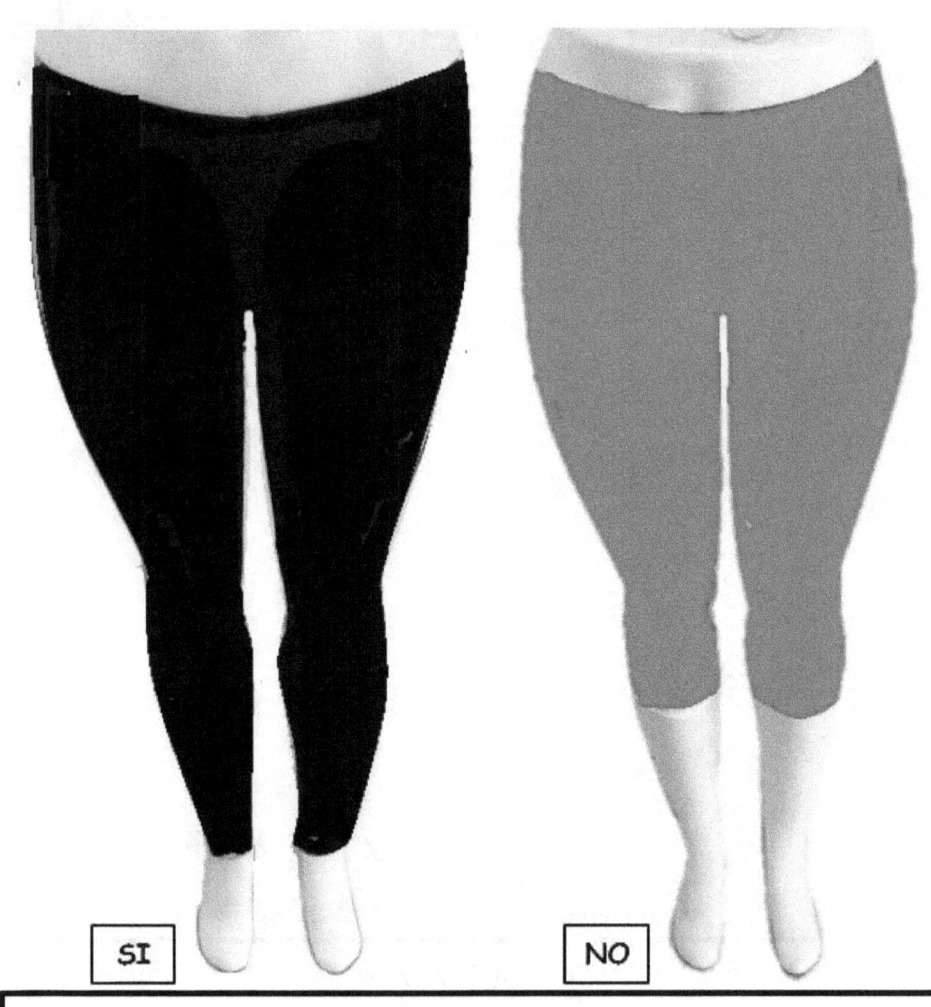

SI

NO

CONSEJO #55
SI TIENE VÁRICES O MICROVÁRICES PUEDE USAR
PANTALONES DE MALLA (LEGGINGS) QUE
COMIENCEN EN LOS TOBILLOS. TIENEN UNA TELA
SUAVE Y HACE UNA COMPRESIÓN UNIFORME NO
DAÑINA.

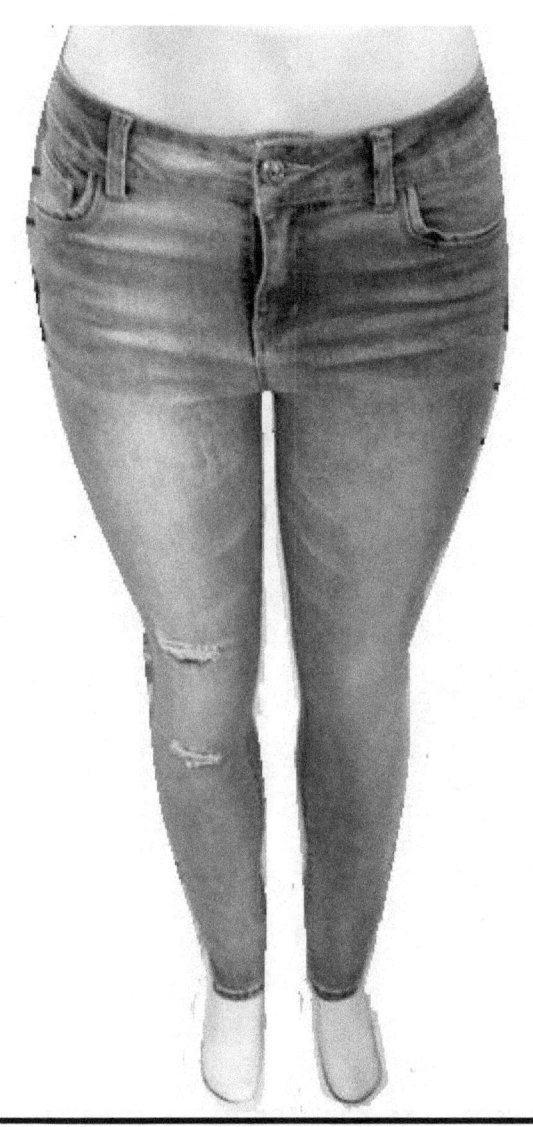

CONSEJO # 56

SI PADECE DE INSUFICIENCIA VENOSA CRÓNICA, NO USE PANTALONES APRETADOS DE TELA DURA (JEANS) QUE HACEN COMPRESIÓN IRREGULAR PERJUDICIAL, SOBRE TODO AL SENTARSE EN LA RODILLA Y EN LOS TEJIDOS SUPERFICIALES COMPRIMIENDO LAS VÁRICES Y MICROVÁRICES.

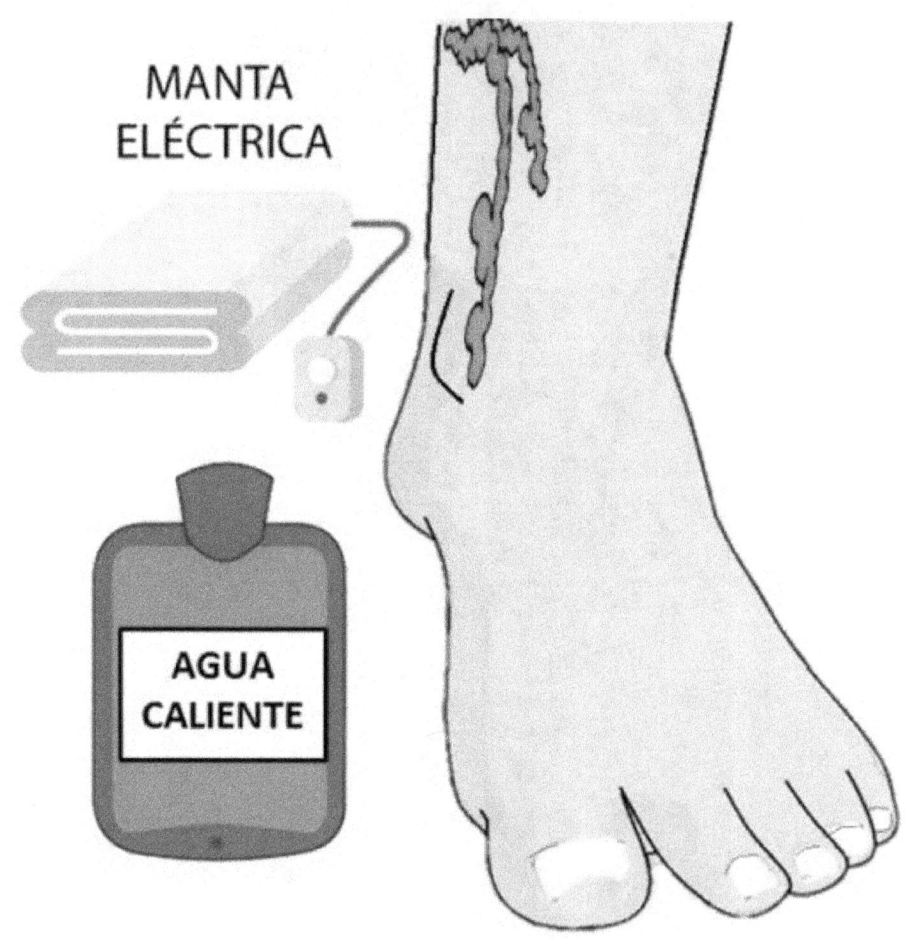

MANTA ELÉCTRICA

AGUA CALIENTE

CONSEJO #57

>NO SE APLIQUE CALOR EXTERNO EN LA PIERNA NI PERMANEZCA CERCA DE ELEMENTOS QUE DIFUNDAN ALTAS TEMPERATURA: CALENTADORES ELÉCTRICOS, CHIMENEAS, HOGUERAS. EL CALOR DILATA LAS VENAS Y EMPEORAN LAS VÁRICES, ADEMÁS LE PUEDEN CAUSAR UNA QUEMADURA.

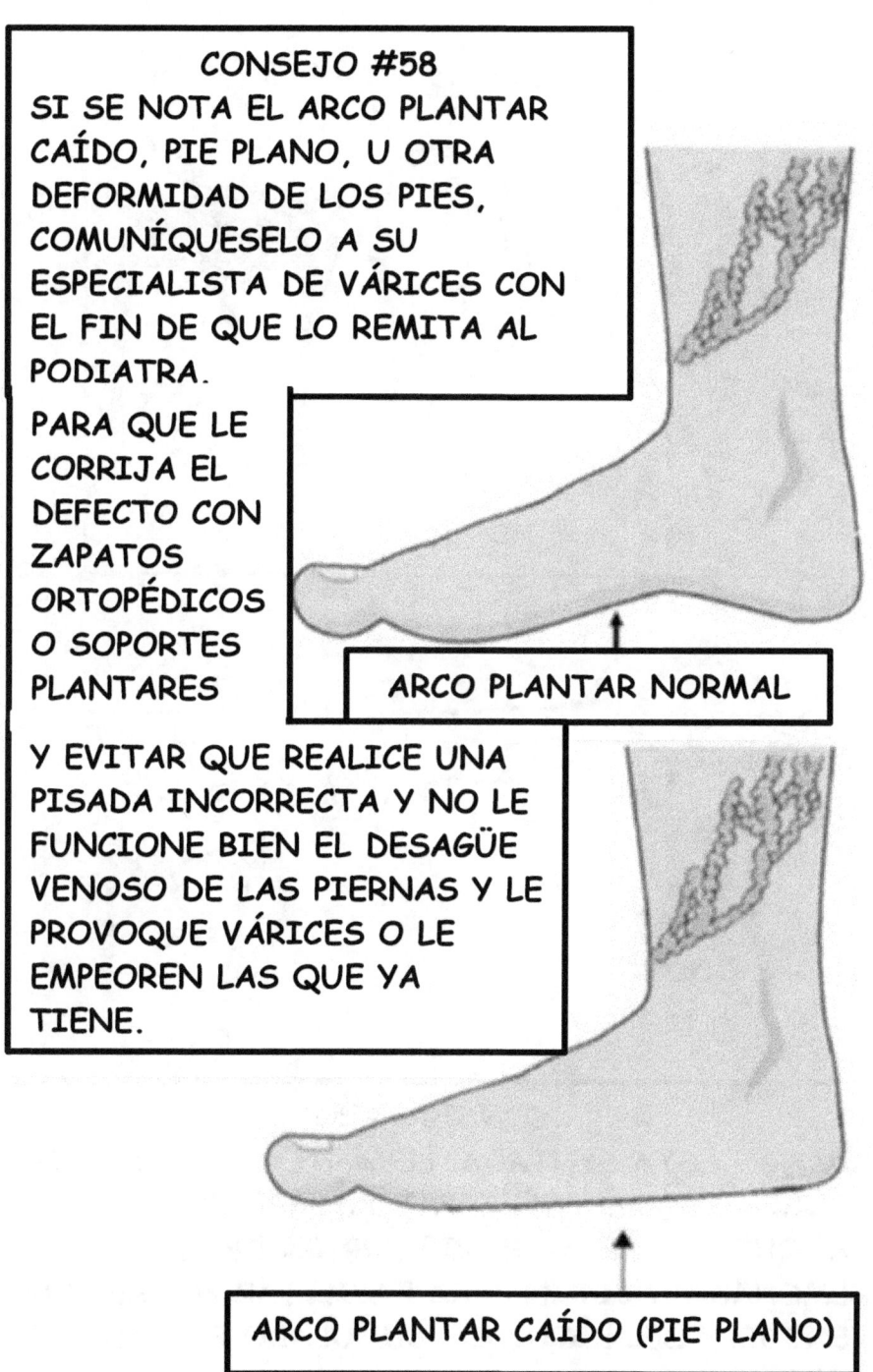

CONSEJO #58

SI SE NOTA EL ARCO PLANTAR CAÍDO, PIE PLANO, U OTRA DEFORMIDAD DE LOS PIES, COMUNÍQUESELO A SU ESPECIALISTA DE VÁRICES CON EL FIN DE QUE LO REMITA AL PODIATRA.

PARA QUE LE CORRIJA EL DEFECTO CON ZAPATOS ORTOPÉDICOS O SOPORTES PLANTARES

Y EVITAR QUE REALICE UNA PISADA INCORRECTA Y NO LE FUNCIONE BIEN EL DESAGÜE VENOSO DE LAS PIERNAS Y LE PROVOQUE VÁRICES O LE EMPEOREN LAS QUE YA TIENE.

ARCO PLANTAR NORMAL

ARCO PLANTAR CAÍDO (PIE PLANO)

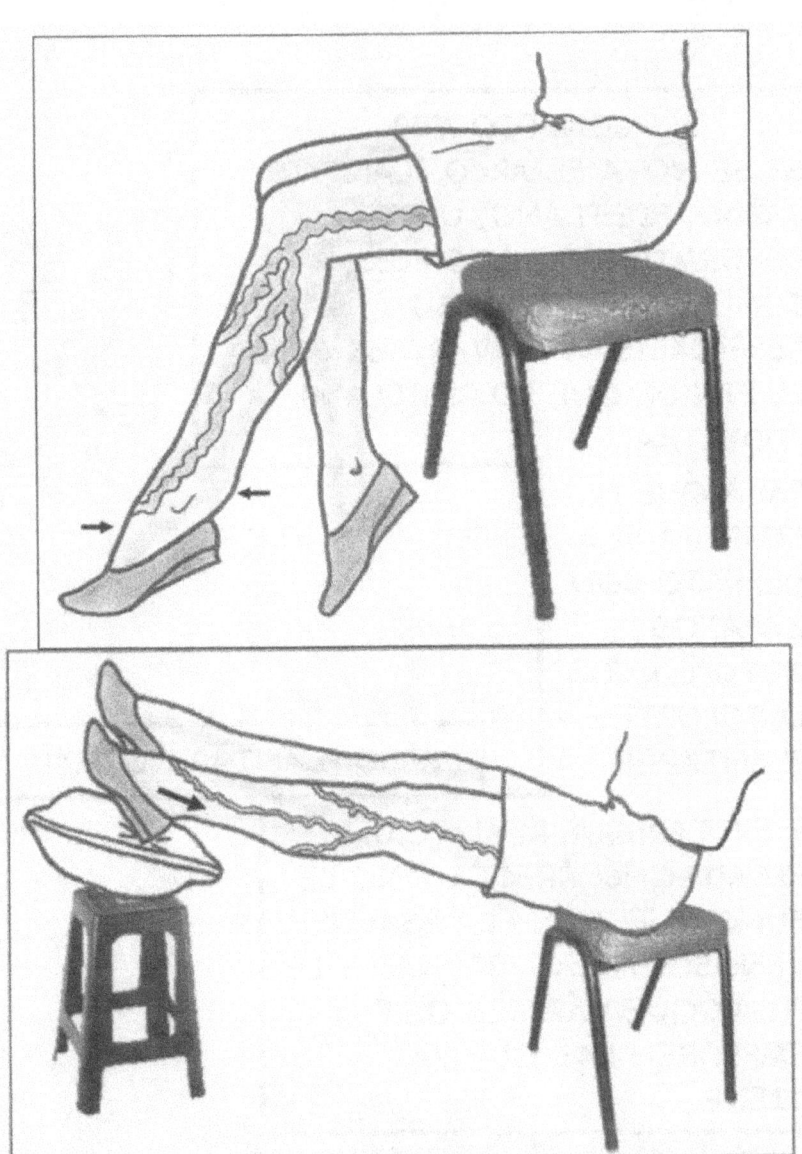

CONSEJO #59
CUANDO ESTÁ SENTADA, LEVANTE LA PIERNA CON VÁRICES, SIN O CON ZAPATO SOBRE UNA BANQUETA Y APOYE EL PIE ARRIBA DE UNA ALMOHADA O COJÍN PARA FACILITAR EL DRENAJE VENOSO Y DEL LÍQUIDO ACUMULADO EN LOS TOBILLOS.

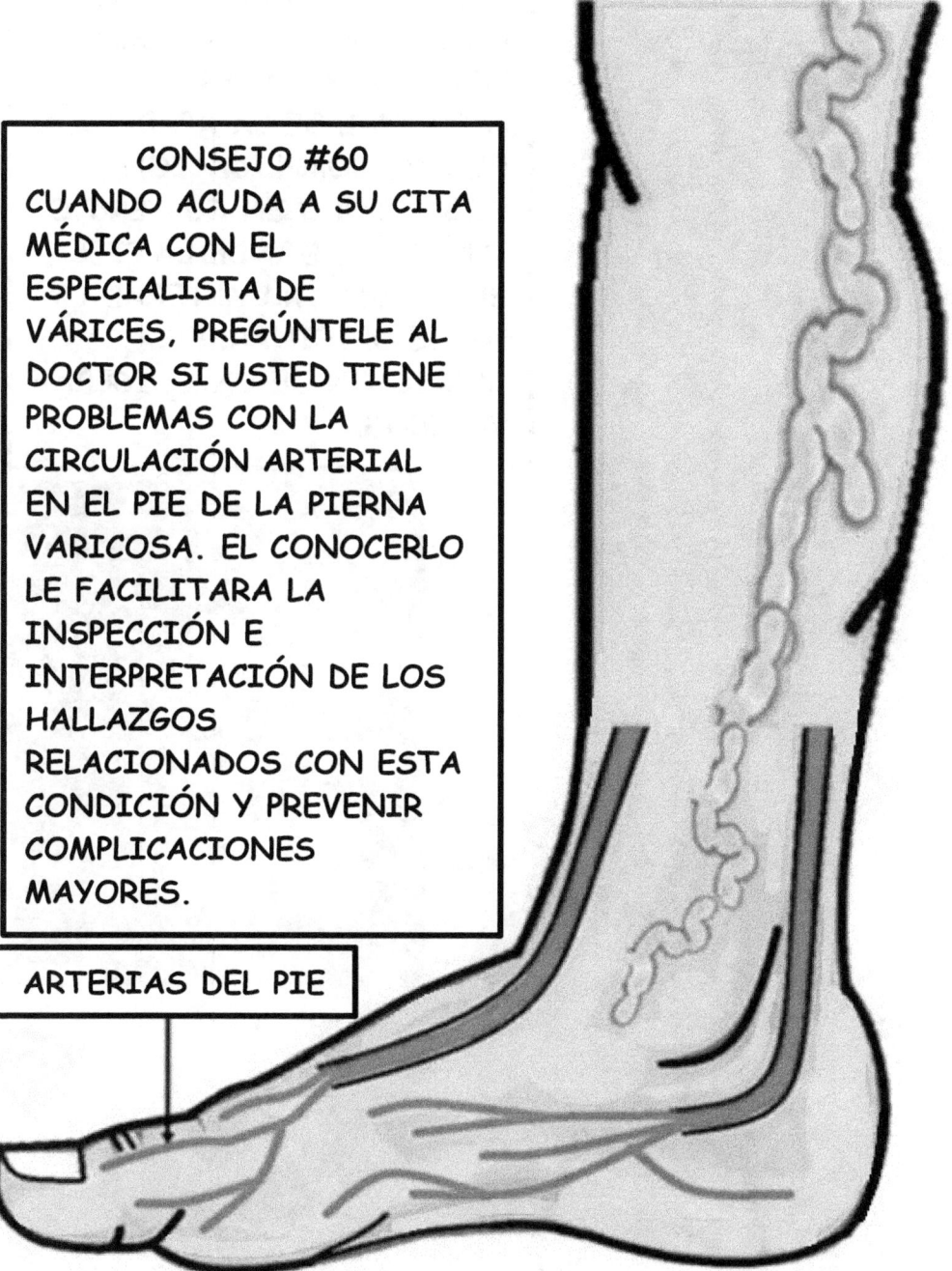

CONSEJO #60
CUANDO ACUDA A SU CITA MÉDICA CON EL ESPECIALISTA DE VÁRICES, PREGÚNTELE AL DOCTOR SI USTED TIENE PROBLEMAS CON LA CIRCULACIÓN ARTERIAL EN EL PIE DE LA PIERNA VARICOSA. EL CONOCERLO LE FACILITARA LA INSPECCIÓN E INTERPRETACIÓN DE LOS HALLAZGOS RELACIONADOS CON ESTA CONDICIÓN Y PREVENIR COMPLICACIONES MAYORES.

ARTERIAS DEL PIE

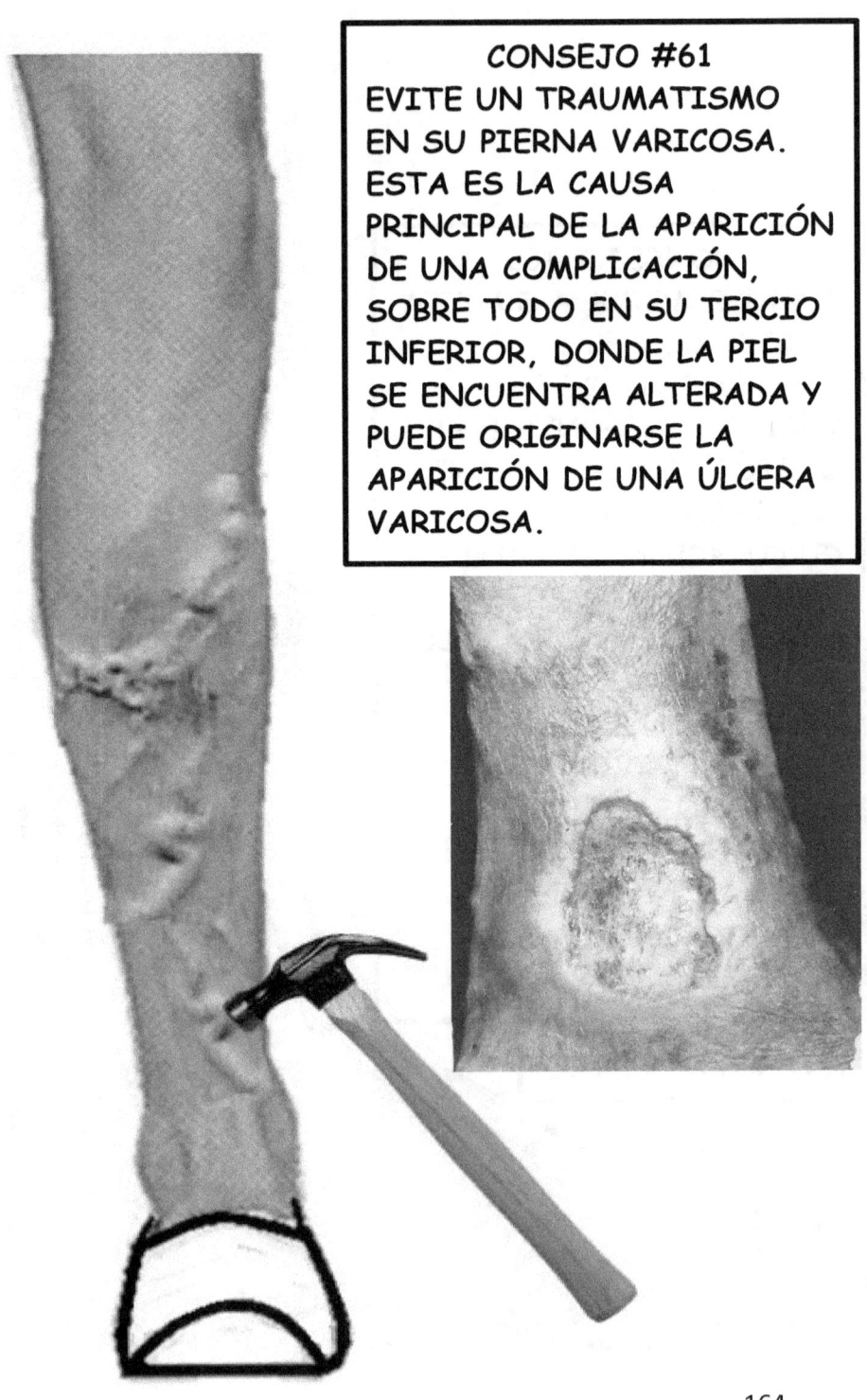

CONSEJO #61
EVITE UN TRAUMATISMO
EN SU PIERNA VARICOSA.
ESTA ES LA CAUSA
PRINCIPAL DE LA APARICIÓN
DE UNA COMPLICACIÓN,
SOBRE TODO EN SU TERCIO
INFERIOR, DONDE LA PIEL
SE ENCUENTRA ALTERADA Y
PUEDE ORIGINARSE LA
APARICIÓN DE UNA ÚLCERA
VARICOSA.

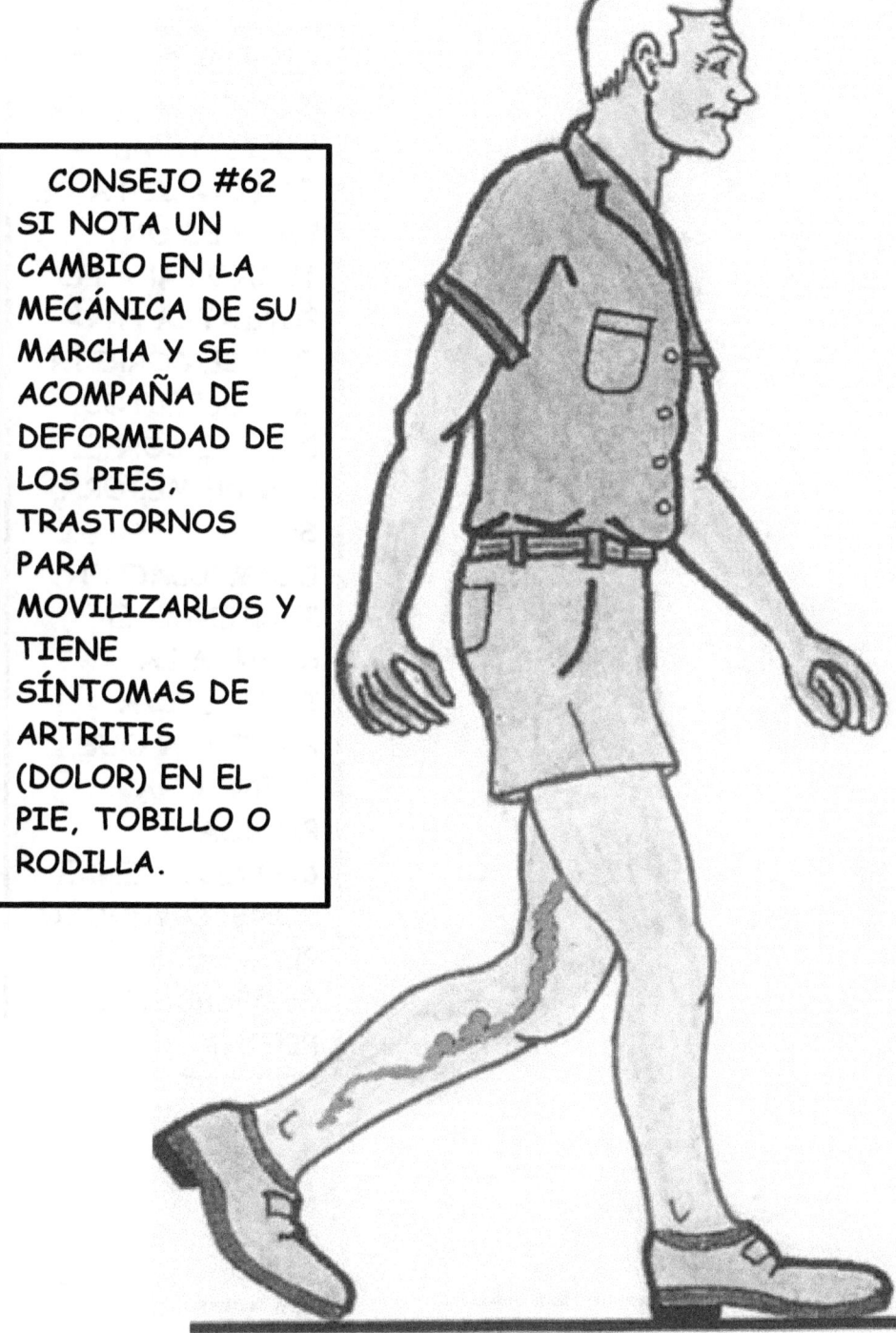

CONSEJO #62
SI NOTA UN CAMBIO EN LA MECÁNICA DE SU MARCHA Y SE ACOMPAÑA DE DEFORMIDAD DE LOS PIES, TRASTORNOS PARA MOVILIZARLOS Y TIENE SÍNTOMAS DE ARTRITIS (DOLOR) EN EL PIE, TOBILLO O RODILLA.

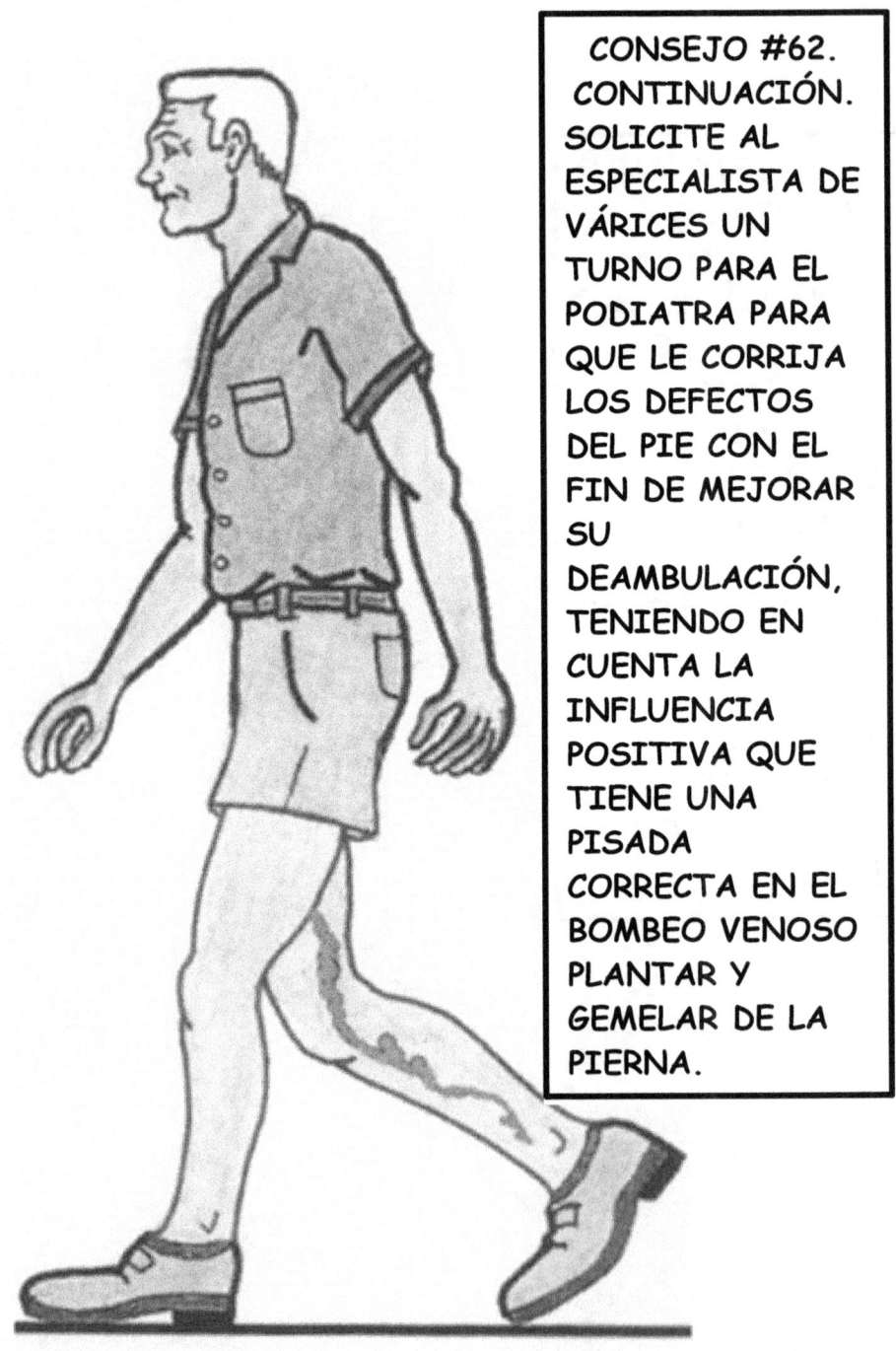

CONSEJO #62. CONTINUACIÓN. SOLICITE AL ESPECIALISTA DE VÁRICES UN TURNO PARA EL PODIATRA PARA QUE LE CORRIJA LOS DEFECTOS DEL PIE CON EL FIN DE MEJORAR SU DEAMBULACIÓN, TENIENDO EN CUENTA LA INFLUENCIA POSITIVA QUE TIENE UNA PISADA CORRECTA EN EL BOMBEO VENOSO PLANTAR Y GEMELAR DE LA PIERNA.

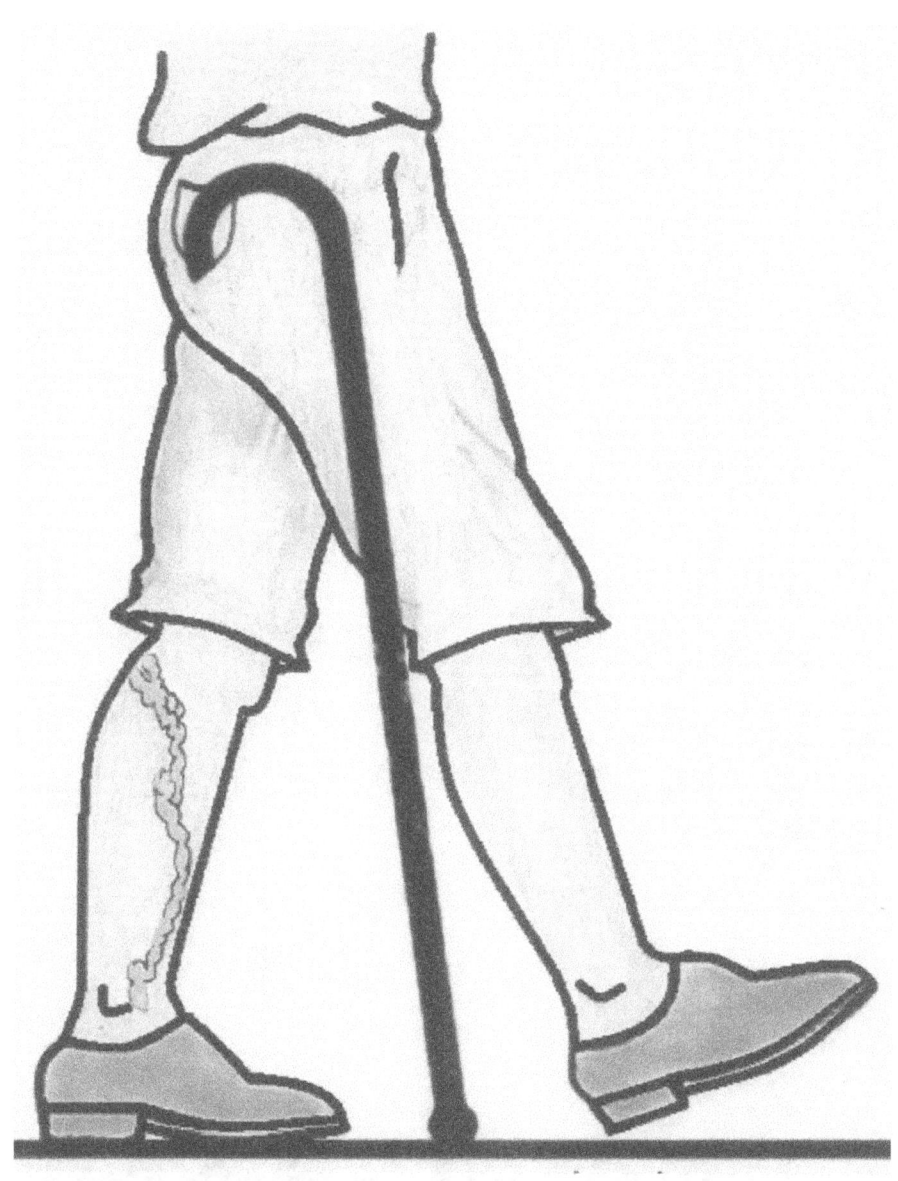

CONSEJO #62. CONTINUACIÓN
EL PODÓLOGO LE REALIZARA DISTINTOS ESTUDIOS PARA DETERMINAR QUE ARTIFICIO UTILIZAR PARA CORREGIR EL O LOS DEFECTOS EXISTENTES Y RESTAURAR LAS FUNCIONES PERDIDAS LO MÁS CERCANO DE LA NORMALIDAD.

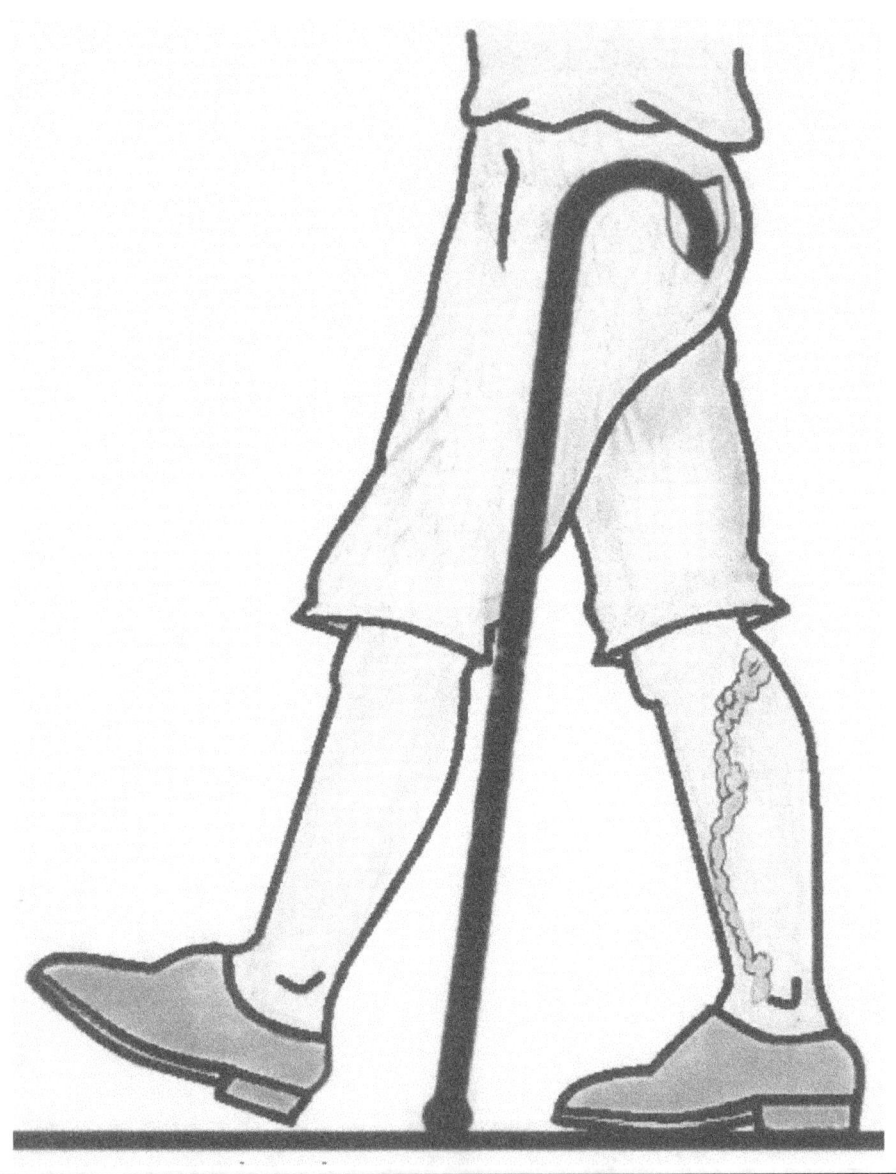

CONSEJO #62. CONTINUACIÓN
POSIBLES RECURSOS A EMPLEAR: ZAPATOS
ORTOPÉDICOS, SOPORTES, SEPARADORES DE
DEDOS, ANILLOS Y FUNDAS DE DEDOS,
ALMOHADILLAS, TALONERAS, PROTECTORES Y
CORRECTORES DE JUANETES.

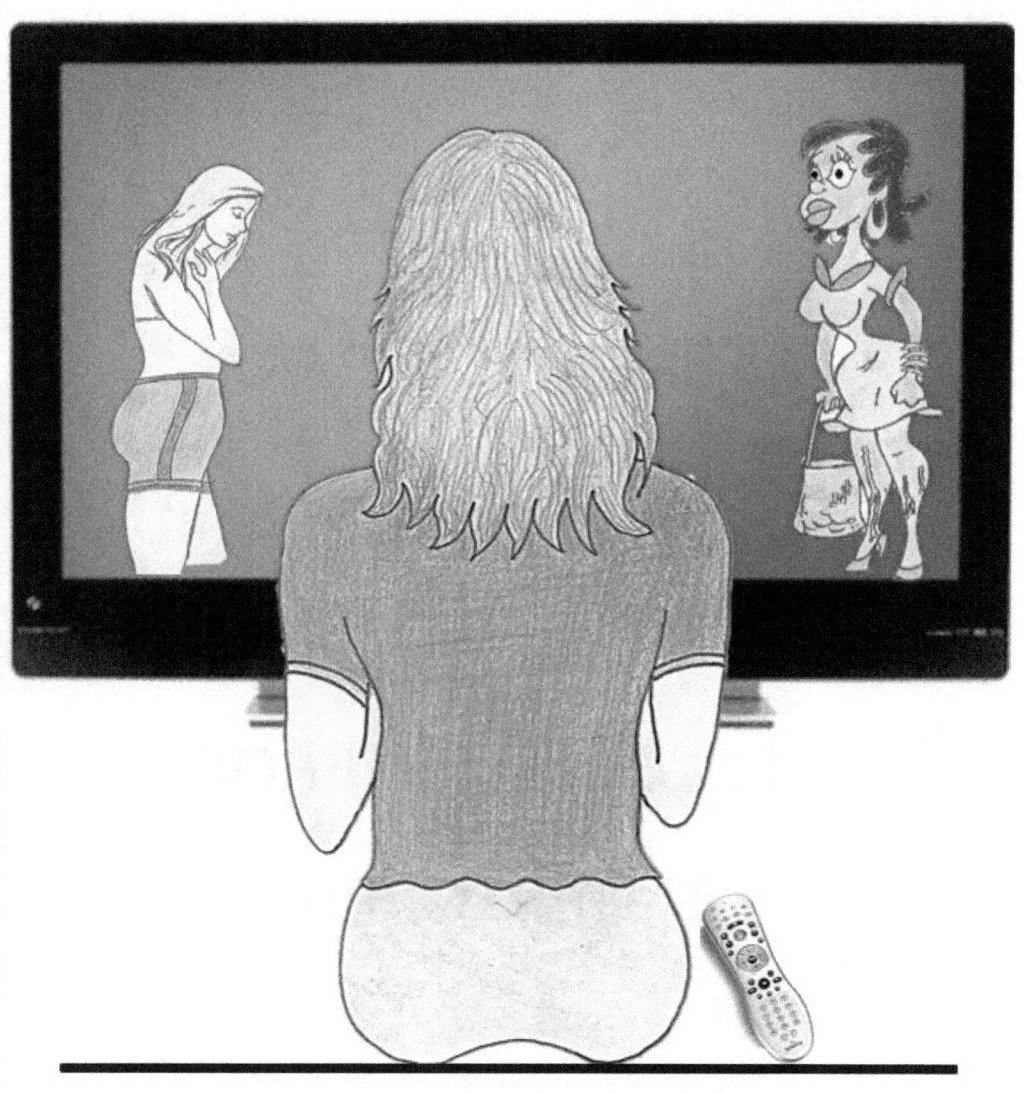

CONSEJO #63
SI PERMANECE EN REPOSO UN LARGO TIEMPO DEL DÍA, EJERCITE SUS PIERNAS DE VEZ EN CUANDO.

EJERCICIOS PARA MEJORAR LA CIRCULACIÓN VENOSA EN LOS MIEMBROS INFERIORES

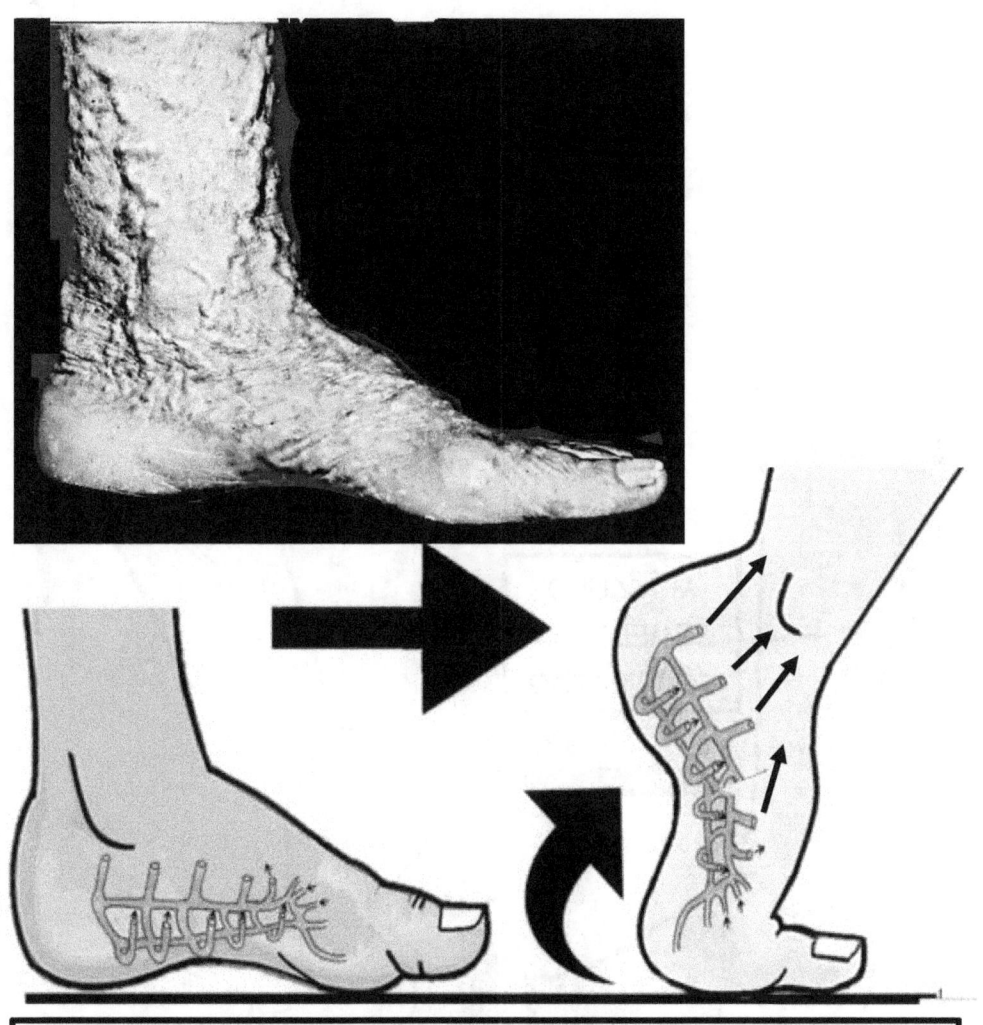

CONSEJO #64

LOS EJERCICIOS PARA LAS VÁRICES DEBEN ESTAR
DIRIGIDOS HACIA DOS ÁREAS ESPECÍFICAS:
LA BOMBA VENOSA PLANTAR (ESQUEMA) QUE SE
ACTIVA CUANDO NOS LEVANTAMOS EN LA PUNTA
DE LOS PIES 20 VECES, INCREMENTANDO ESTA
FRECUENCIA DIARIAMENTE DE ACUERDO CON
NUESTRAS POSIBILIDADES FÍSICAS, ENVIANDO LA
SANGRE VENOSA HACIA LA PIERNA,

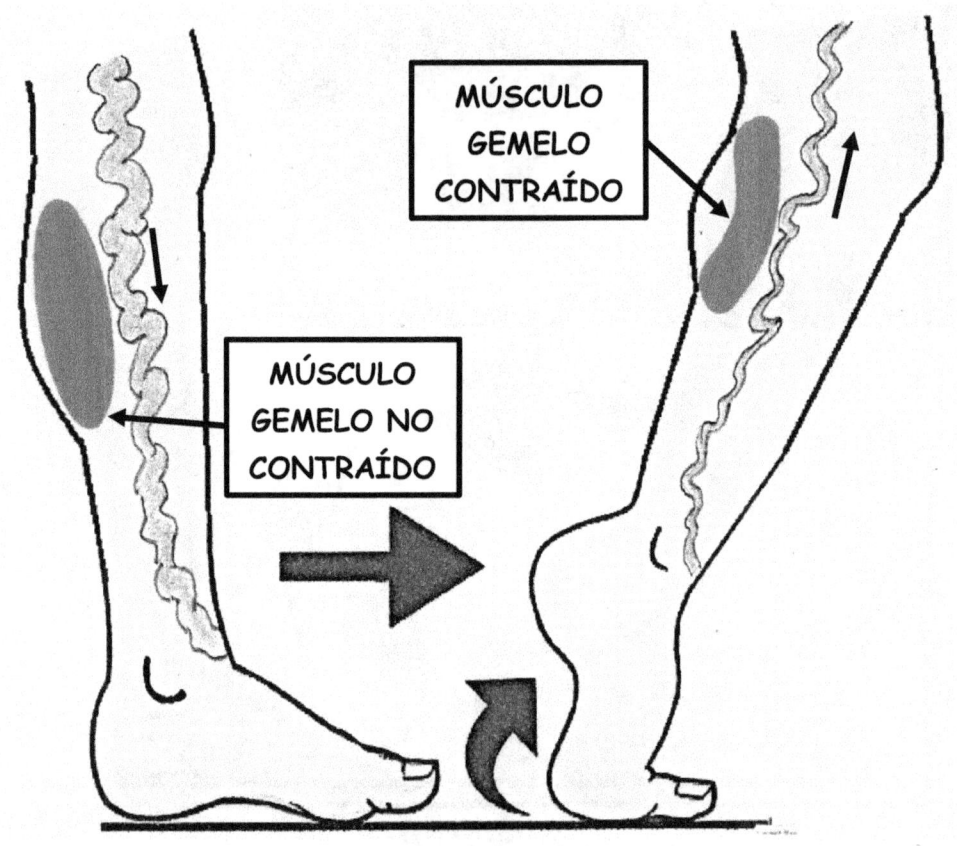

MÚSCULO GEMELO CONTRAÍDO

MÚSCULO GEMELO NO CONTRAÍDO

CONSEJO #64. CONTINUACIÓN.
CON ESTE EJERCICIO ADEMÁS DE ACTIVAR LA BOMBA VENOSA PLANTAR TAMBIÉN SE PONE EN ACCIÓN LAS CONTRACCIONES MUSCULARES DE LOS GEMELOS DE LA PIERNA ENVIANDO LA SANGRE VENOSA HACIA EL CORAZÓN, DISMINUYENDO DE TAMAÑO LAS VÁRICES DE ESTA REGIÓN,

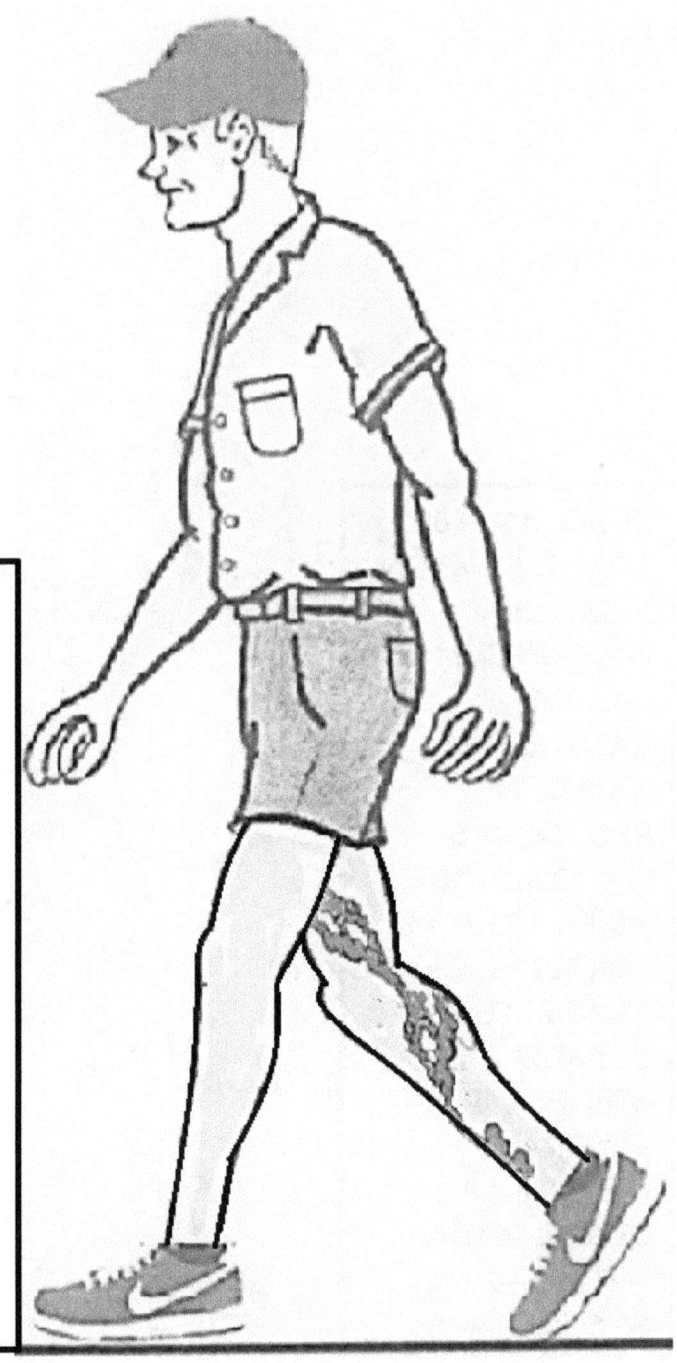

CONSEJO #65
CONTINUACIÓN
PRACTIQUE
ALGÚN TIPO DE
EJERCICIO.
FACILITA EL
BOMBEO
PLANTAR Y
GEMELAR DE LA
SANGRE
VENOSA HACÍA
EL CORAZÓN,
EN LA PIERNA
IMPIDIENDO O
RETARDANDO
LA APARICIÓN
DE VÁRICES.

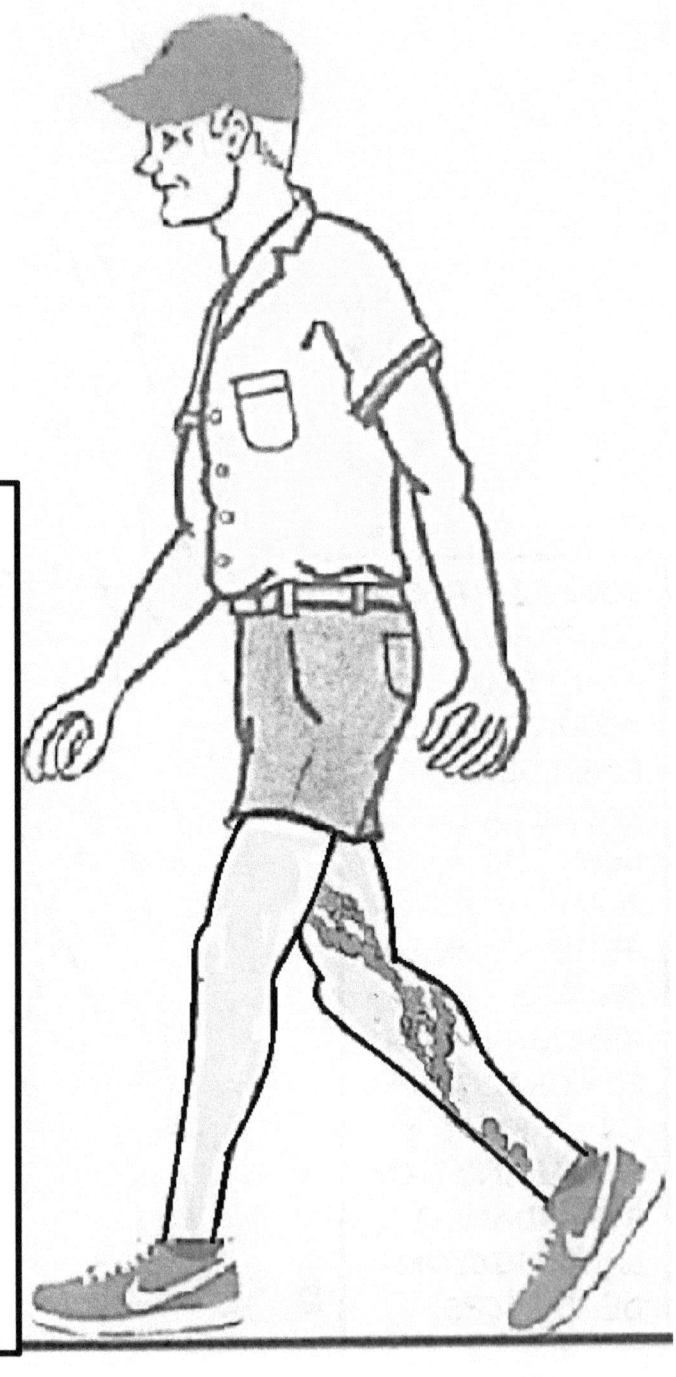

CONSEJO #65. CONTINUACIÓN. Y LA NO PROGRESIÓN DE LAS YA EXISTENTES. TAMBIÉN REDUCE LAS POSIBILIDADES DE PADECER DEL CORAZÓN, LE TRASMITE UN ESTADO DE BIENESTAR GENERAL Y MEJORA LA CIRCULACIÓN ARTERIAL EN SUS PIERNAS.

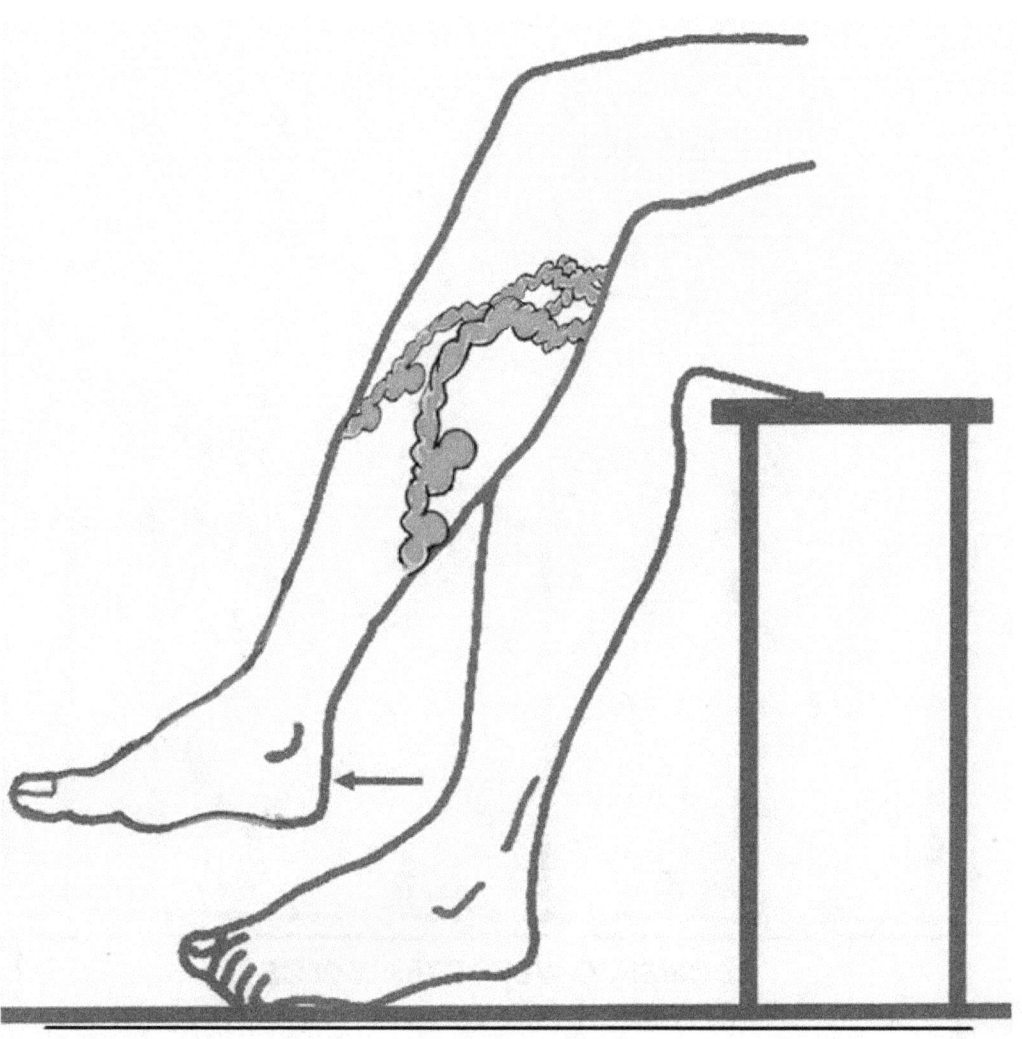

CONSEJO #66
SENTADO Y SIN ZAPATOS CRUCE LAS PIERNAS Y
COLOQUE EL PIE DE LA PIERNA VARICOSA QUE
QUIERE EJERCITAR PRIMERO, EN POSICIÓN
HORIZONTAL

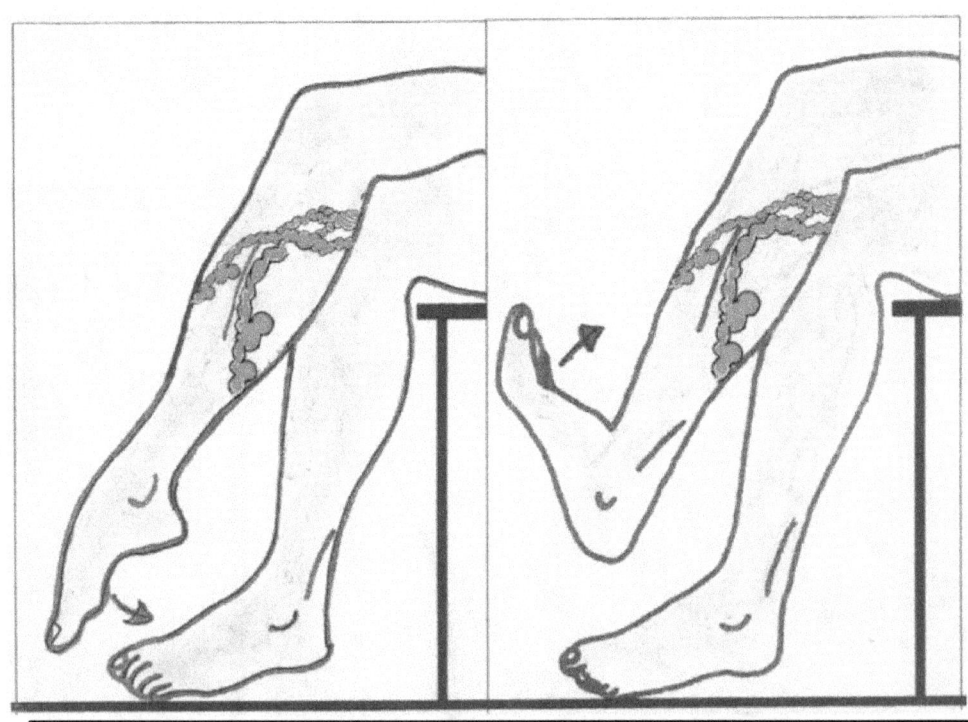

CONSEJO #67. EJERCICIOS,
>DESPUÉS MOVERLOS HACIA ABAJO (EXTENSIÓN) Y
HACIA ARRIBA (FLEXIÓN) VARIAS VECES.
>ESTE EJERCICIO DEBE SER APROBADO POR SU
ESPECIALISTA DE VÁRICES O EL FISIOTERAPEUTA
LOS QUE DETERMINARAN EL NÚMERO DE VECES
QUE DEBE REALIZARLO Y SU FRECUENCIA
SEMANAL.

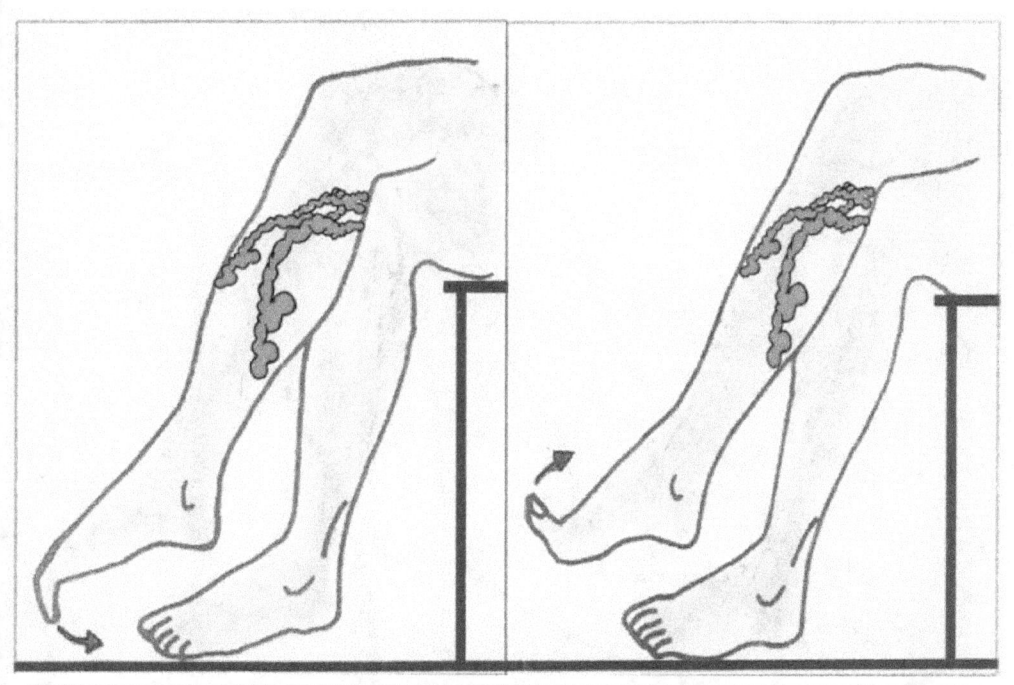

CONSEJO #68

AHORA CORRESPONDE HACER EL MISMO EJERCICIO
CON LOS DEDOS DEL PIE.
>MOVERLOS HACIA ABAJO (EXTENSIÓN) Y HACIA
ARRIBA (FLEXIÓN) REPETIDAMENTE.
>ESTE EJERCICIO DEBE SER AUTORIZADO POR SU
ESPECIALISTA DE VÁRICES Y EJECUTADO POR UN
FISIOTERAPEUTA, EL CUAL DETERMINARA EL
NÚMERO DE VECES QUE DEBE REALIZARLO.

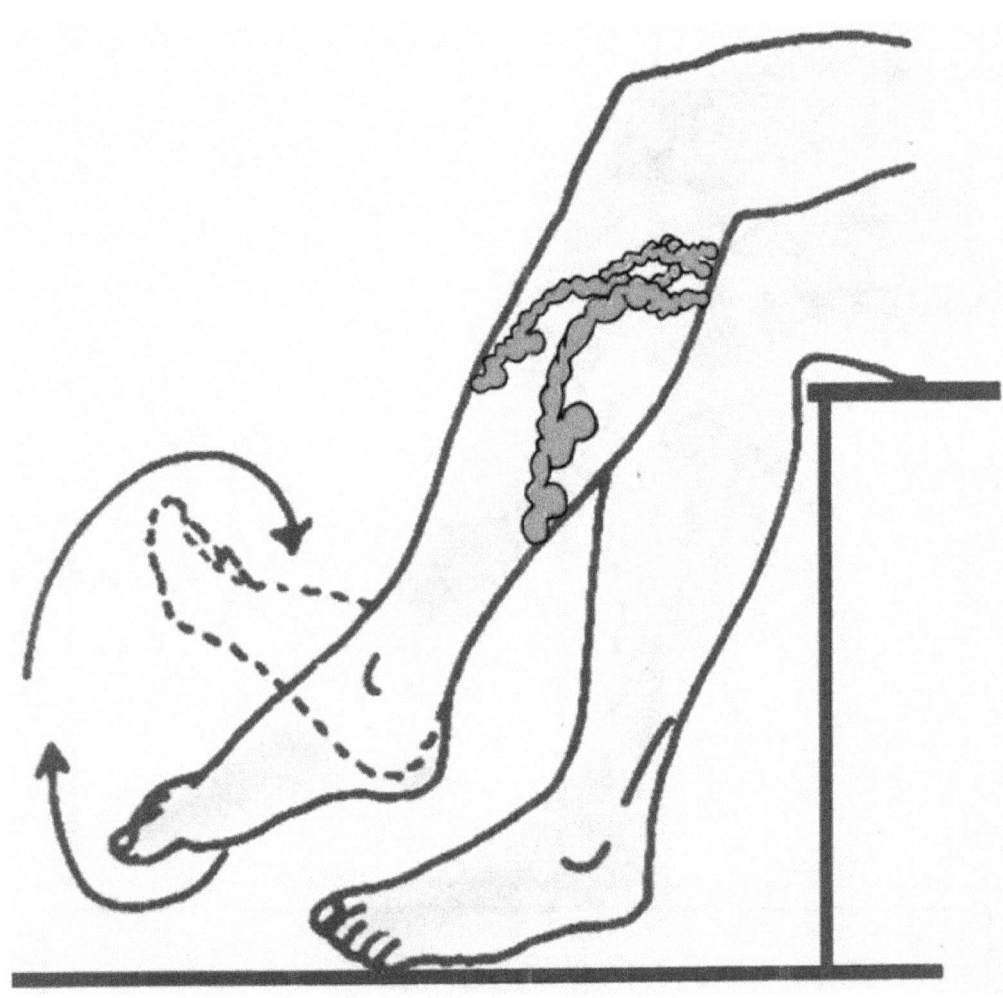

CONSEJO #69

> REALIZAR CON EL PIE UN MOVIMIENTO CIRCULAR EN AMBAS DIRECCIONES, DE DERECHA A IZQUIERDA Y DE IZQUIERDA HACIA LA DERECHA.
>ESTE EJERCICIO DEBE SER APROBADO POR SU ESPECIALISTA DE VÁRICES Y EJECUTADOS POR UN FISIOTERAPEUTA EL CUAL DETERMINARA EL NÚMERO DE VECES QUE DEBE REALIZARLO.

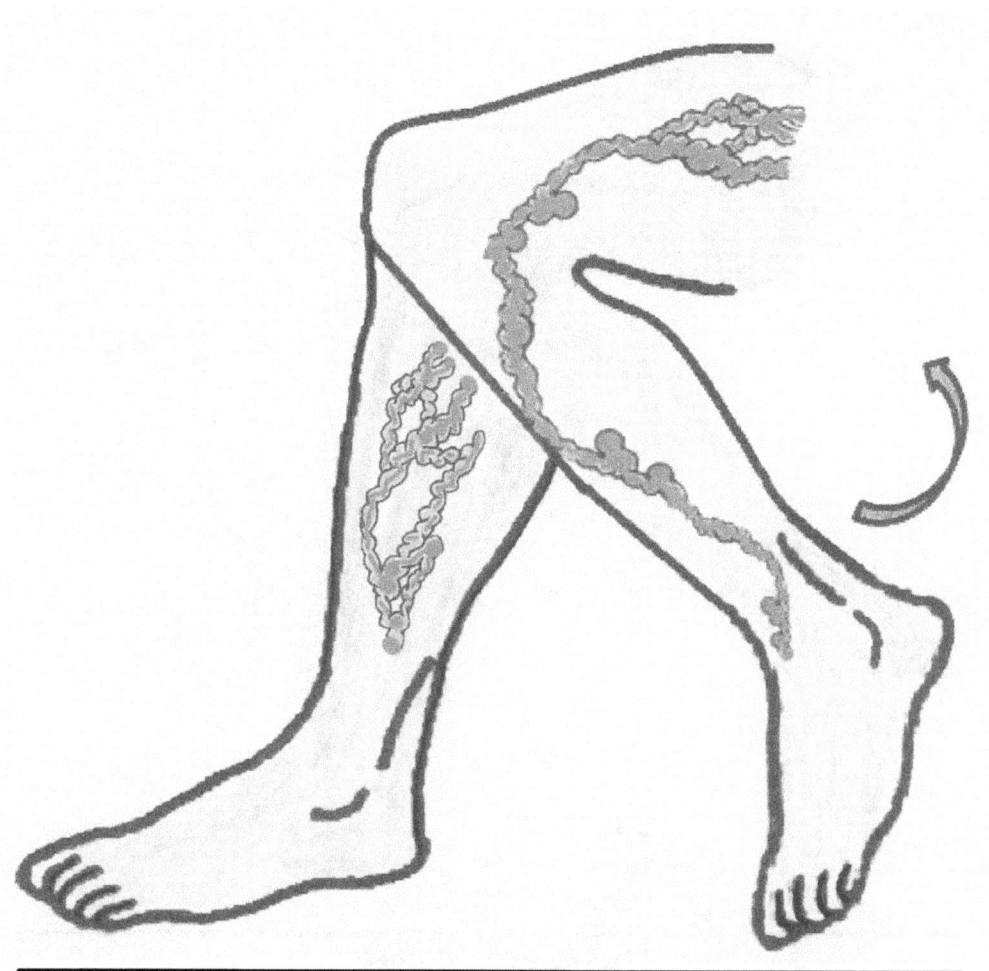

EJERCICIO #70

SENTADO, FLEXIONE LA PIERNA HACIA ATRÁS HASTA QUE TOQUE EL MUSLO 15 VECES. PRIMERO UNA PIERNA Y DESPUÉS LA OTRA. LA REALIZACIÓN DE ESTE EJERCICIO DEBE SER AUTORIZADA POR SU ESPECIALISTA DE VÁRICES Y SU FRECUENCIA DEBE ESTAR INDICADO POR UN FISIOTERAPEUTA DE ACUERDO CON SU ESTADO DE SALUD.

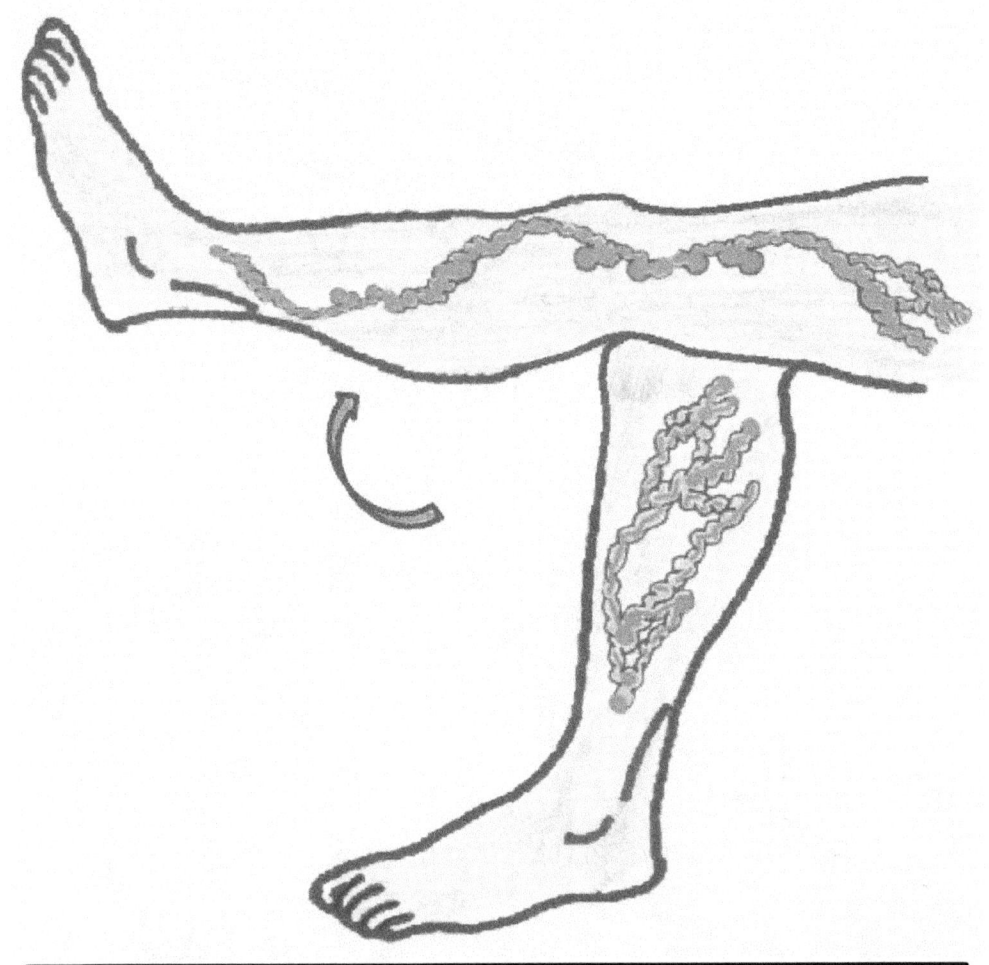

EJERCICIO #71

DESPUÉS EXTIENDA LA PIERNA HACIA DELANTE HASTA QUE QUEDE HORIZONTAL 15 VECES. PRIMERO UNA PIERNA Y DESPUÉS LA OTRA. LA REALIZACIÓN DE ESTE EJERCICIO DEBE SER AUTORIZADA POR SU ESPECIALISTA DE VÁRICES Y SU FRECUENCIA DEBE ESTAR INDICADO POR UN FISIOTERAPEUTA DE ACUERDO CON SU ESTADO DE SALUD.

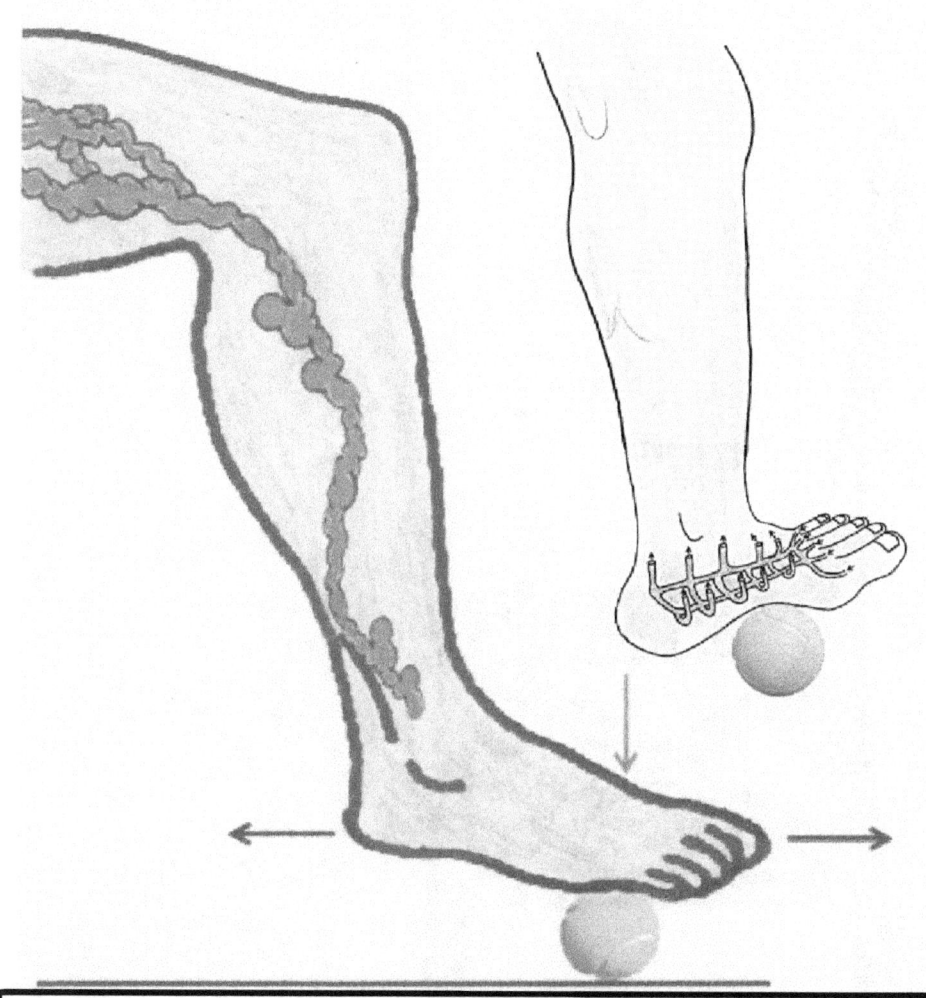

EJERCICIO # 72.

SENTADO O PARADO, COLÓQUESE UNA PELOTA DE TENIS DEBAJO DE LA PLANTA DEL PIE DE LA PIERNA VARICOSA Y TRATANDO DE APLASTARLA, RUÉDELA DE ATRÁS HACIA ADELANTE Y DE ADELANTE HACIA ATRÁS.

ESTE EJERCICIO DEBE SER AUTORIZADO POR SU ESPECIALISTA DE VÁRICES Y LA FRECUENCIA DEBE ESTAR INDICADO POR UN FISIOTERAPEUTA DE ACUERDO CON SU ESTADO DE SALUD.

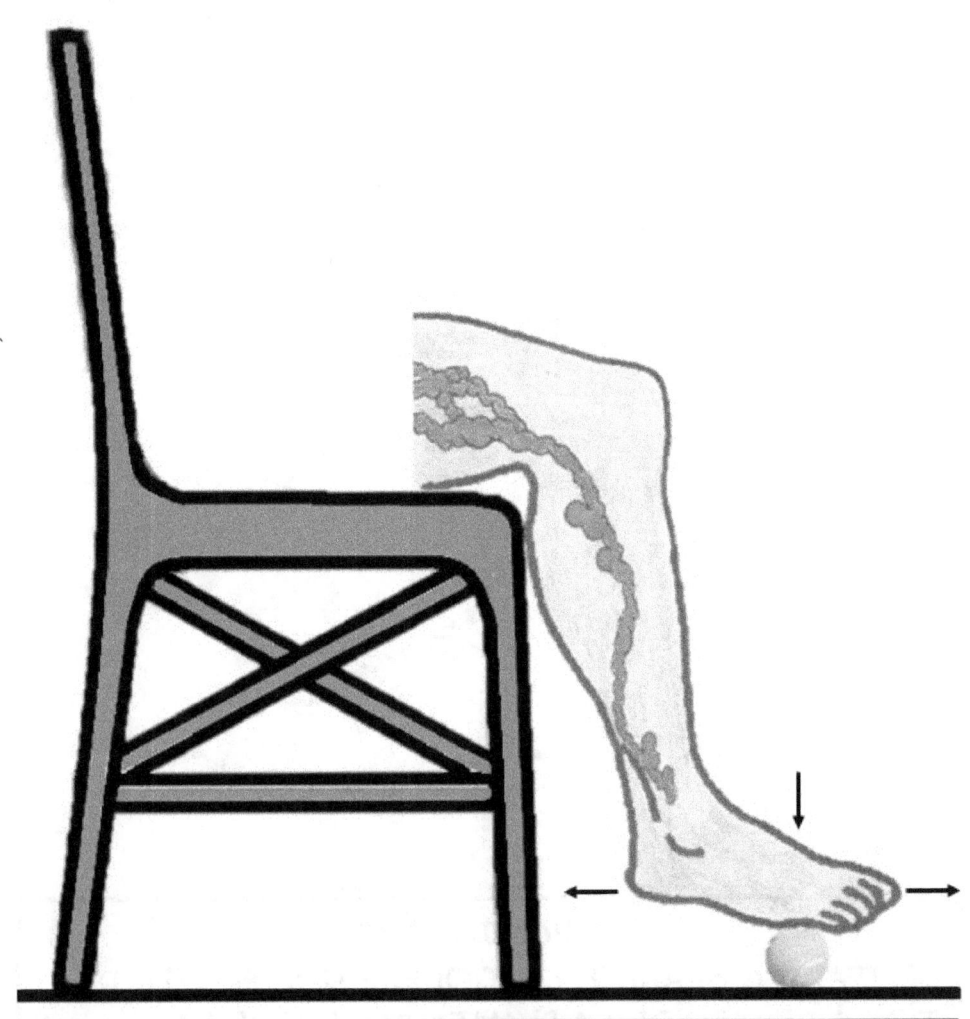

EJERCICIO #73
AL REALIZARLO SENTADO, PROVÉASE DE UNA SILLA
CON LA ALTURA ADECUADA PARA QUE SU PIERNA
SE APOYE DE MANERA CORRECTA SOBRE LA PELOTA
Y QUE EN LA PARTE DELANTERA TENGA ESPACIO
QUE PERMITA A SU PIE PENETRAR DESLIZANDO
HACIA ATRÁS LA PELOTA.

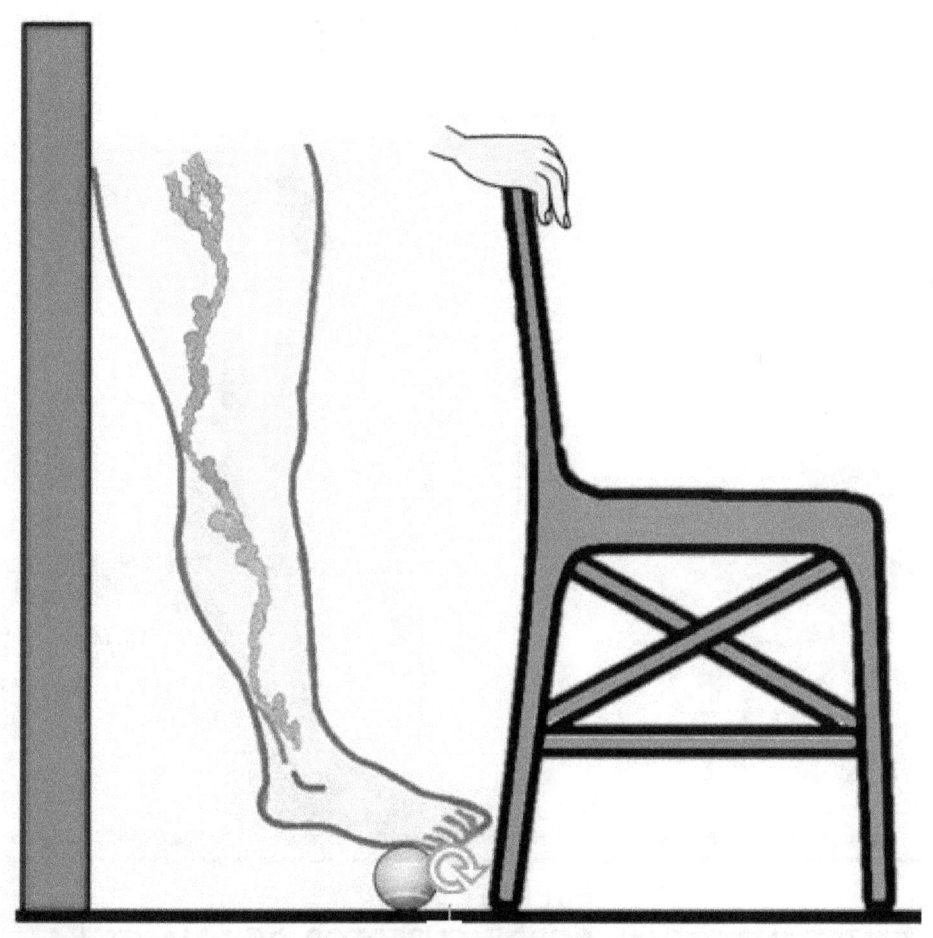

EJERCICIO #74

AL REALIZARLO PARADO, PARA EVITAR UNA CAÍDA
CON UN RESBALÓN, REALÍCELO RECOSTADO A UNA
PARED Y CON UNA SILLA DELATE A LA CUAL SE
PUEDA AGARRAR.
EL EJERCICIO MÁS EFICAZ ES AQUEL, QUE,
OBTENIENDO SUS OBJETIVOS, NO REPRESENTA UN
PELIGRO PARA SU INTEGRIDAD FÍSICA.

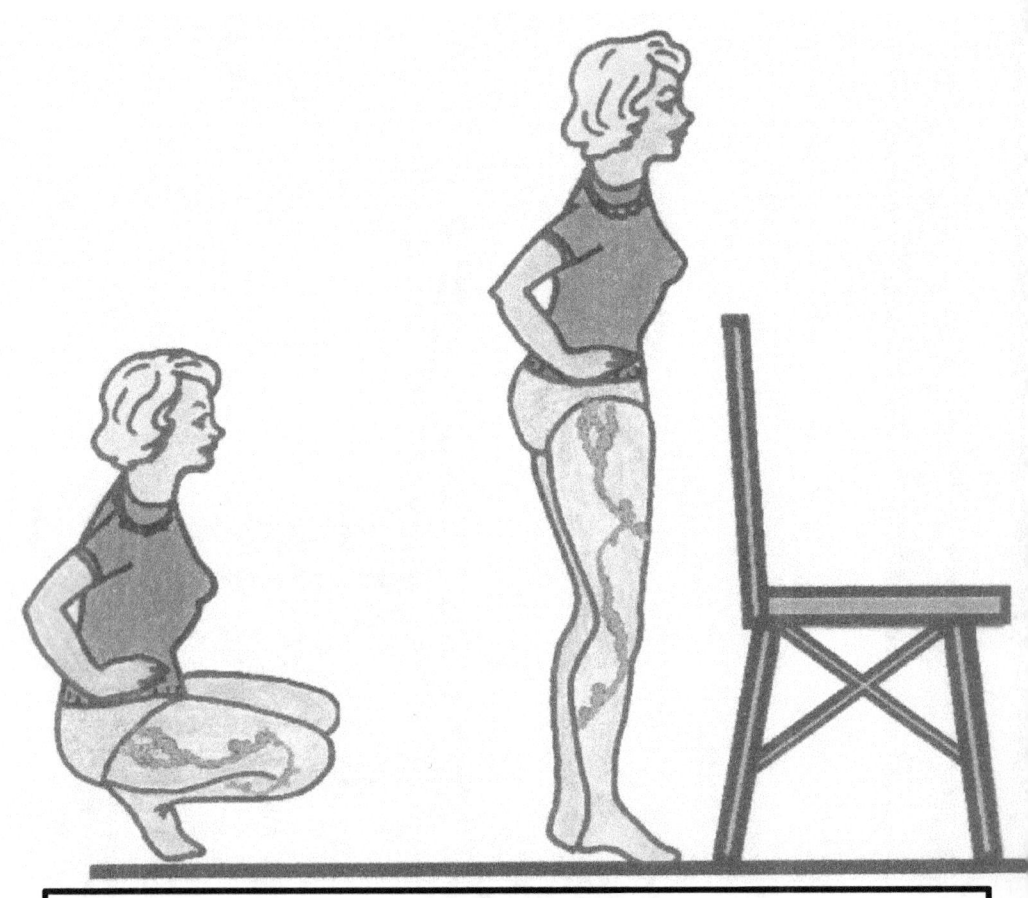

EJERCICIO #75

SUJETÁNDOSE AL BORDE SUPERIOR DE UNA SILLA, ELEVAR EL CUERPO SOBRE LA PUNTA DE LOS PIES Y DESCENDER HASTA APOYAR LAS NALGAS SOBRE LOS TALONES (CUCLILLAS).

LA REALIZACIÓN DE ESTE EJERCICIO DEBE SER AUTORIZADA POR SU ESPECIALISTA DE VÁRICES Y SU FRECUENCIA DEBE ESTAR INDICADO POR UN FISIOTERAPEUTA DE ACUERDO CON SU ESTADO DE SALUD.

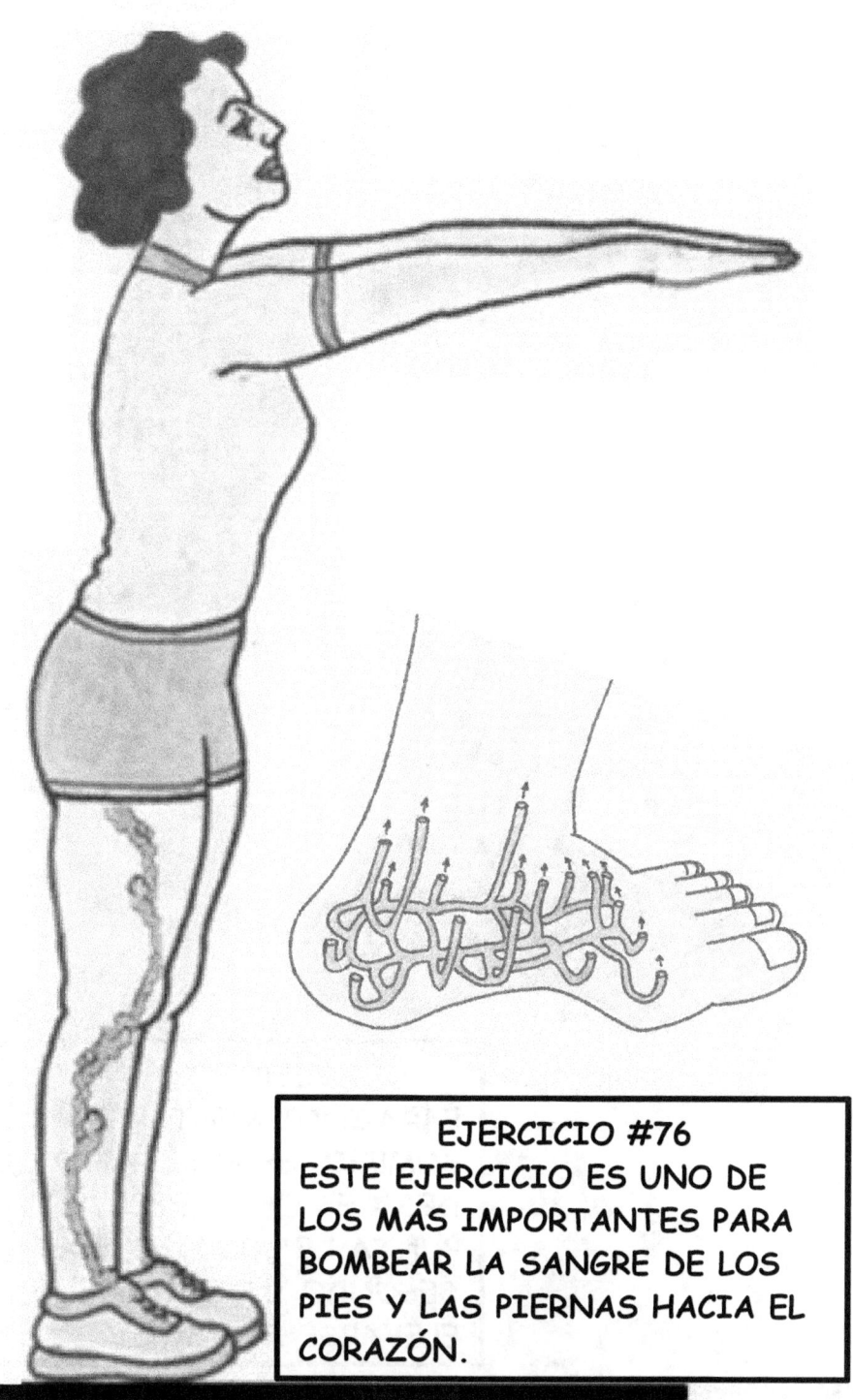

EJERCICIO #76
ESTE EJERCICIO ES UNO DE
LOS MÁS IMPORTANTES PARA
BOMBEAR LA SANGRE DE LOS
PIES Y LAS PIERNAS HACIA EL
CORAZÓN.

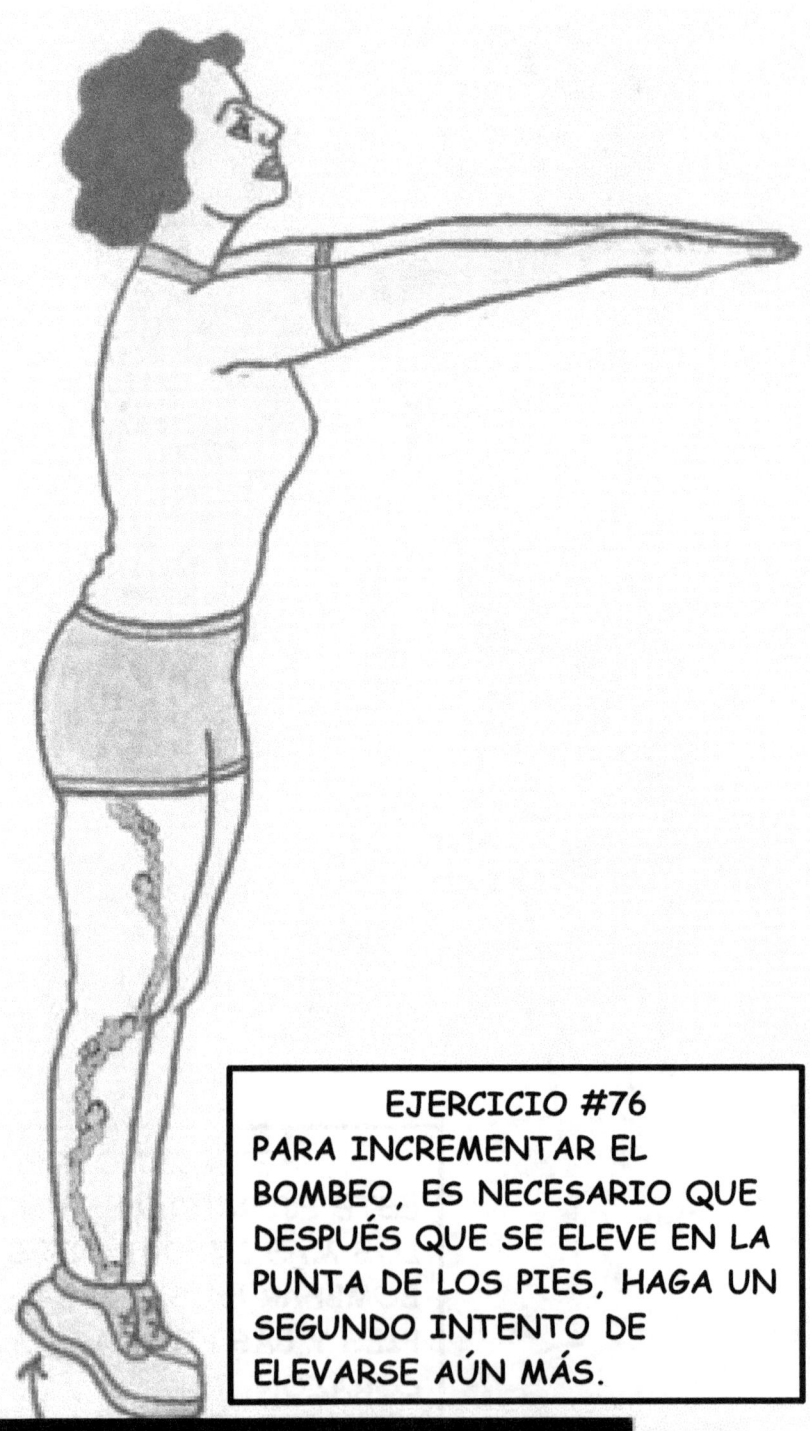

EJERCICIO #76
PARA INCREMENTAR EL
BOMBEO, ES NECESARIO QUE
DESPUÉS QUE SE ELEVE EN LA
PUNTA DE LOS PIES, HAGA UN
SEGUNDO INTENTO DE
ELEVARSE AÚN MÁS.

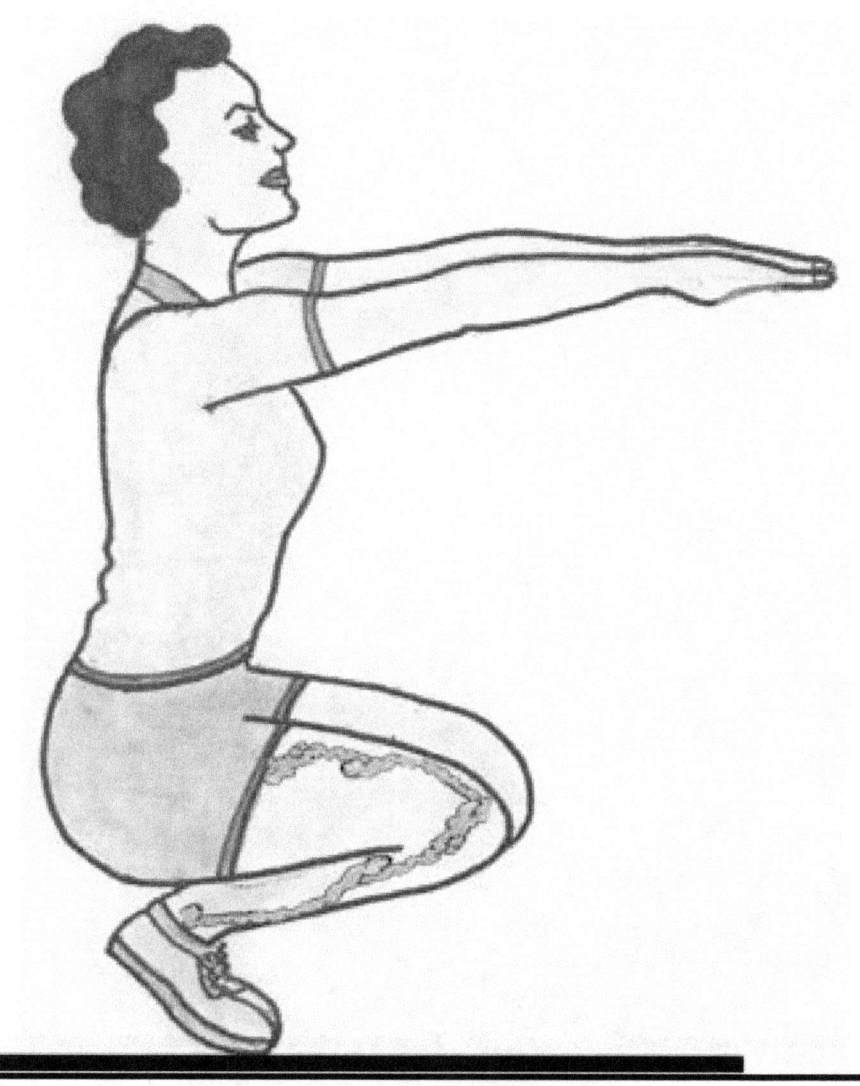

EJERCICIO #76

AL DESCENDER EN VEZ DE DESCANSAR SOBRE LOS PIES PLANOS, QUÉDESE EN LA PUNTA DE LOS MISMOS.

ESTE EJERCICIO, EN ESTA FORMA, REQUIERE DE UN GRAN EQUILIBRIO Y ESFUERZO. PARA PRACTICARLO, DEBE SER AUTORIZADO POR UN PERSONAL AUTORIZADO.

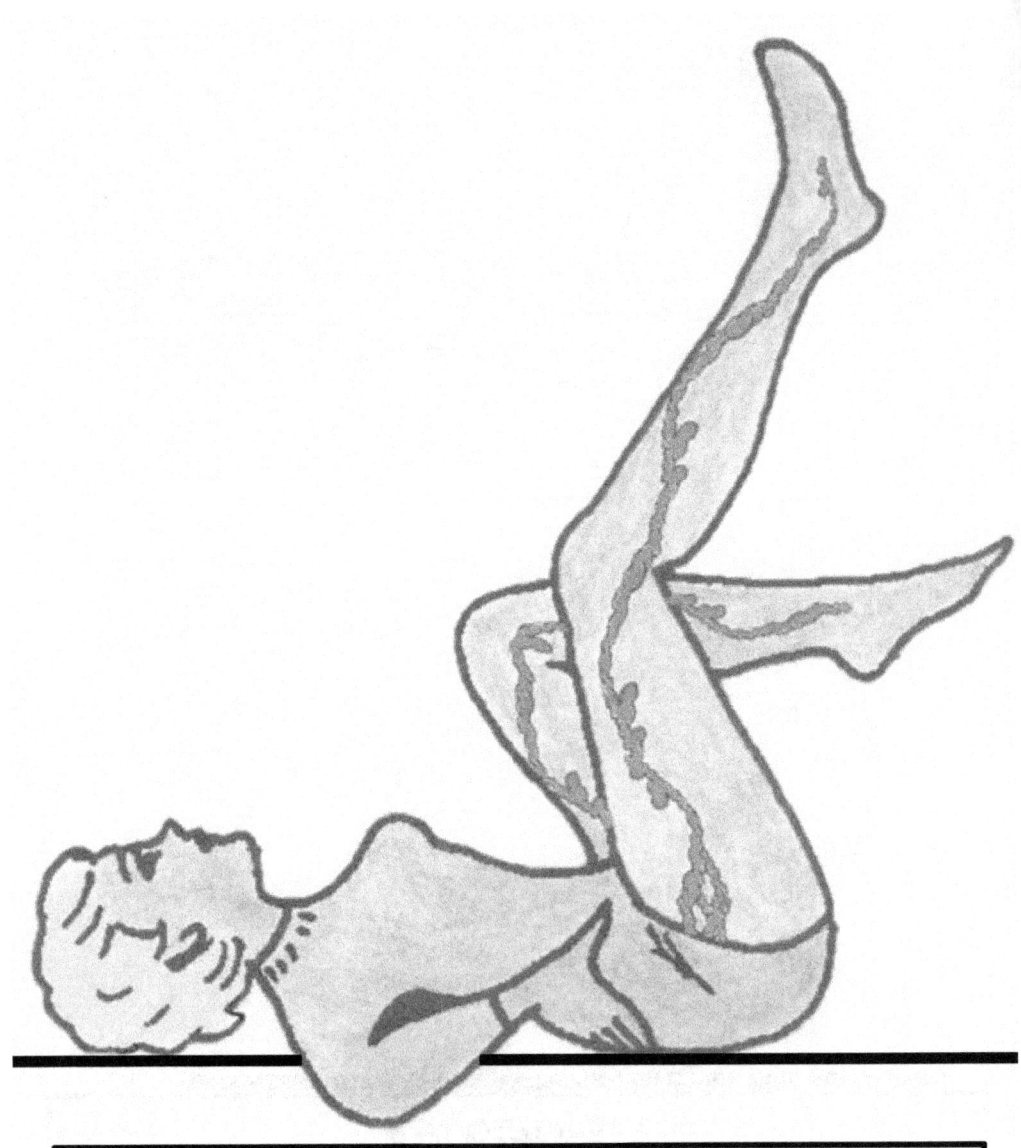

EJERCICIO #77

ACOSTADA EN EL SUELO, PEDALEAR EN EL AIRE CON LAS DOS PIERNAS 15 VECES. LA REALIZACIÓN DE ESTE EJERCICIO DEBE SER AUTORIZADA POR SU ESPECIALISTA EN VÁRICES Y LA FRECUENCIA DEBE ESTAR INDICADO POR UN FISIOTERAPEUTA DE ACUERDO CON SU ESTADO DE SALUD.

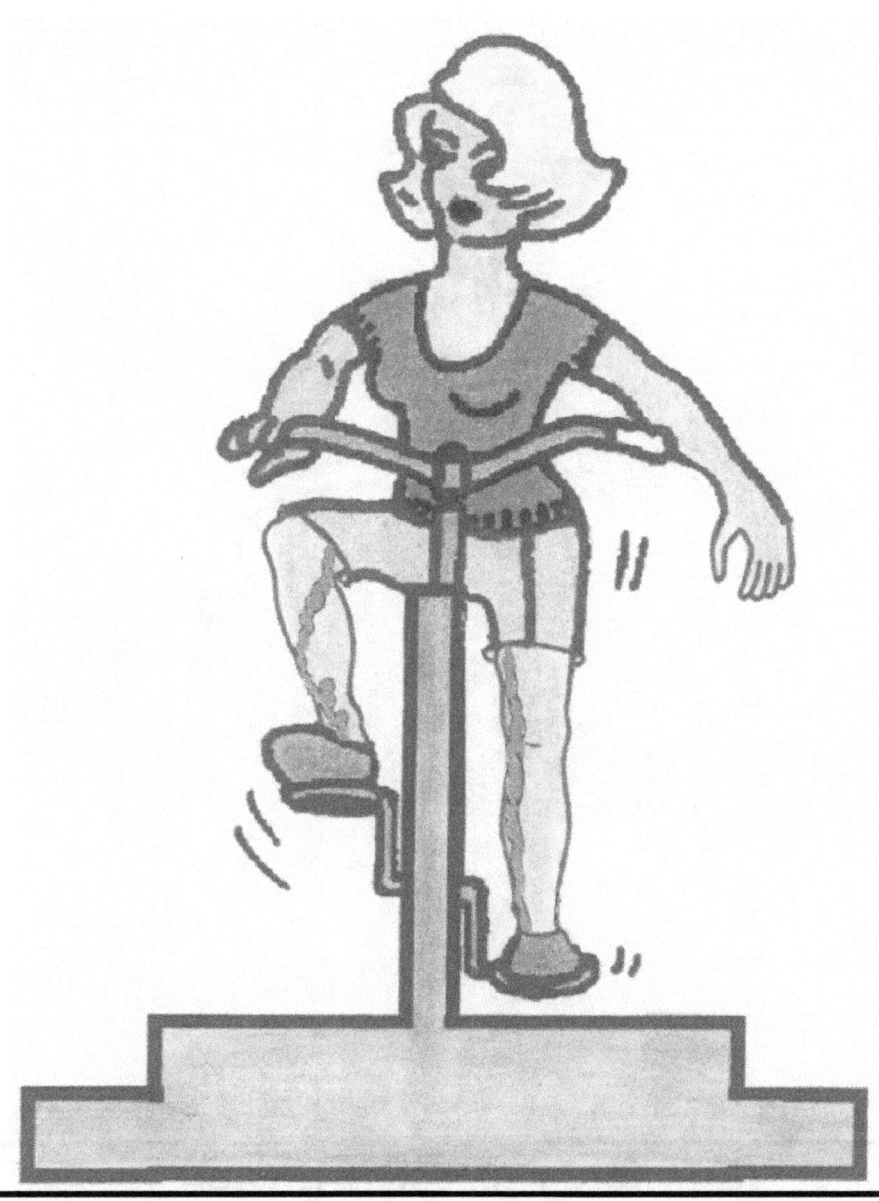

EJERCICIO #78
MONTAR EN BICICLETA ESTÁTICA 15 MINUTOS
TODOS LOS DÍAS. LA REALIZACIÓN DE ESTE
EJERCICIO DEBE SER AUTORIZADA POR SU
ESPECIALISTA EN VÁRICES Y LA FRECUENCIA DEBE
ESTAR INDICADO POR UN FISIOTERAPEUTA DE
ACUERDO CON SU ESTADO DE SALUD.

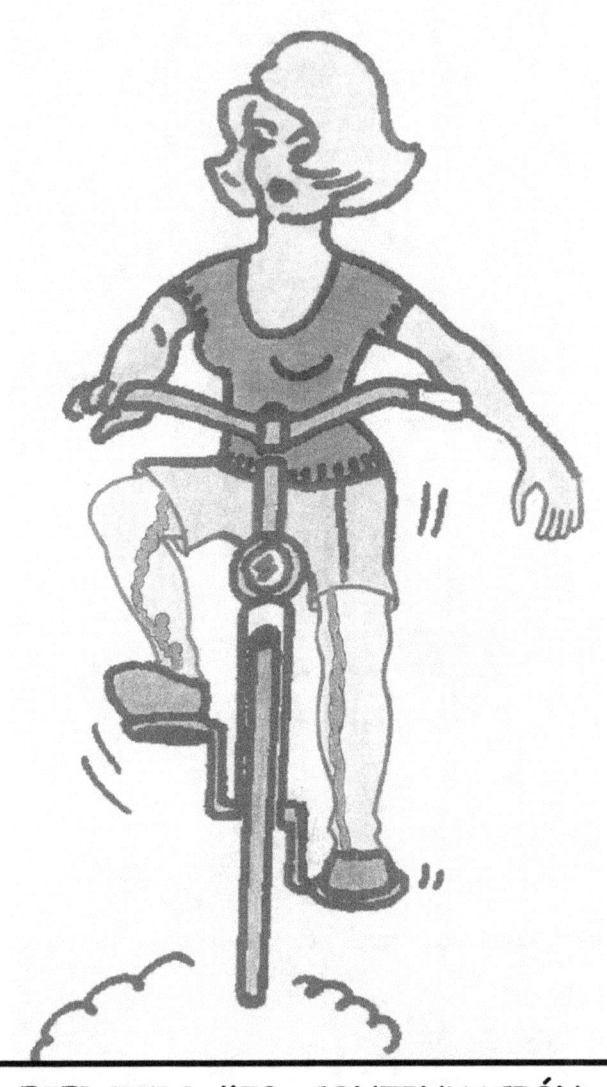

EJERCICIO #78. CONTINUACIÓN.
SI SU ESPECIALISTA EN VÁRICES SE LO
AUTORIZA, MONTE EN BICICLETA 30 MINUTOS
TODOS LOS DÍAS POR ZONAS NO PELIGROSAS.
LA REALIZACIÓN DE ESTE EJERCICIO DEBE SER
AUTORIZADA POR UN PERSONAL CALIFICADO Y LA
FRECUENCIA INDICADA POR UN FISIOTERAPEUTA
DE ACUERDO CON SU ESTADO DE SALUD.

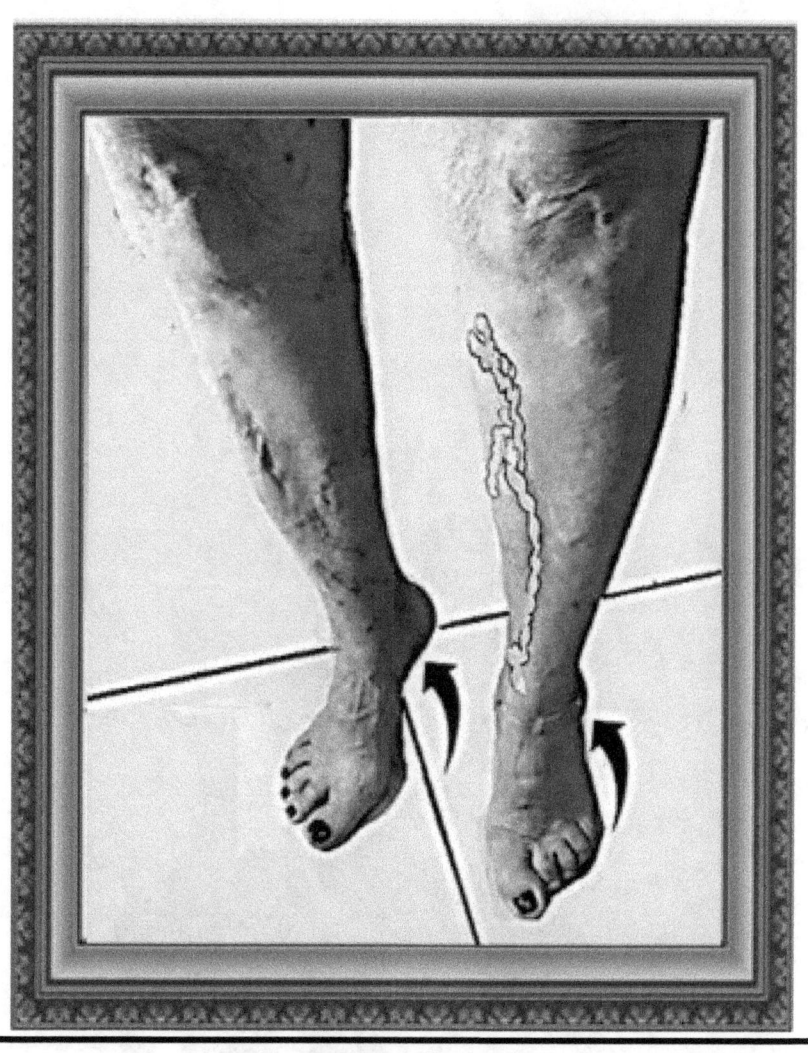

CONSEJO #79

EL ELEVARSE EN LA PUNTA DE LOS PIES, LO PUEDE REALIZAR COMO EJERCICIO EN LA CASA, SIN ZAPATOS, 15 VECES, DESCANSAR UNOS MINUTOS Y REPETIRLO VARIAS VECES. ESTE ES UNO DE LOS MEJORES EJERCICIOS PARA ACTIVAR LA BOMBA DE LA SUELA VENOSA DE LOS PIES Y LOS MÚSCULOS DE LAS PIERNAS.

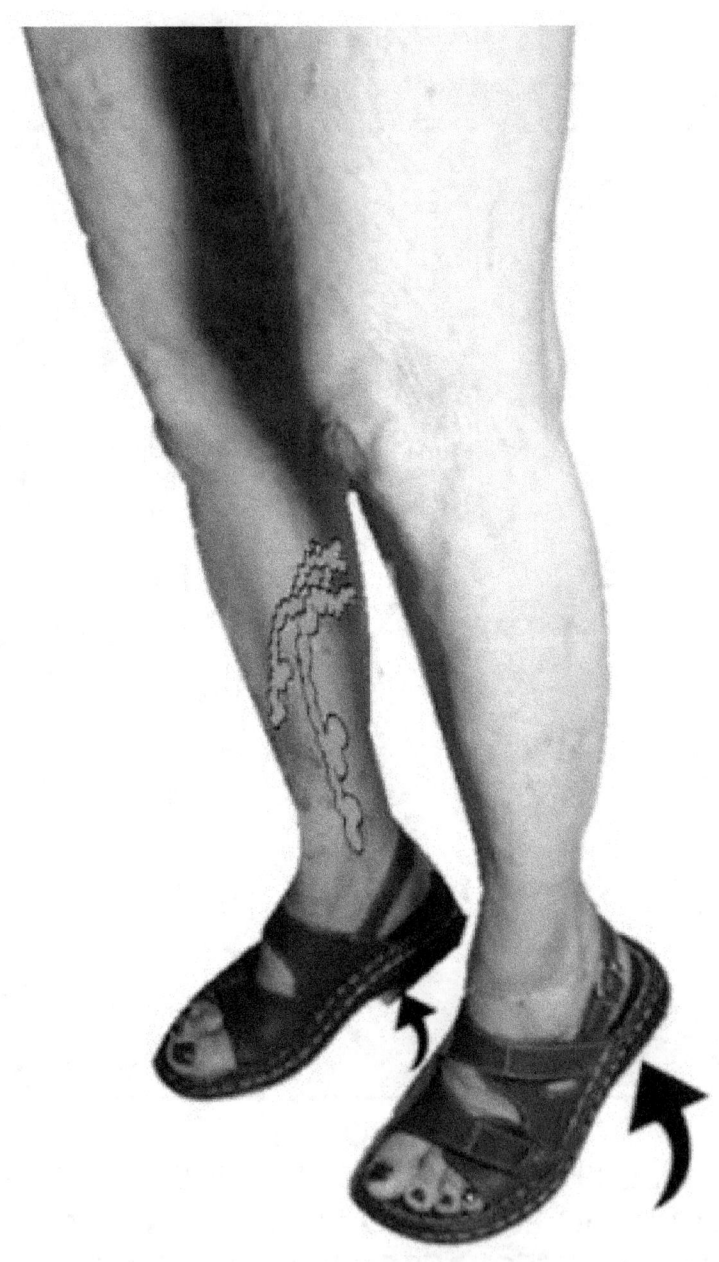

CONSEJO #80
SI SIENTE MOLESTIAS EN LOS PIES AL REALIZAR
ESTE EJERCICIO DESCALZO, LO PUEDE HACER CON
ZAPATOS O TENIS.

EL EXAMEN
DE LAS PIERNAS

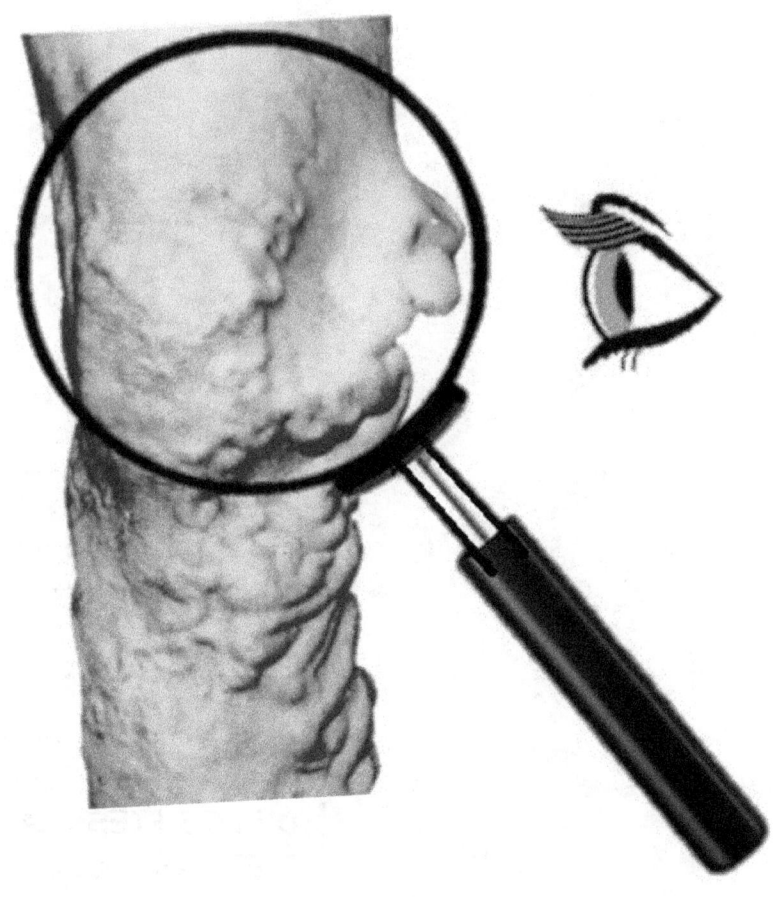

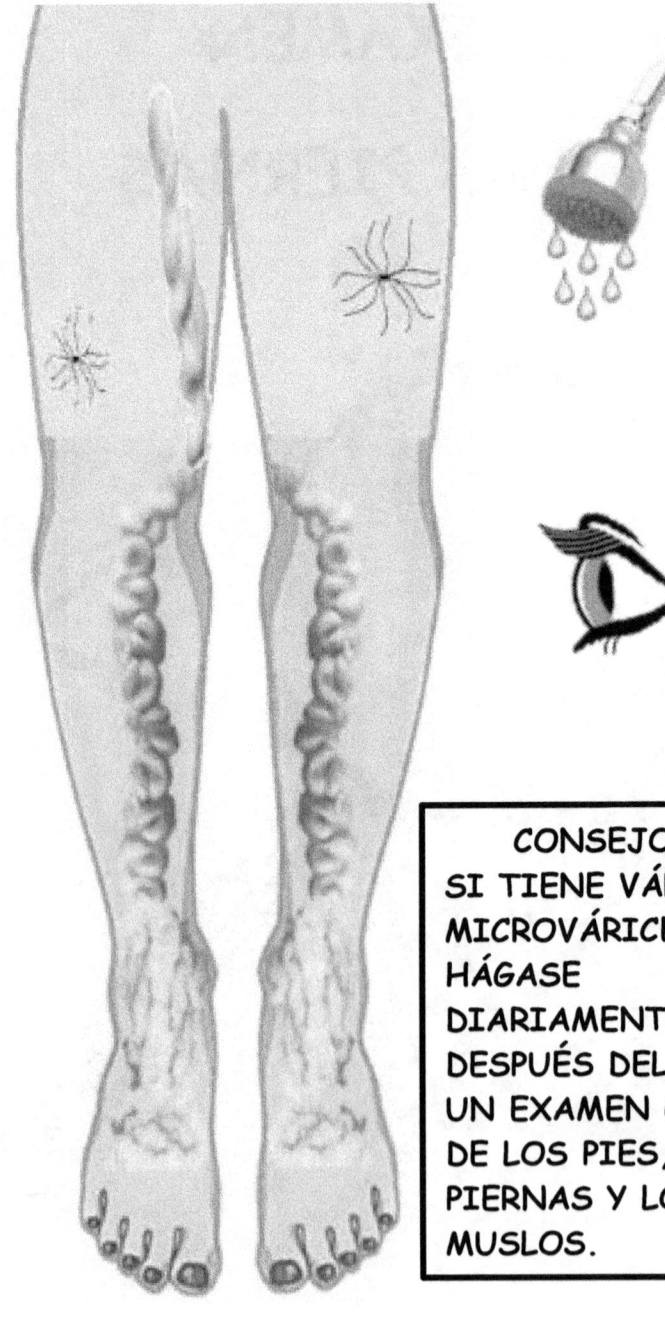

CONSEJO #81
SI TIENE VÁRICES O
MICROVÁRICES,
HÁGASE
DIARIAMENTE
DESPUÉS DEL BAÑO
UN EXAMEN GENERAL
DE LOS PIES, LAS
PIERNAS Y LOS
MUSLOS.

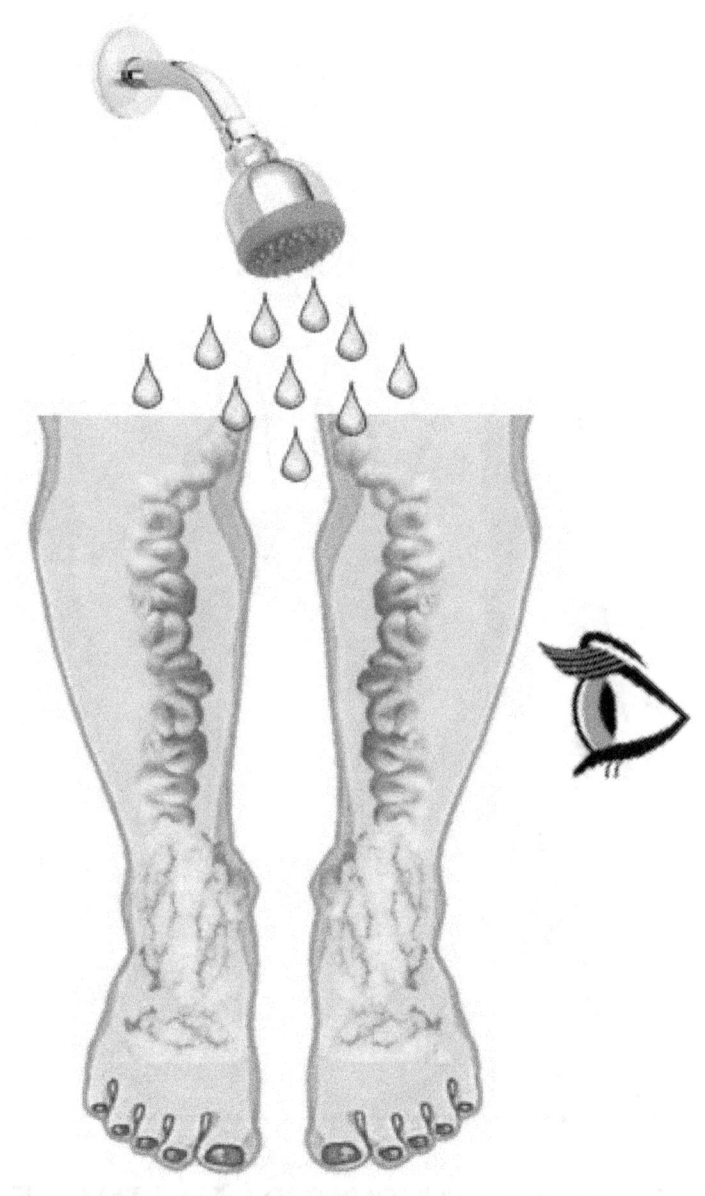

CONSEJO #82
ESTE EXAMEN ES FUNDAMENTAL PARA DETECTAR
SIGNOS QUE ANUNCIAN UNA COMPLICACIÓN Y
PREVENIRLA.

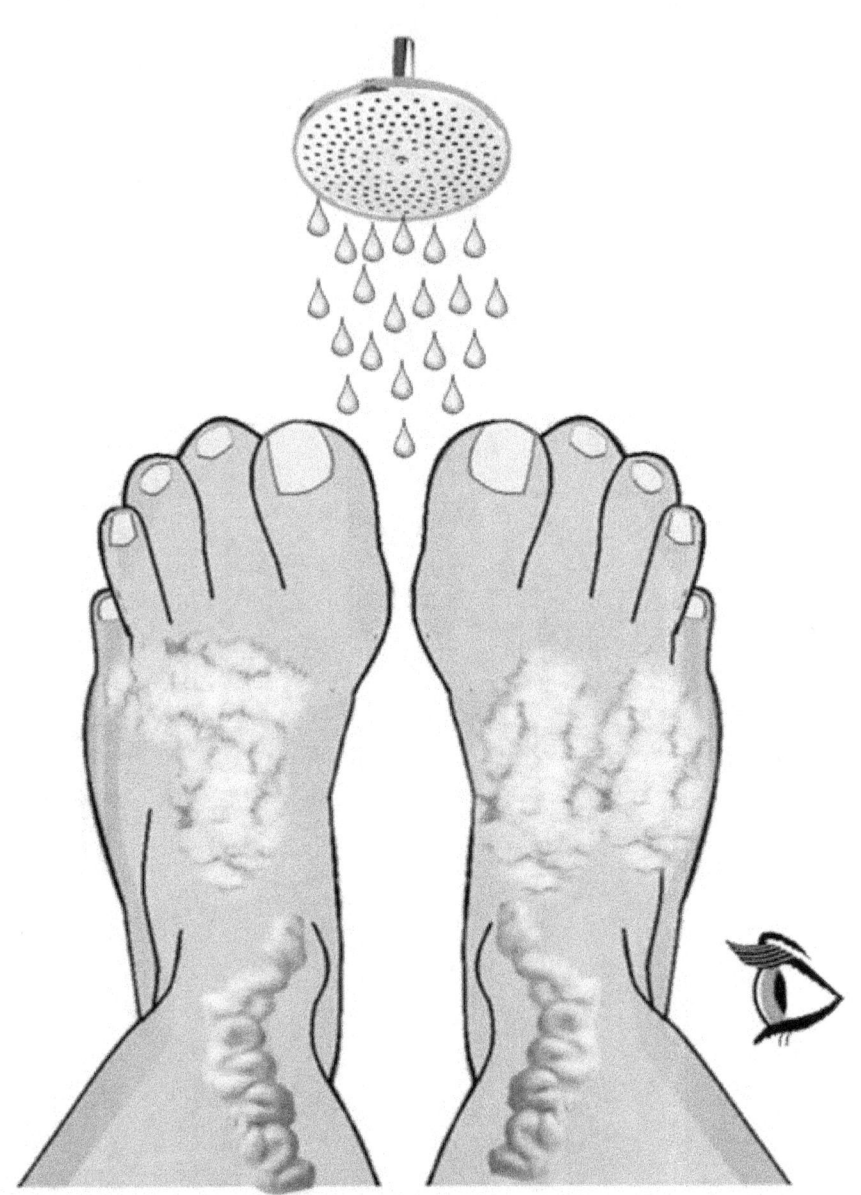

CONSEJO #83
>SI TIENE DIFICULTAD PARA INCLINARSE, LEVANTAR LOS PIES O PARA OBSERVARSE LAS PIERNAS POR PADECER DE ARTRITIS, ARTROSIS, OBESIDAD O DEFECTOS DE LA VISIÓN, SOLICITE LA AYUDA DE UN FAMILIAR EN LA CASA.

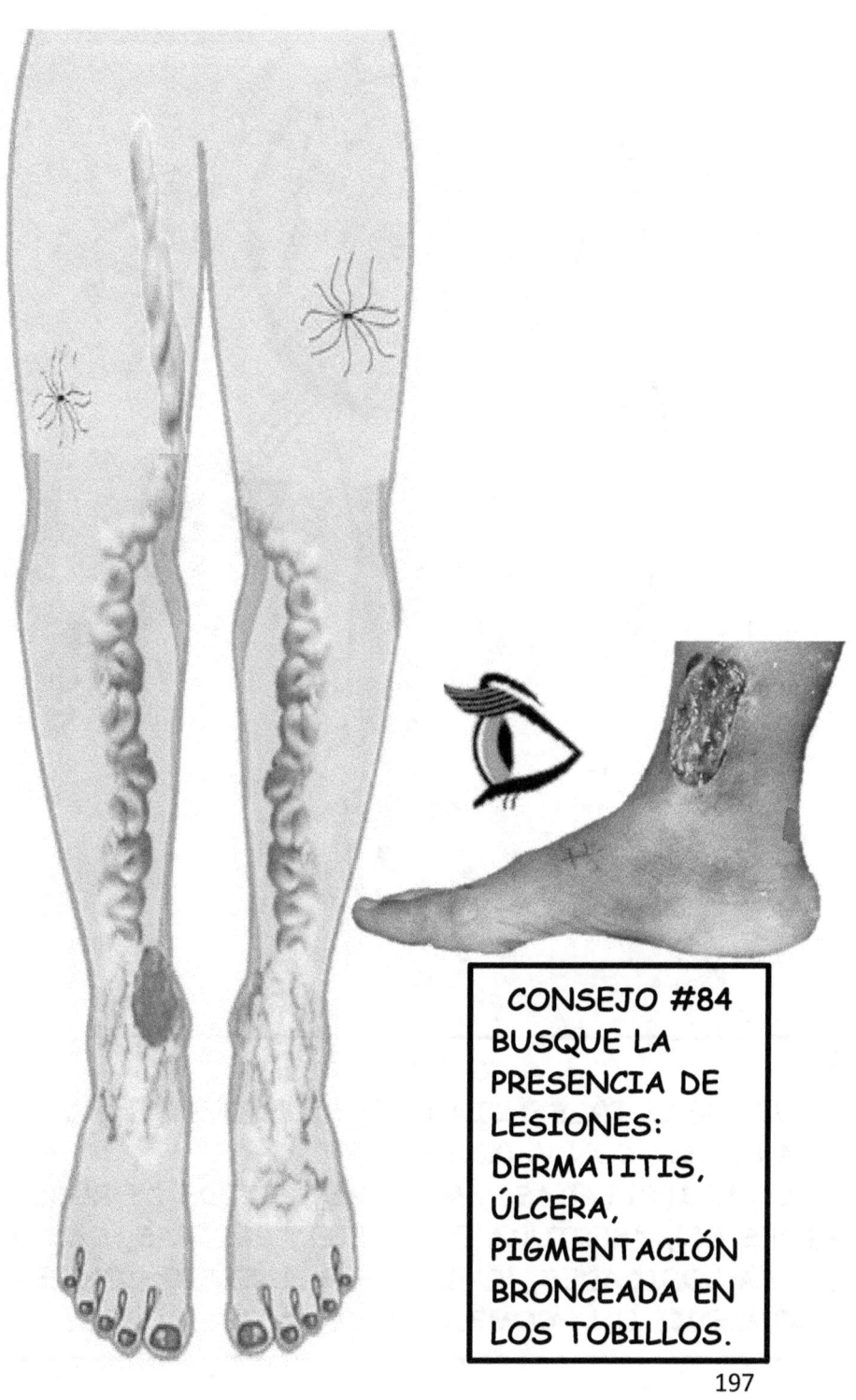

CONSEJO #84 BUSQUE LA PRESENCIA DE LESIONES: DERMATITIS, ÚLCERA, PIGMENTACIÓN BRONCEADA EN LOS TOBILLOS.

197

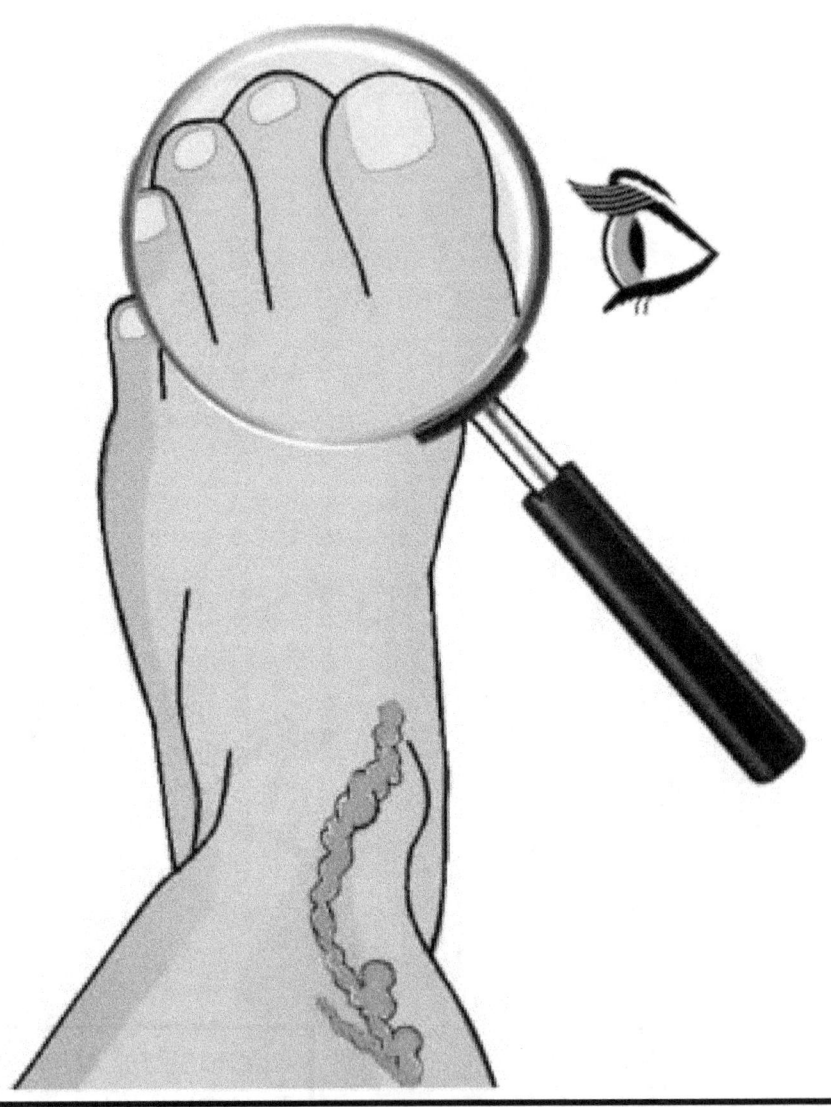

CONSEJO #85
BUSQUE LA PRESENCIA DE LESIONES EN EL PIE DE
LA PIERNA CON VÁRICES:
ZONAS IRRITADAS, AMPOLLAS, SITIOS DE ROCE O
PRESIÓN, ABERTURA EN LA PIEL, GRIETAS, CALLOS
O CALLOSIDADES, PUEDEN SER EL SITIO DONDE
COMIENCE UNA COMPLICACIÓN DE LAS VÁRICES.

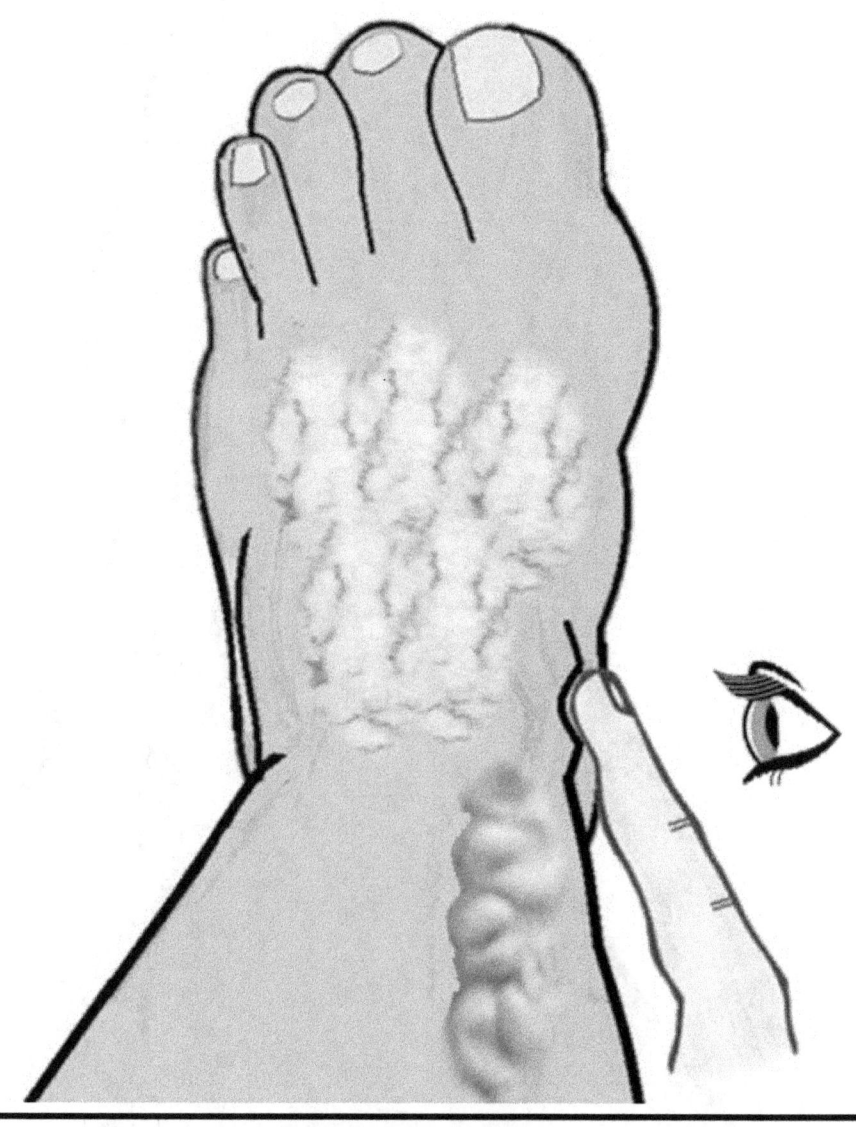

CONSEJO #86
OBSERVE SI SU PIERNA CON VÁRICES TIENE
AUMENTO DE VOLUMEN (EDEMA), EL PIE O TOBILLO
Y SI SE HACE DISCRETA PRESIÓN CON EL DEDO
ÍNDICE EN EL TOBILLO LE DEJA UNA DEPRESIÓN O
HUEQUITO.

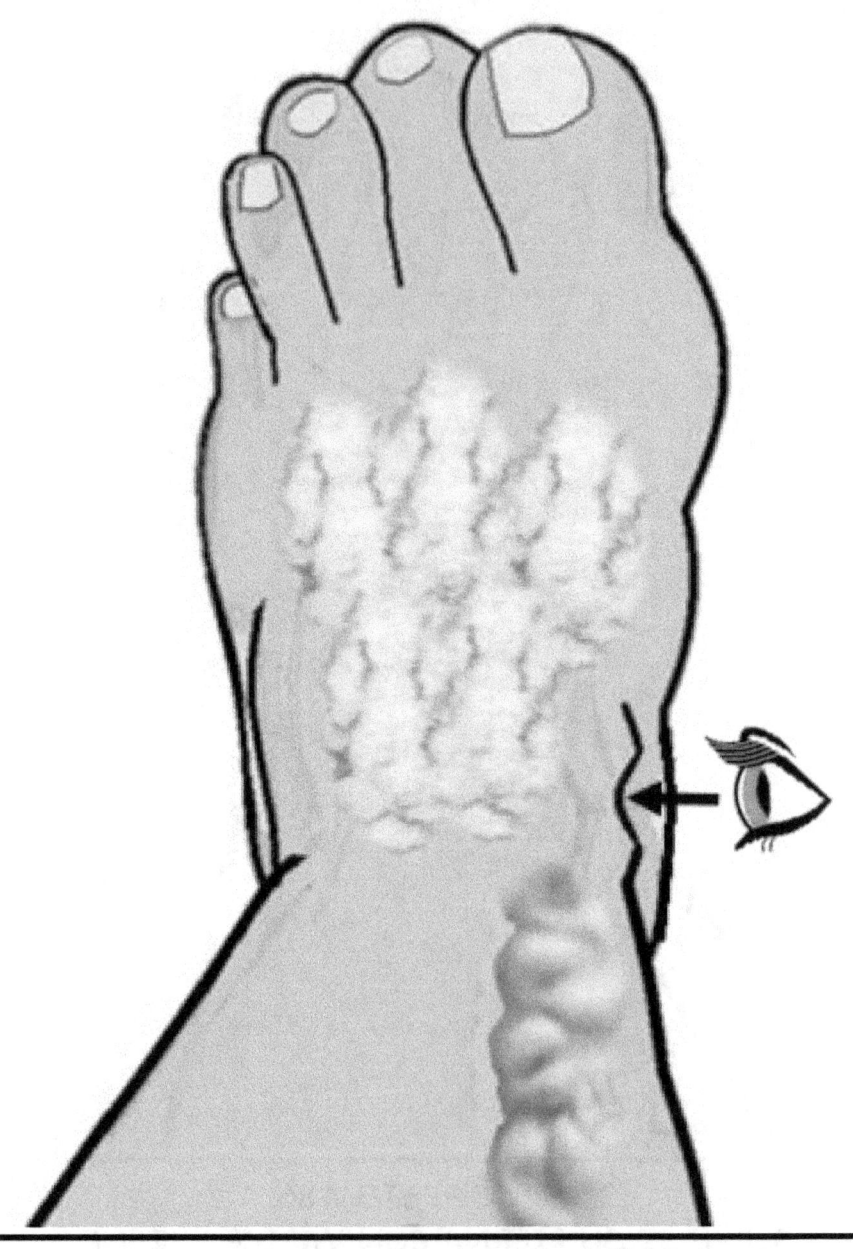

CONSEJO #86. CONTINUACIÓN.
EL EDEMA ES UNO DE LOS PRIMEROS SÍNTOMAS
INDICATIVO DE QUE LA INSUFICIENCIA VENOSA
ESTÁ HACIENDO CRISIS.

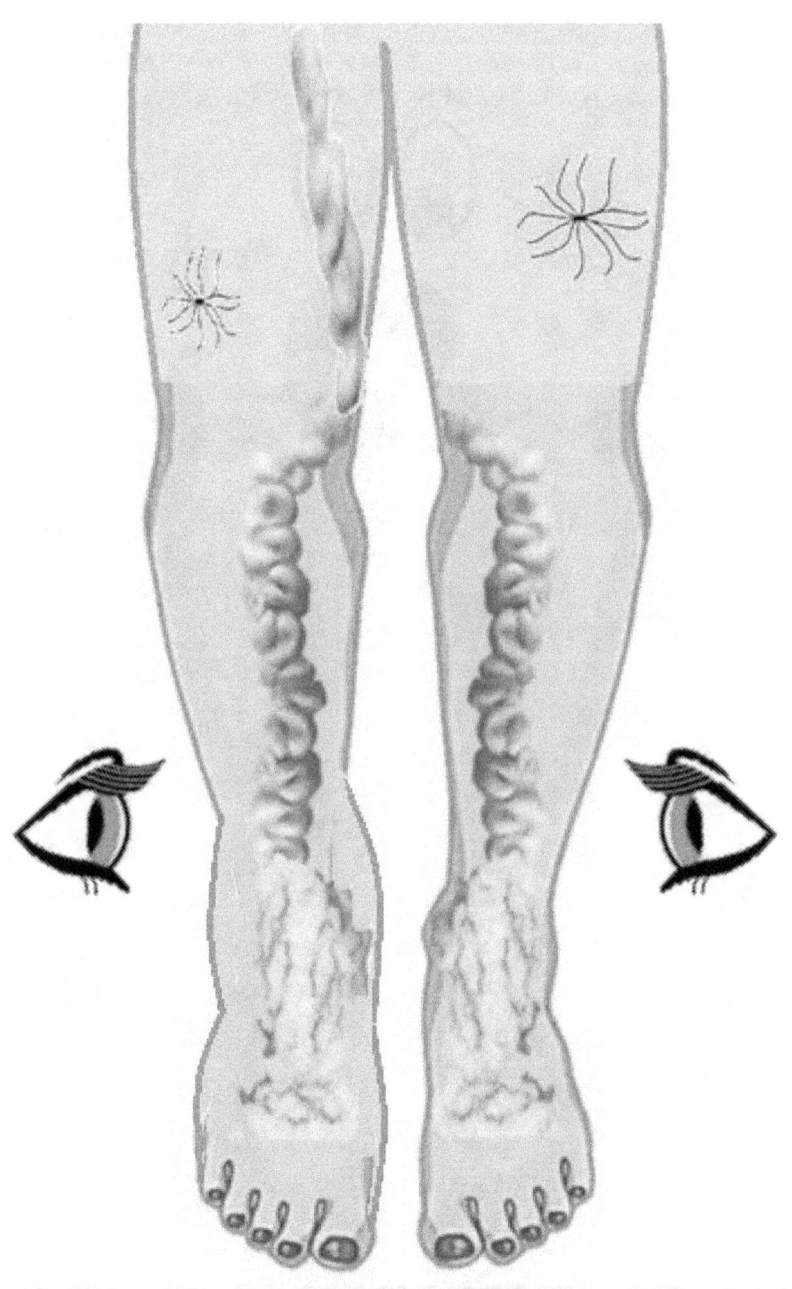

CONSEJO #87
SI TIENE DUDAS, COMPARE UNA PIERNA CON LA OTRA.

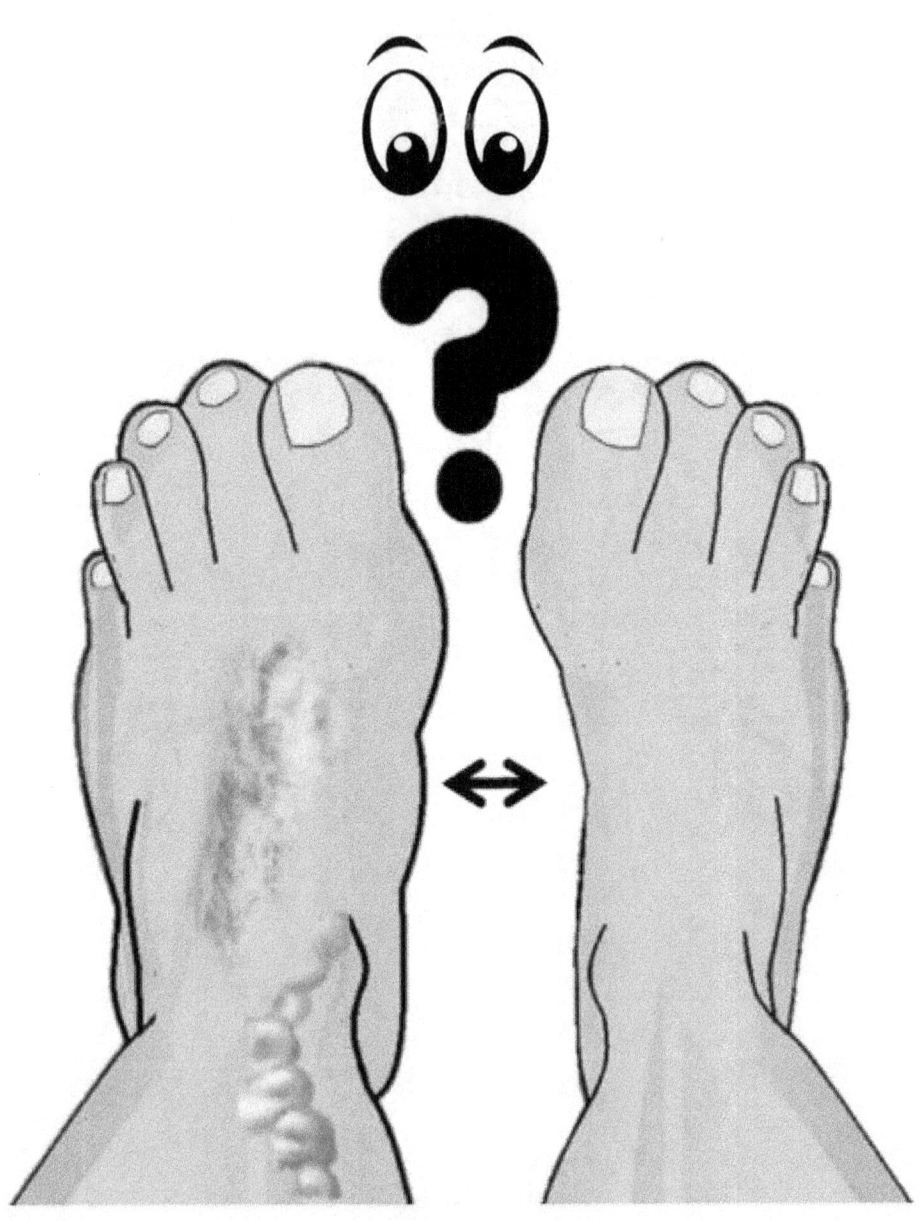

CONSEJO #88
ESTA COMPARACIÓN TIENE MÁS VALOR SI LA
OTRA PIERNA ESTÁ SANA.

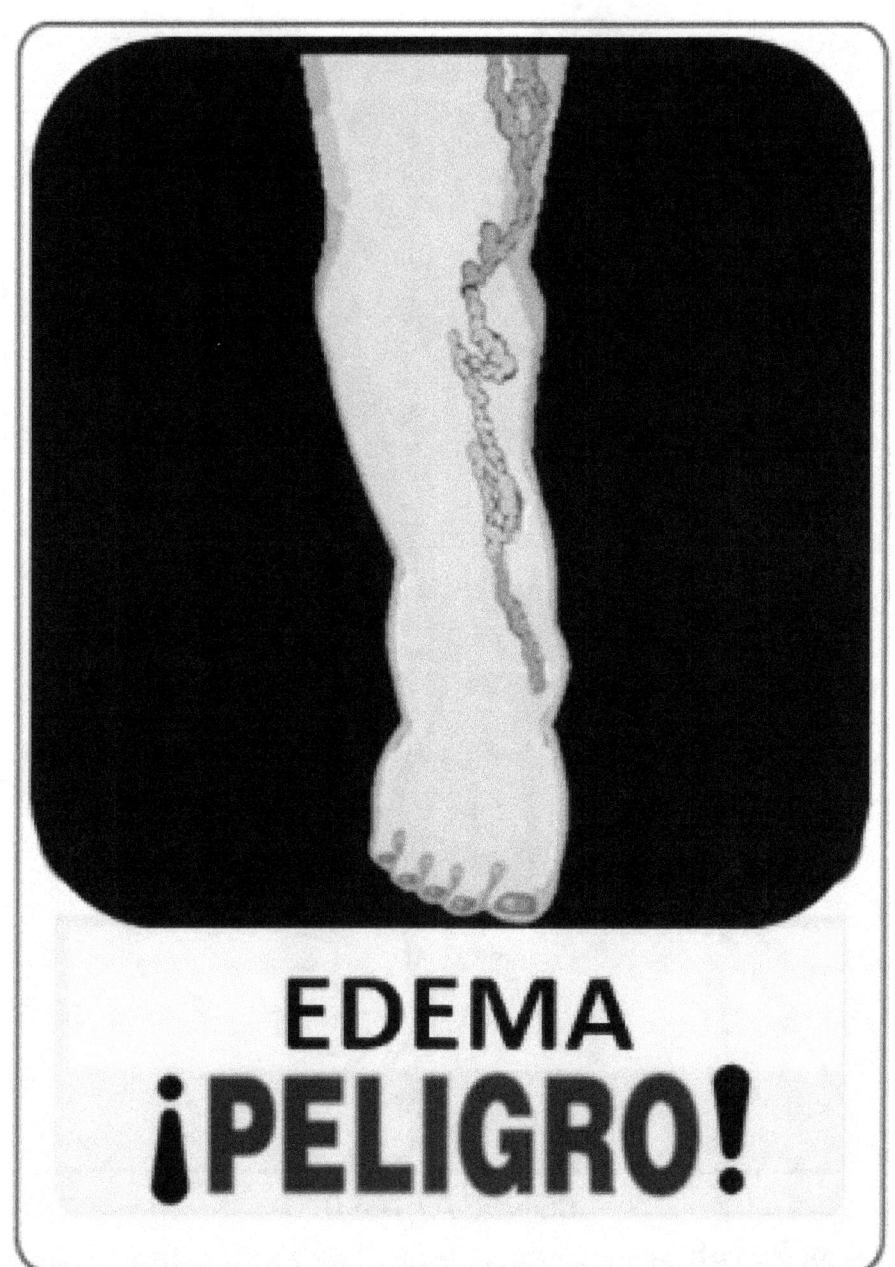

EDEMA
¡PELIGRO!

CONSEJO #89
CONSULTE CON EL ESPECIALISTA EN VÁRICES EN
EL MENOR TIEMPO POSIBLE.

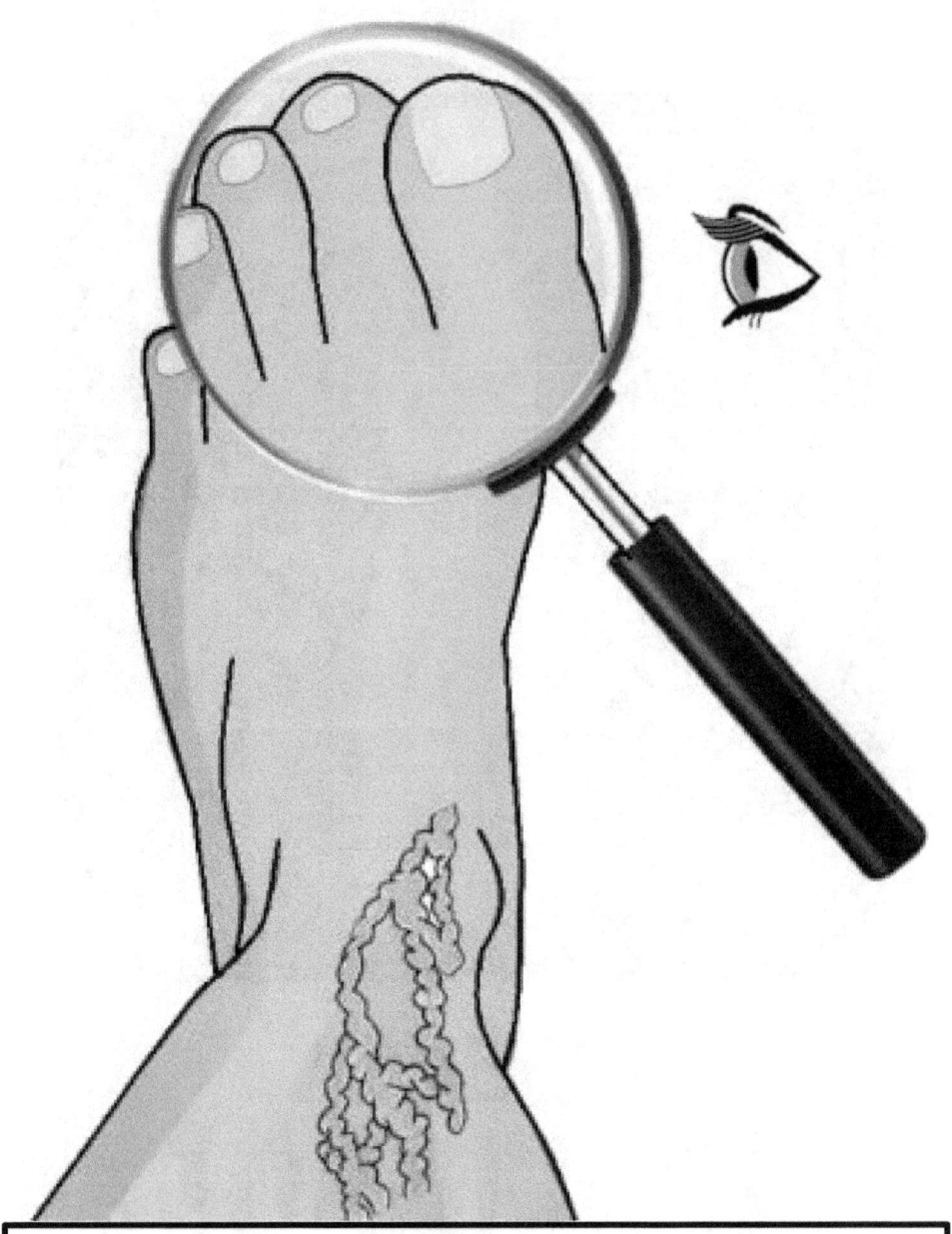

CONSEJO # 90

>COMPRUEBE:

>SI HAY PÉRDIDA DE LOS PELOS DEL TERCIO
INFERIOR DE LA PIERNA, DORSO DEL PIE O DEDOS,

>SI EXISTE ALGÚN CAMBIO EN LA FORMA O EL
TAMAÑO DE ESTAS REGIONES.

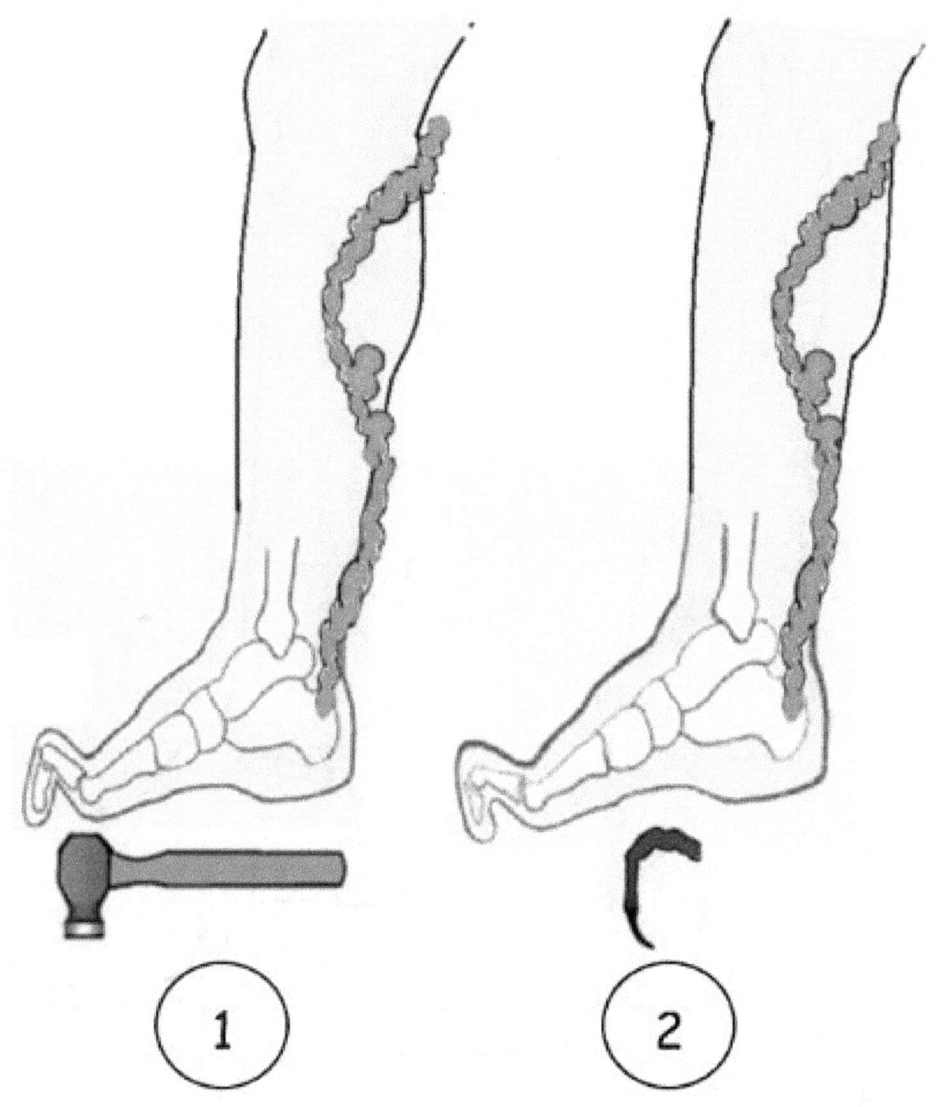

CONSEJO # 91
SI PRESENTA ALGUNA DE ESTAS DEFORMACIONES
EN SUS PIES:
1. DEDOS EN MARTILLOS
2-DEDOS EN GARRAS

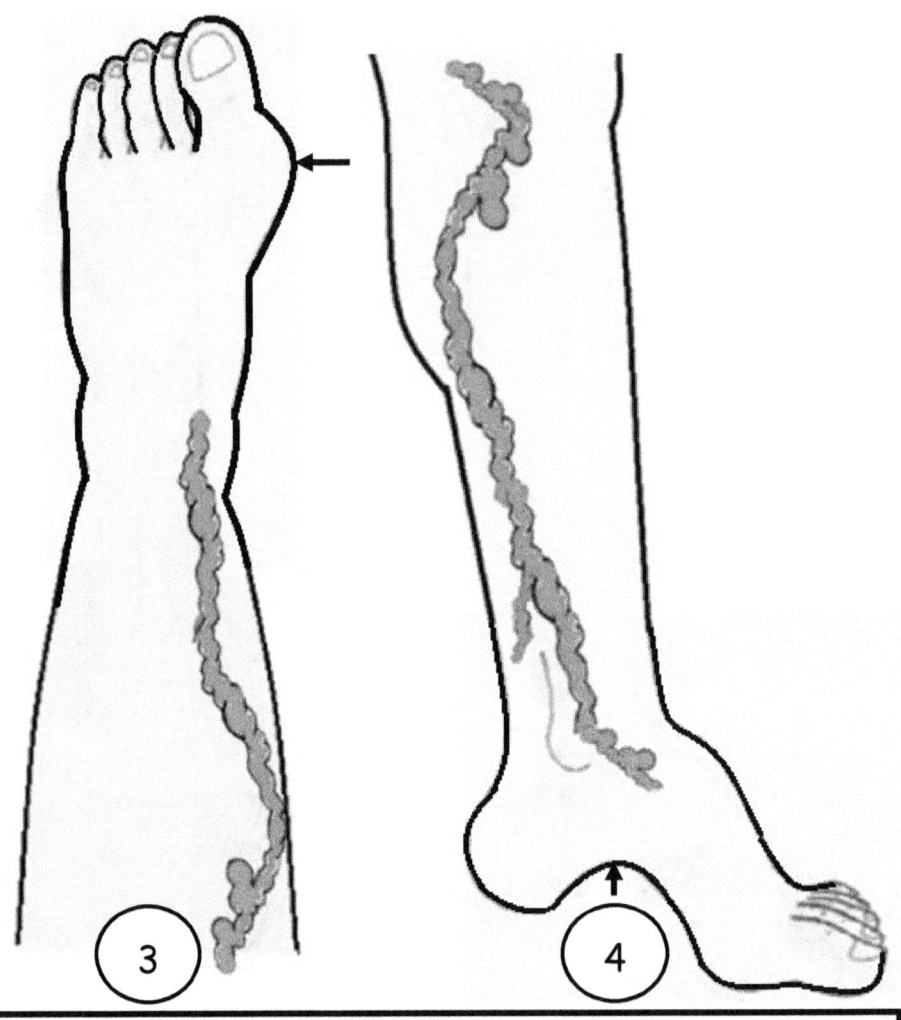

CONSEJO #91

3. JUANETE

4. PIE CAVO

CONSULTE CON SU ESPECIALISTA EN VENAS, QUE
LO REMITIRÁ EL PODÓLOGO PARA QUE SE LAS
CORRIJA, PORQUE LAS BOMBAS PLANTARES Y
GEMELARES NO VAN A FUNCIONAR ADECUADAMENTE
Y SU INSUFICIENCIA VENOSA VA A EMPEORAR.

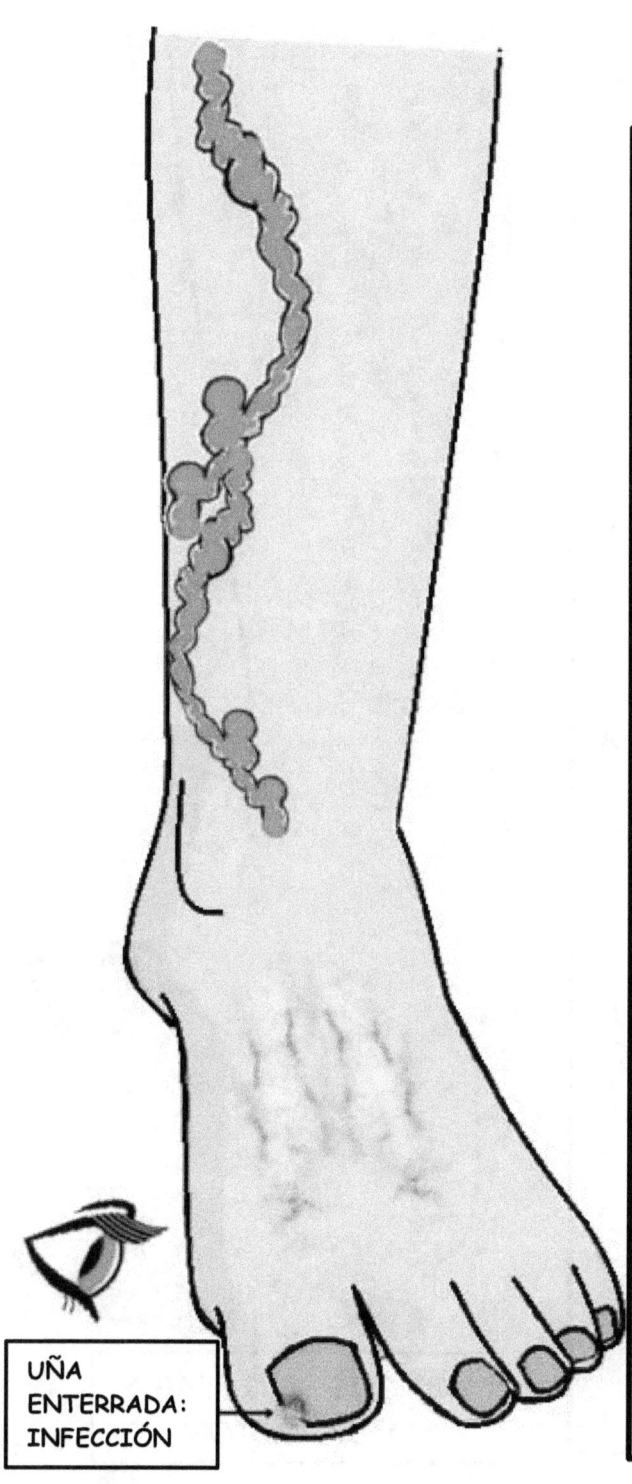

UÑA
ENTERRADA:
INFECCIÓN

CONSEJO #92
>AL OBSERVARSE LOS PIES, BUSQUE:
>SI LAS UÑAS ESTÁN GRUESAS, CON CAMBIOS DE COLORACIÓN O ENTERRADAS EN LOS BORDES CON SIGNOS DE INFLAMACIÓN.
>SI DETECTA ALGUNOS DE ESTOS SÍNTOMAS, CONSULTE CON SU MÉDICO ESPECIALISTA EN VÁRICES PUEDE SER LA PUERTA DE ENTRADA DE GÉRMENES Y PROVOCARLE UNA COMPLICACIÓN.

CONSEJO #93
>AL CONTEMPLAR LOS PIES, AVERIGÜE:
>SI EXISTEN HALLAZGOS QUE HAGAN PENSAR QUE HAY HONGOS EN LAS UÑAS O ENTRE LOS DEDOS DE LOS PIES: PICAZÓN, HUMEDAD EXCESIVA, MACERACIÓN DE LA PIEL (PIEL HUMEDECIDA Y BLANDA), CON ESCAMAS O COSTRAS, O RAJADA (GRIETAS) Y AMPOLLAS SIN O CON SALIDA DE LÍQUIDOS.
>SI DETECTA ALGUNOS DE ESTOS SÍNTOMAS, CONSULTE CON SU ESPECIALISTA EN VÁRICES.

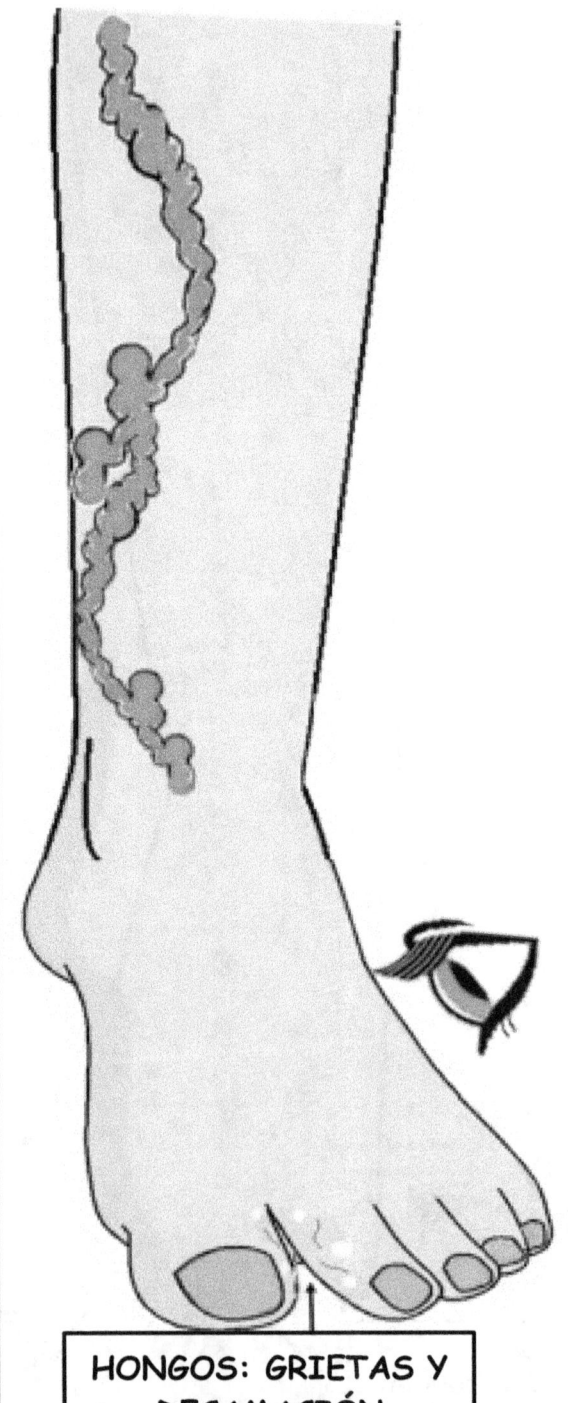

HONGOS: GRIETAS Y DECAMACIÓN

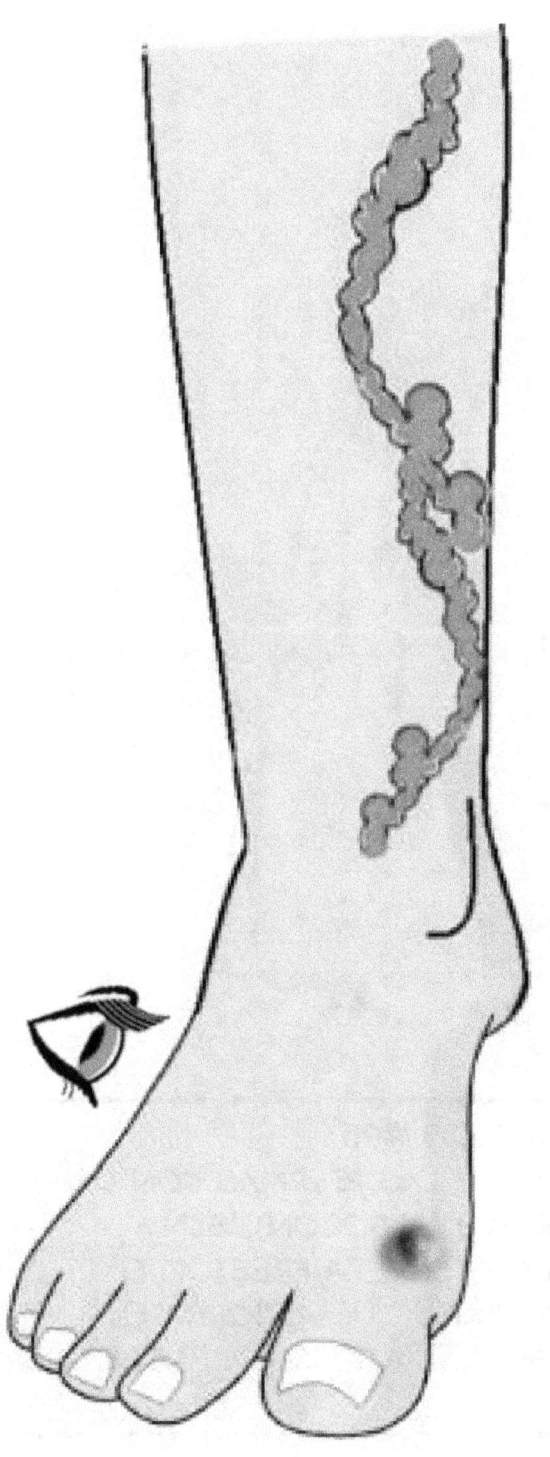

CONSEJO #94
-OBSERVE SI HAY
ALGÚN SITIO EN
LA PIEL DEL PIE
CON SIGNOS DE
INFECCIÓN O
LESIÓN.
>SIGNOS LOCALES:
AUMENTO DE
VOLUMEN, DE LA
TEMPERATURA,
ENROJECIMIENTO,
DOLOR A LA
PALPACIÓN,
APERTURA DE LA
PIEL, SUPURACIÓN
O MAL OLOR.

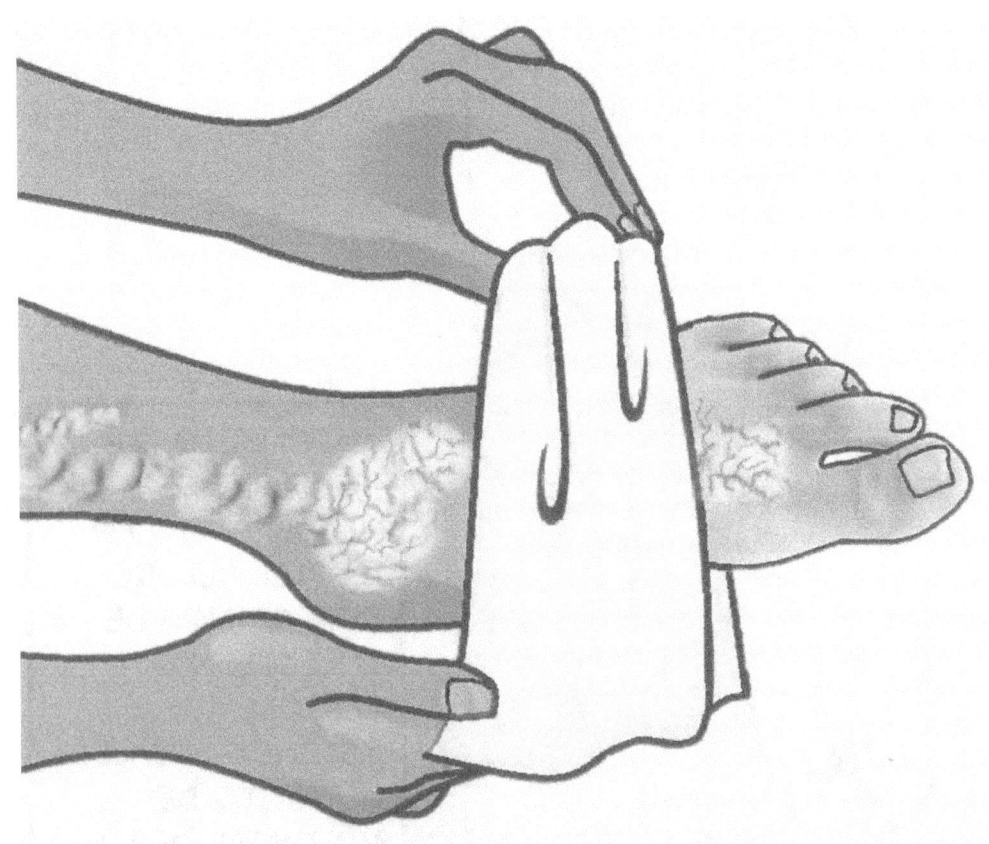

CONSEJO #95
SÉQUESE BIEN LOS PIES Y LAS PIERNAS CON UNA
TOALLA DE TEJIDO SUAVE (ALGODÓN), SIN
FROTARLOS, HACIENDO DISCRETA PRESIÓN O
DÁNDOSE PALMADITAS PARA QUE ABSORBA EL
AGUA Y PONIENDO ESPECIAL ATENCIÓN ENTRE LOS
DEDOS.

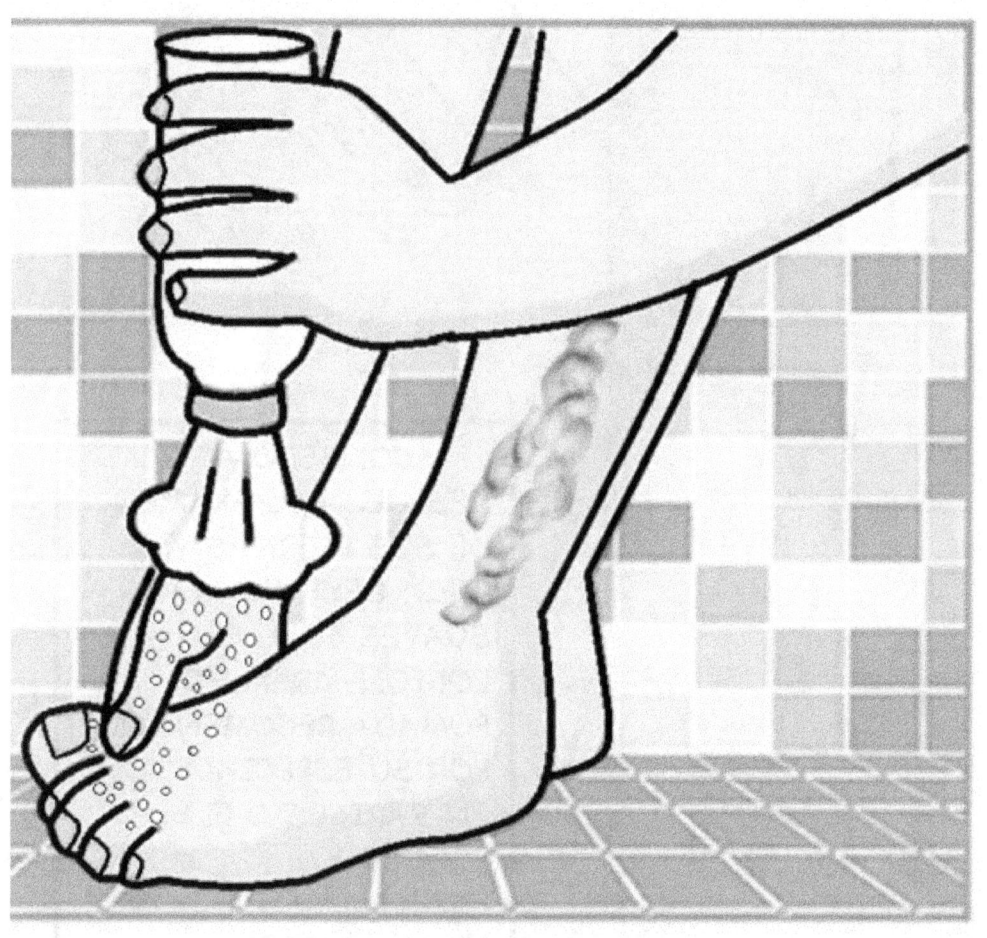

CONSEJO #96
UNA VEZ TERMINADO DE SECARSE, APLÍQUESE TALCO ENTRE LOS DEDOS DE LOS PIES, Y SI LE SUDAN DEMASIADO, HÁGALO DOS O TRES VECES AL DÍA.

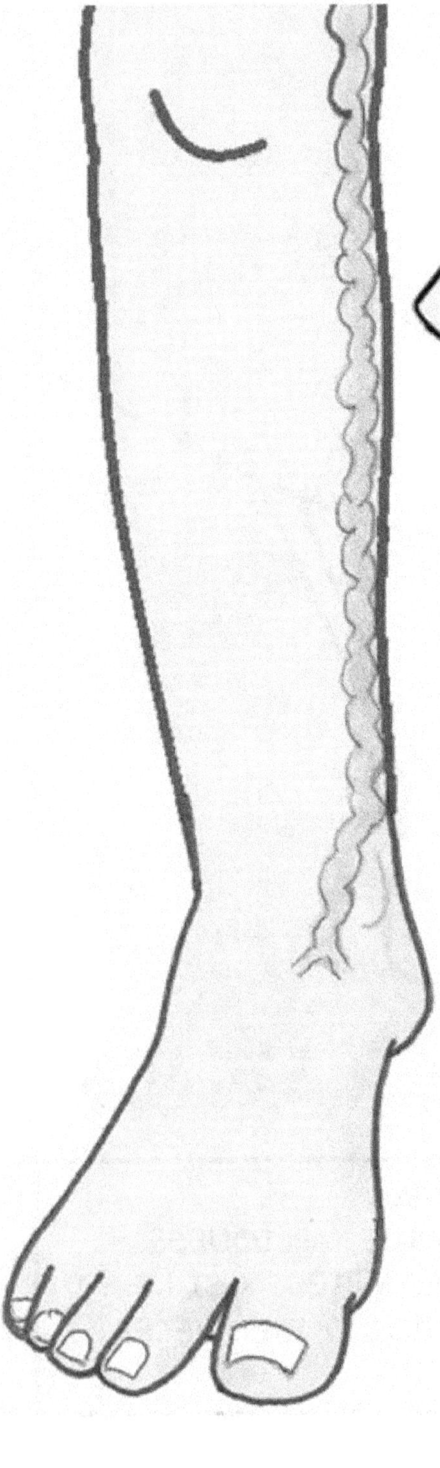

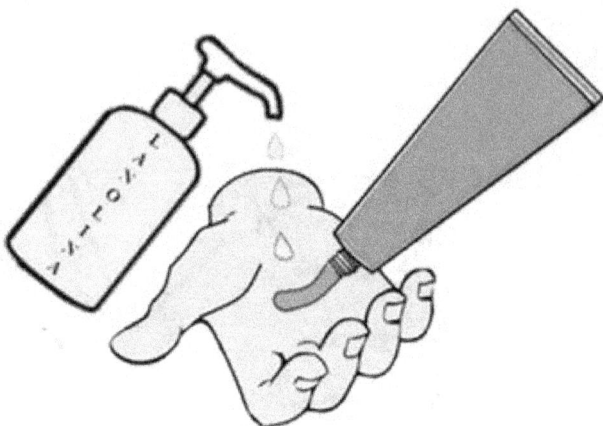

CONSEJO # 97
DESPUÉS DEL EXAMEN
DE SUS PIERNAS Y
PIES, DESE MASAJES
SUAVES CON UNA
LOCIÓN, CREMA O
POMADA RECOMENDADA
POR SU ESPECIALISTA
EN VÁRICES O EL
PODÓLOGO,
ESPECIALMENTE DONDE
HAYA VÁRICES,
CALLOSIDADES,
SEQUEDAD Y GRIETAS.
NO SE LA APLIQUE
ENTRE LOS DEDOS DE
LOS PIES.

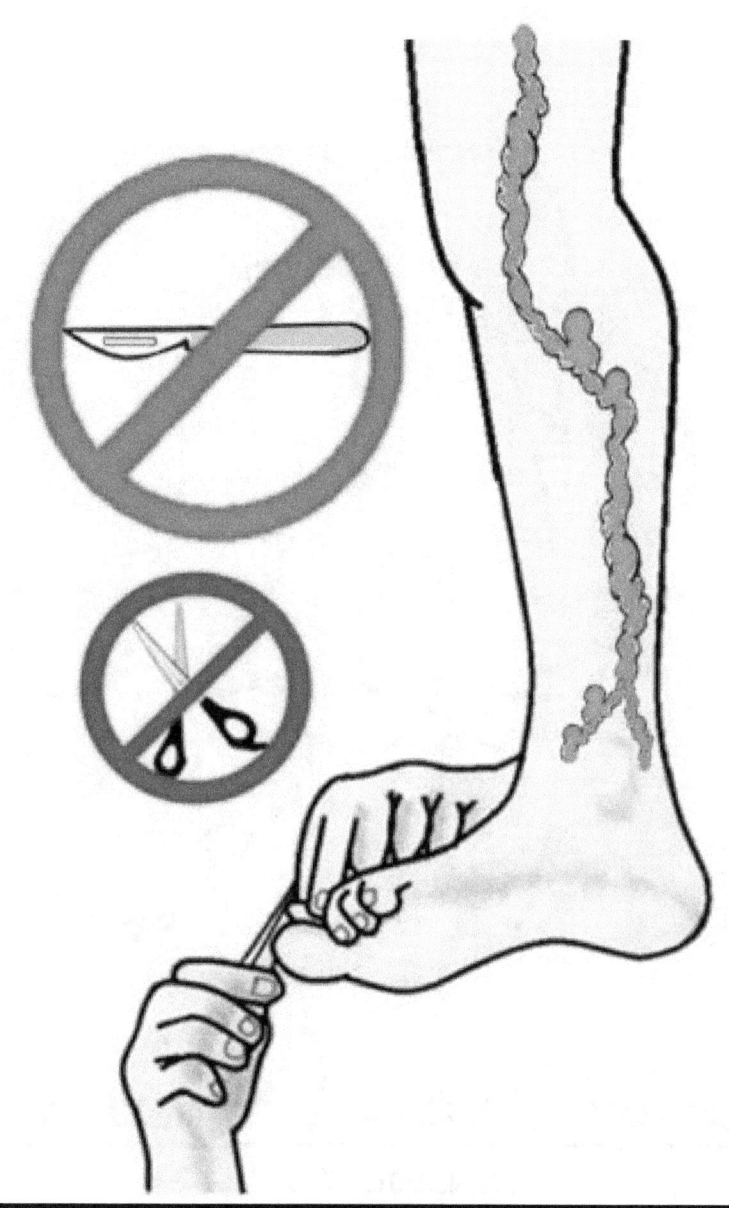

CONSEJO # 98
NO SE HAGA "CIRUGÍA CASERA" EN LAS UÑAS
ENCARNADAS, CALLOSIDADES O EN LOS CALLOS.
PUEDE SER EL ORIGEN DE UNA LESIÓN QUE LE
PROVOQUE UNA COMPLICACIÓN A LAS VÁRICES.

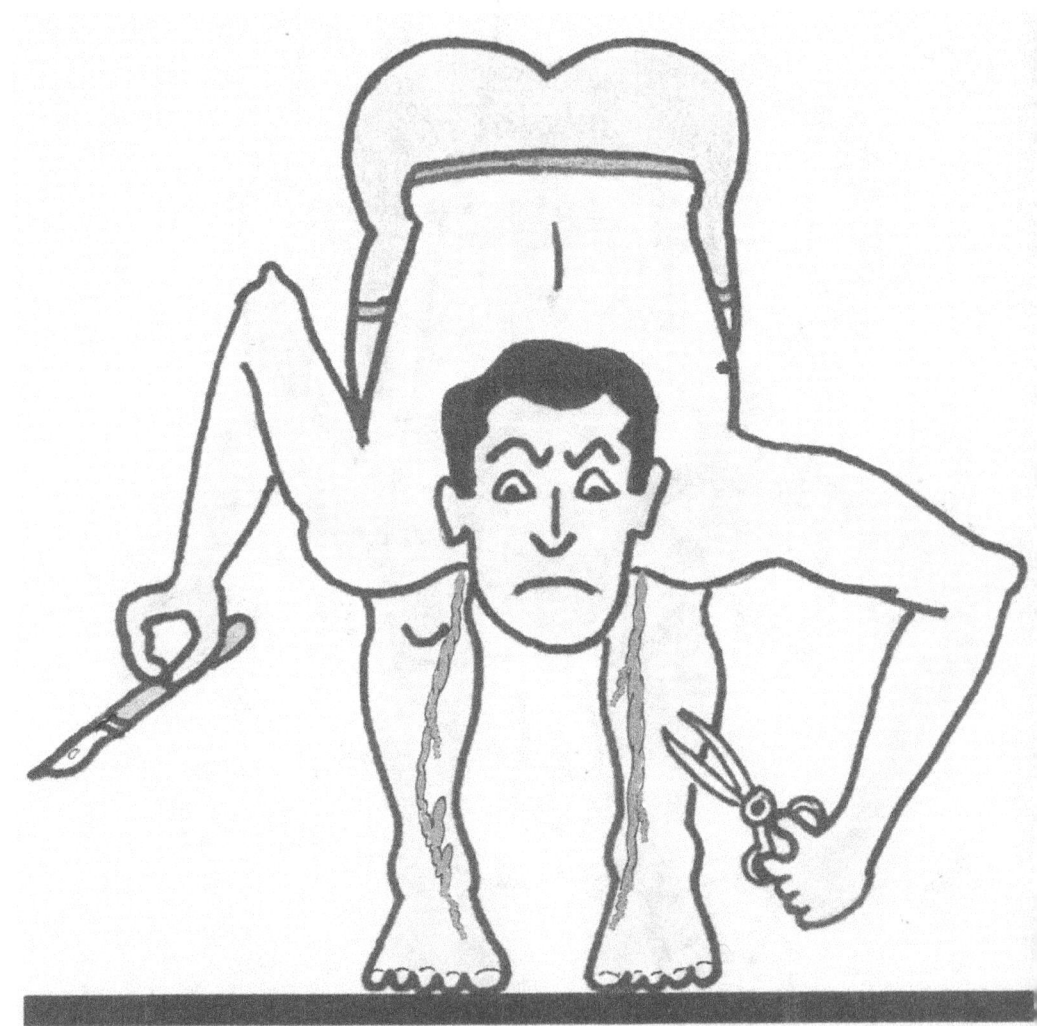

CONSEJO # 99

NO SE ARREGLE USTED LOS PIES, DELE ESA TAREA AL PODÓLOGO. LA MAYOR PARTE DE LAS COMPLICACIONES EN LAS PIERNAS CON VÁRICES, SON DESENCADENADAS POR EL MISMO PACIENTE EN ACTIVIDADES RELACIONADAS CON SUS PIES.

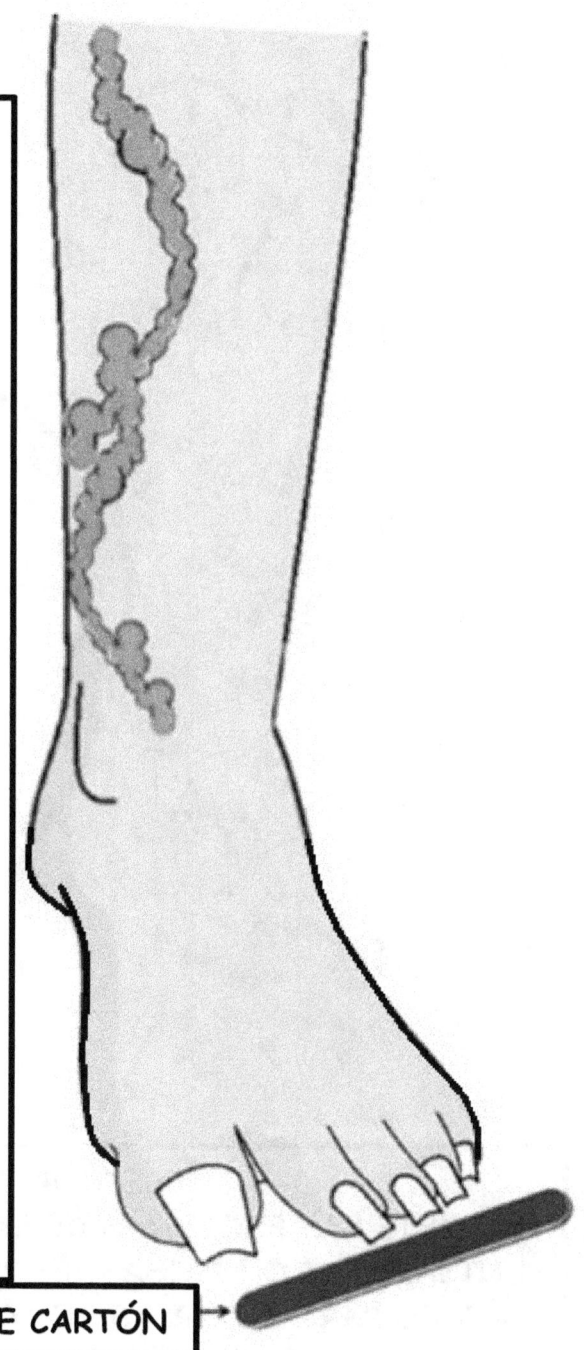

CONSEJO # 100
>LAS UÑAS DEBEN SER CORTADAS POR UN PODIATRA Y ADVIÉRTALE QUE USTED TIENE VÁRICES Y QUE NO SE LAS RECORTE DEMASIADO EN LAS PUNTAS NI LOS ÁNGULOS, SE PODRÍAN ENTERRAR E INFECTAR (UÑA ENCARNADA) Y PROVOCARLE UNA COMPLICACIÓN DE IMPORTANCIA EN SU PIERNA.
>SI USTED DESEA REBAJÁRSELAS PROVISIONALMENTE, USE UNA LIMA DE UÑAS DE CARTÓN.

LIMA DE UÑAS DE CARTÓN →

215

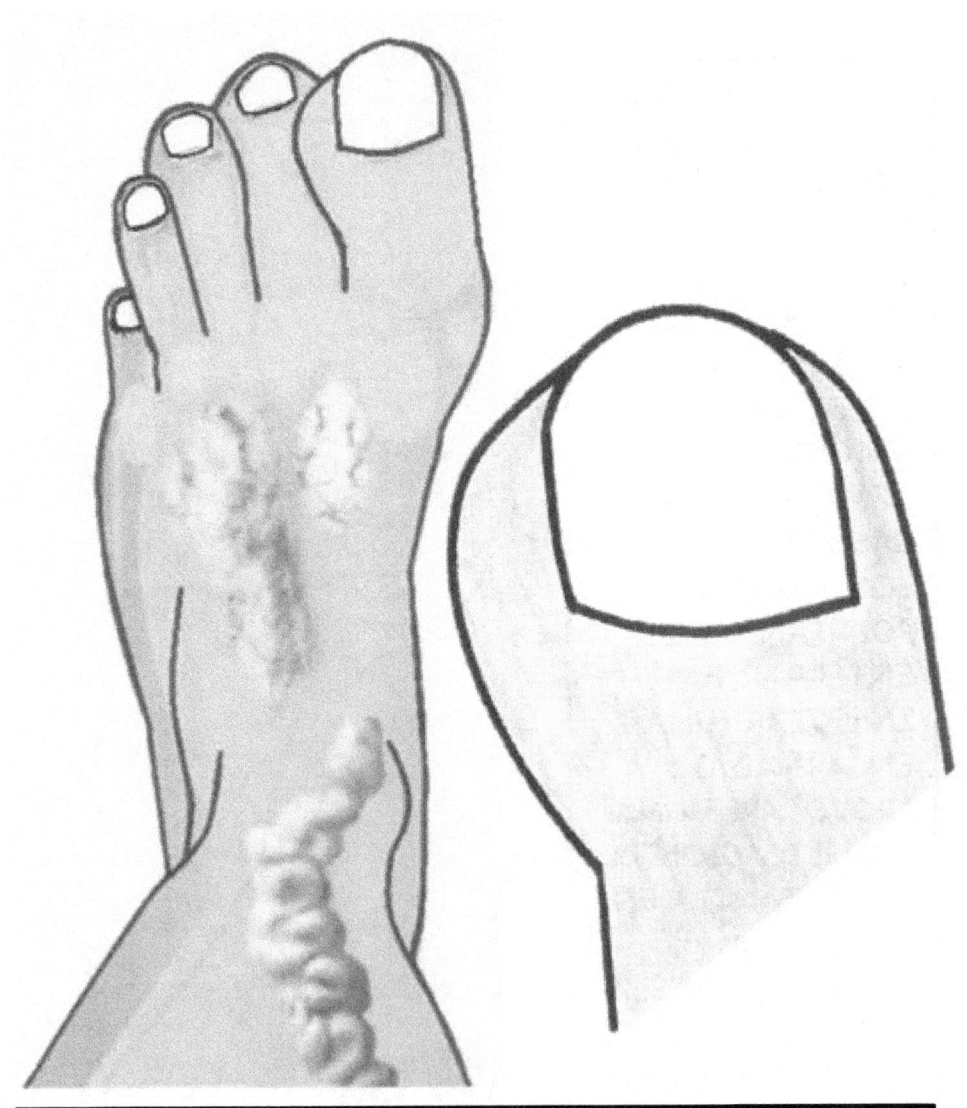

CONSEJO #101
>NO DEJE LAS ESQUINAS DE LAS UÑAS
PUNTIAGUDAS O FILOSAS, ES MEJOR LIMARLAS
UN POCO PARA DEJARLAS ROMAS.

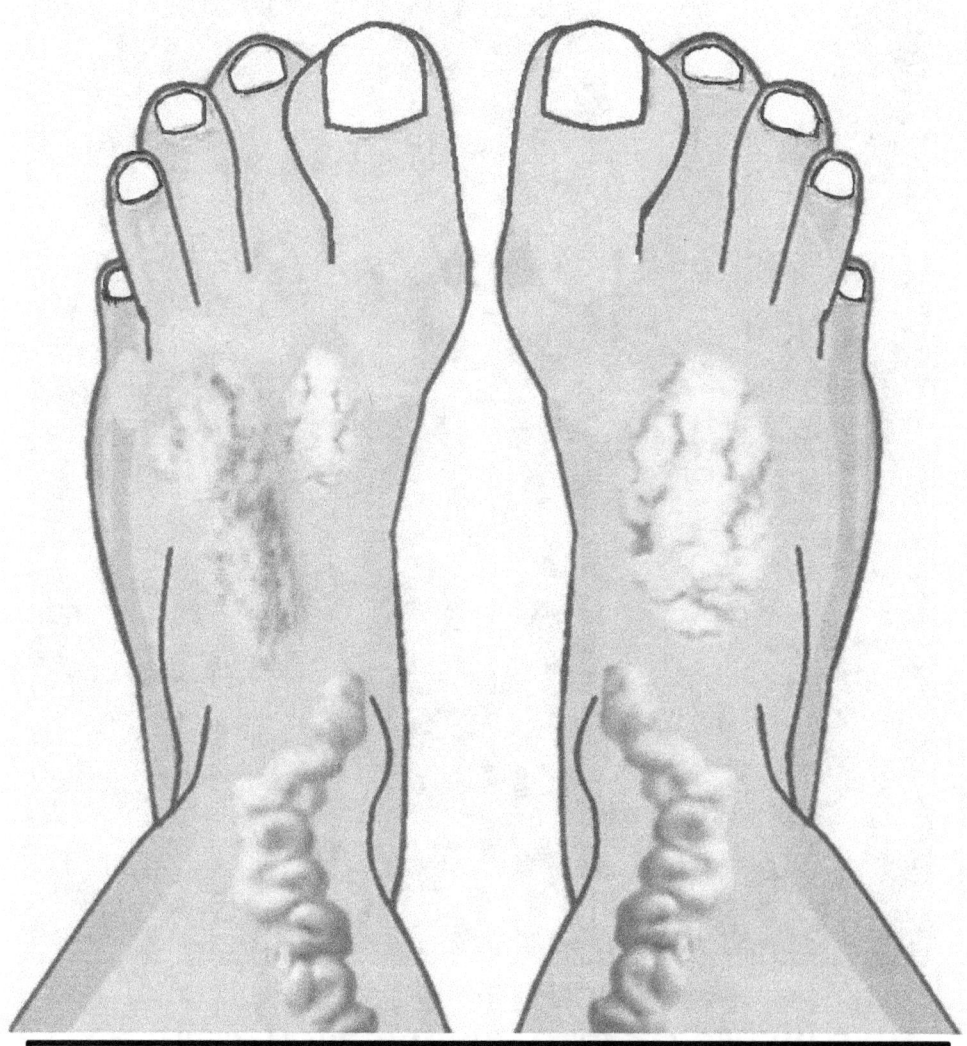

CONSEJO # 102
SOLICÍTELE AL PODÓLOGO QUE SE ESMERE EN
TODAS LAS UÑAS DE LOS DEDOS DE LOS PIES.

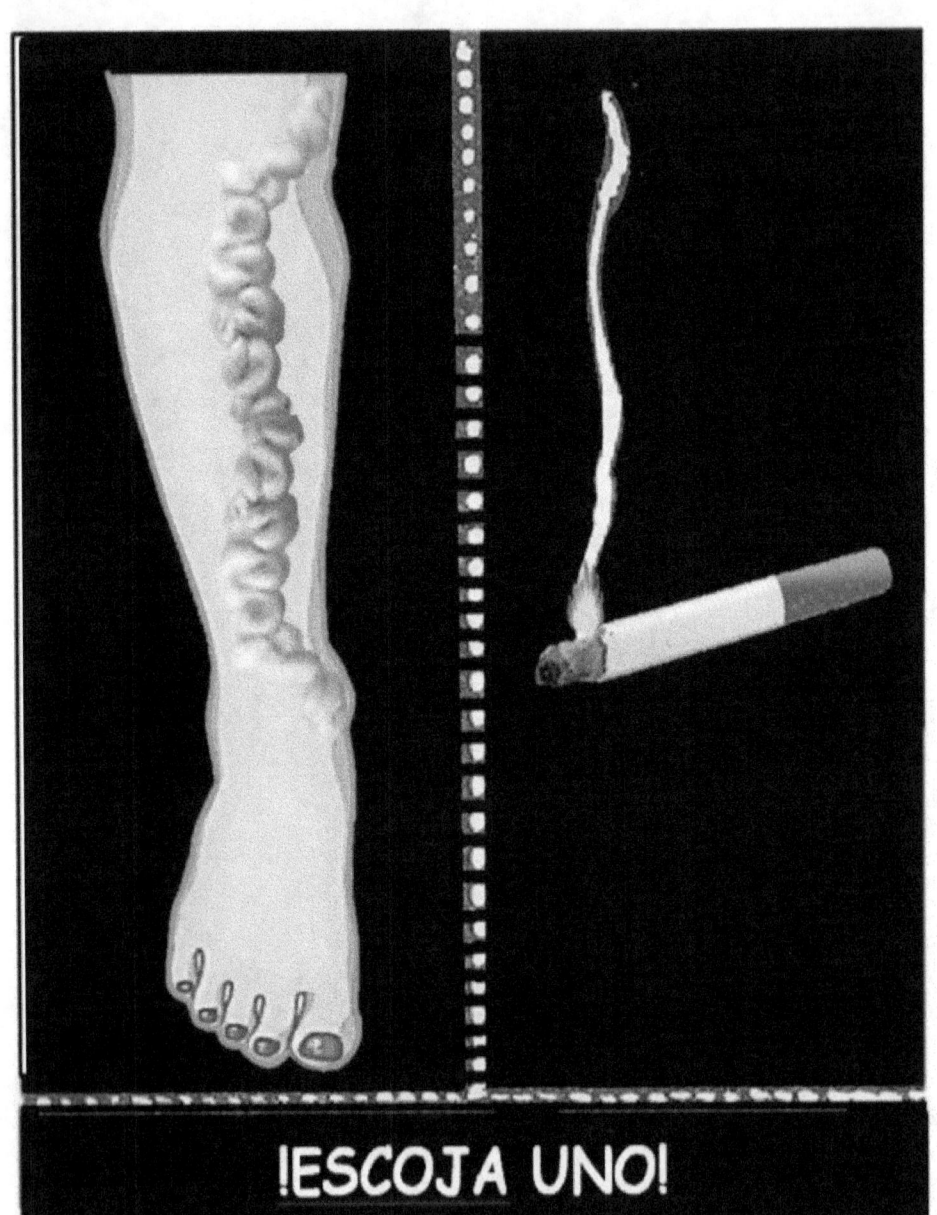

¡ESCOJA UNO!

CONSEJO # 103
NO FUME. EL CIGARRO, ADEMÁS DE HACERLE DAÑO A LAS ARTERIAS, TAMBIÉN SE LE SEÑALA COMO CAUSANTE DE FAVORECER LA APARICIÓN DE VÁRICES.

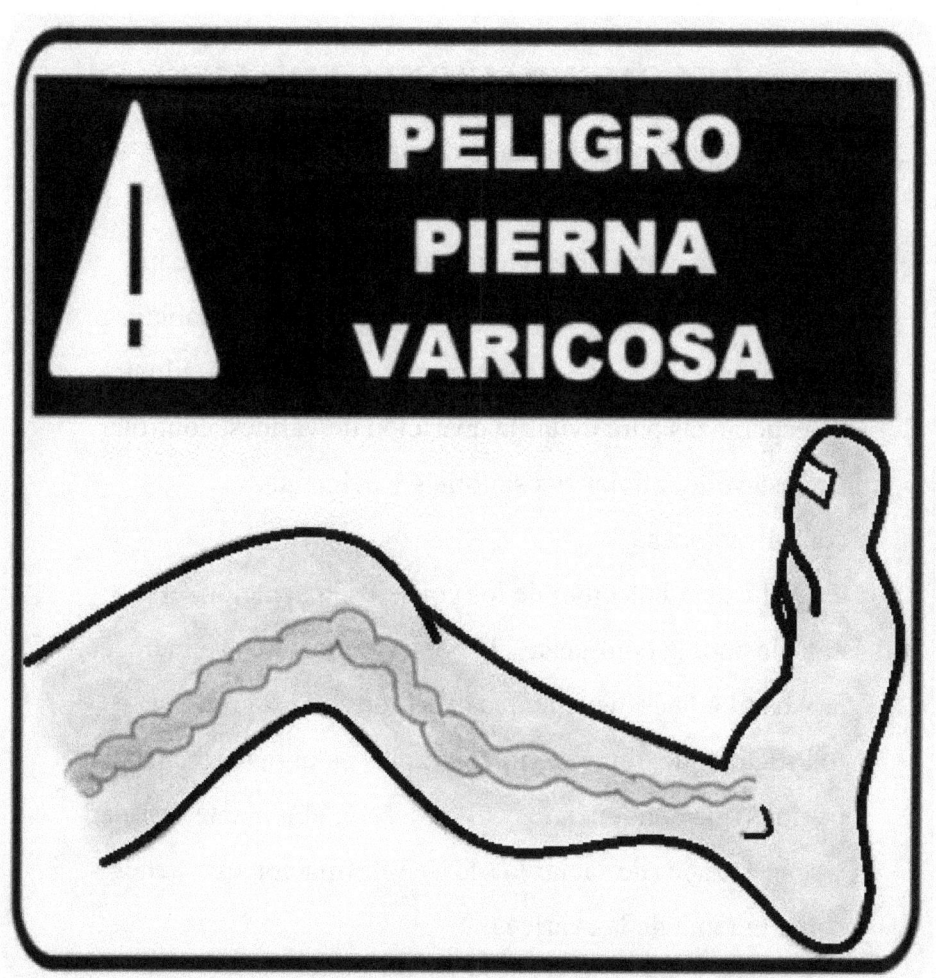

CONSEJO #104

NO TOME NINGUNA INICIATIVA POR VOLUNTAD PROPIA O A SUGERENCIA DE UNA AMISTAD, QUE RECOMIENDE APLICAR EN LAS PIERNAS ALGUNA SUBSTANCIA O LLEVAR A CABO UN PROCEDIMIENTO QUE PUEDA PONER EN PELIGRO SU INTEGRIDAD, SI NO HA SIDO CONSULTADO Y AUTORIZADO POR SU ESPECIALISTA EN VÁRICES.

RECOMENDACIONES FINALES

1.Tienes que ser disciplinada y proponerte un plan de lectura para este libro.

2. Procúrate como objetivo convertir la oscuridad de tus conocimientos sobre várices en un crepúsculo de sabiduría.

3. Convéncete de que estos consejos contienen un diluvio de esperanzas para evitar la aparición de várices, controlar su desarrollo, aliviar sus síntomas y evitar sus complicaciones.

4. Dedícale a la lectura de los consejos la atención, el entusiasmo, la confianza y la perseverancia que se merecen.

5. Absorbe la esencia de que cada consejo está provisto.

6. Procura que, durante su lectura, las palabras broten de las páginas que contienen los consejos, con abundante claridad y sean capaces de saciar la sed de información que tienes sobre el tema de las várices.

7. Cumple rigurosamente con las 8 Es y tendrás ganada una gran parte de la batalla contra el enemigo implacable: las várices.

7.1. Eleva las piernas.

7.2. Elásticos, vendajes y medias. Úsalos.

7.3. Ejercicios: practícalos.

7.4. Estación de pie: evítala.

7.5. Engordar: prevenirlo.

7.6. **Esfuerzos físicos:** rehúyelos.

7.7. **Estreñimiento:** elúdelo.

7.8. **Embarazo:** Incrementa la vigilancia en tus piernas.

8. Cumple las recomendaciones para examinarte las piernas después del baño de forma sistemática, consciente de su importancia y con calidad ejemplar para poder detectar a tiempo pequeñas lesiones que si pasaran desapercibidas pudieran convertirse en una complicación importante con serias consecuencias.

El examen solo demora unos minutos que te pueden ahorrar horas de atención médica.

Aténgase al proverbio que dice: "Prevenir es más sabio que lamentar".

BIBLIOGRAFÍA

1. Baron C. H,,Ros B.A.,Varicose Veins. AGuide to Prevention and Tratment. 1995.

2. Cruze, A., A Guide ti Varicous Vein and Prevention treatment. Larry Parot Publisher. Kindle Edition. 2015.

3. Davidovich, F., Say Goodbye to Varicose Veins and Spider Veins Now!. Kindle Edition. 2016.

4. Fisher, J. Varicous Veins Prevention: What work and Why. Kindle Edition. 2011.

5. Gundersen, G. and Hauge, M., Hereditary Factors in Venous Insufficiency. Angiology 1969.

6. Gray, W., Varicose Veins Treatment (Health and Wellness Book 1). Kindle Edition. 2014.

7. Heather Ckarck, G. et al,Venous Wall function in the pathogenesis of the varicous veins. Surgery. 1992.

8. Jones, Ch. and Deal, J. Compression Sccks Therapy: Common Leg Problems and How to use Compression Socks.. Kindle Edition. 2016.

9. James Alexander,c.,Chair sitting and Varicous Veins. The Lancet.1972.

10. Johnson, M. Get rid of the Blues. Everything you always wanted to know about Varicous Veins. Kindle Edition. 2000.

11. Karamanoukian, R. and Rotstein, M. Tratment Options for Chronic Venous Inssuficiency. Kindle Edition. 2012.

12. Liburd, H., No More Varicose Veins - Naturally: Diminish Under Eye Dark Circles Varicose & Spider Thread Veins Naturally (Under Eye Dark Circles, Varicose Vein Treatments) Kindle Edition. 2014.

13. Ludbrook, J., Valvular Defect in Primary Varicouse Veins—Cause or Effect?, The Lancet, 1963.

14, Mc Loughlin, M. J., Ultrasonido venoso de miembros inferiores. 2012.

15. Molina, J. Varices: lo que debes saber; una guía clara y comprensible, pensada para todos los públicos. 2014. Kindle Edition.

16. Musson, R. A.,Varicouse Veins and spider Veins. Myths and Realities. 2001.

17. Smith, A., Compression Stockings Support Guide: Your Personal Guide on How to Wear, Buy, and Live with Compression Socks and Support Hose Kindle Edition.2016.

18. Rose, S., Some thoughts on the aetiology of varicouse veins. Journal of Cardiovascular Surgery.1986.

19. Wallace, A., Varicous Veins: Undeniable Facts About Varicous Veins Tratment. Kindle Edition. 2014.

ÍNDICE

DEL AUTOR

El Profesor Dr. Uguet PhD, acumula una vasta experiencia

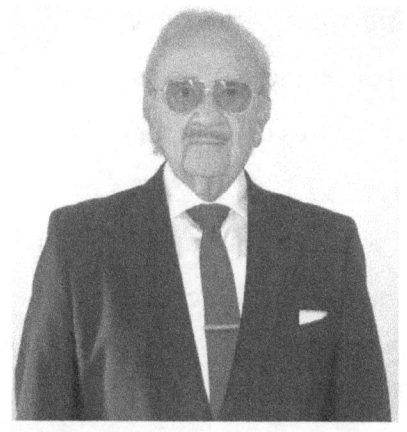 con los pacientes portadores de venas varicosas.

Les ha realizado personalmente el examen físico, las pruebas venosas clínicas, los estudios hemodinámicos y flebográficos, tratamientos esclerosantes con químicos y Laser y todo tipo de cirugía en las venas enfermas de sus piernas.

Ha presentado trabajos científicos, impartido clases y conferencias en distintos congresos y eventos en instituciones de prestigio reconocido y publicado artículos médicos en revistas nacionales e internacionales y escrito libros como Tromboflebitis Profunda Aguda de los Miembros Inferiores, ¿Cómo evitar la pérdida de una pierna? Consejo a los diabéticos, Teoría de la Estabilidad Laboral de los Maestros por medio de la Selección Natural y Cómo Aprende el Cerebro de los Estudiantes.

CONTRAPORTADA

Este libro está diseñado para evitar que aparezcan y si ya existen, que progresen, se compliquen y aliviar los síntomas de esta enfermedad, **las várices**, que aqueja en proporciones elevadas tanto a hombres como a mujeres de todas las edades y nacionalidades.

Esta escrito de manera clara y comprensible, apoyado con dibujos y fotos que facilitan su comprensión y motivan a cumplimentar sus orientaciones y consejos.

Contiene cuatro secciones.

La primera: una breve explicación ampliamente ilustrada de los elementos básicos para conocer que son las várices.

La segunda: consejos para prevenir que se presenten y las que exhiba, que no progresen ni evolucionen de manera desfavorable y apaciguar sus dolencias.

La tercera: relata los ejercicios necesarios para que no broten, atenuarlas y calmar sus malestares.

Y la cuarta: instruye para examinarse las piernas y poder detectar a tiempo una eventualidad que pueda transformarse en una complicación importante.

Es un libro de lectura indispensable para toda persona que desee prevenir o complementar el tratamiento de sus venas varicosas.

www.ingramcontent.com/pod-product-compliance
Lightning Source LLC
Chambersburg PA
CBHW071419180526
45170CB00001B/157